实用家庭养生方法

女性健康漂亮的智慧

主　编　庞保珍　庞清洋
副主编　庞慧卿　庞慧英
编　委　庞保珍　庞清洋　庞慧卿
　　　　庞慧英　赵焕云　宋国宏

中医古籍出版社

图书在版编目（CIP）数据

女性健康漂亮的智慧/庞保珍，庞清洋主编．－北京：中医古籍出版社，2015.1

（实用家庭养生方法）

ISBN 978－7－5152－0655－4

Ⅰ.①女… Ⅱ.①庞… ②庞… Ⅲ.①女性－保健－基本知识 Ⅳ.①R173

中国版本图书馆CIP数据核字（2014）第154483号

实用家庭养生方法

女性健康漂亮的智慧

庞保珍　庞清洋　主编

责任编辑　王　梅

封面设计　韩博玥

出版发行　中医古籍出版社

社　　址　北京东直门内南小街16号（100700）

印　　刷　三河市华东印刷有限公司

开　　本　710mm×1000mm　1/16

印　　张　17.25　彩插4页

字　　数　240千字

版　　次　2015年1月第1版　2015年1月第1次印刷

印　　数　0001～3000册

ISBN 978－7－5152－0655－4

定　　价　28.00元

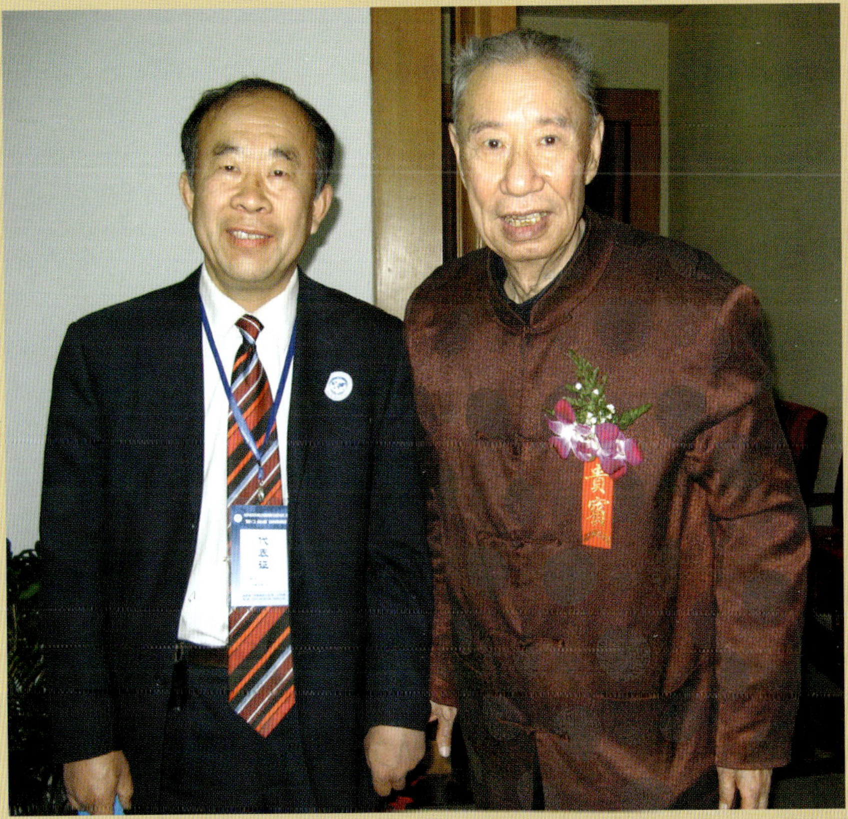

庞保珍主任医师（左）与首届“国医大师”李振华（右）合影

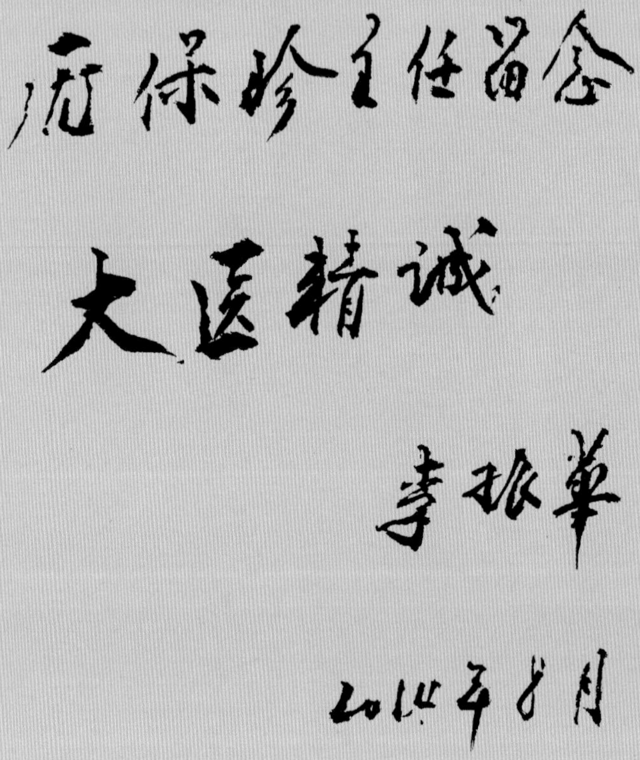

首届“国医大师”李振华为庞保珍题词

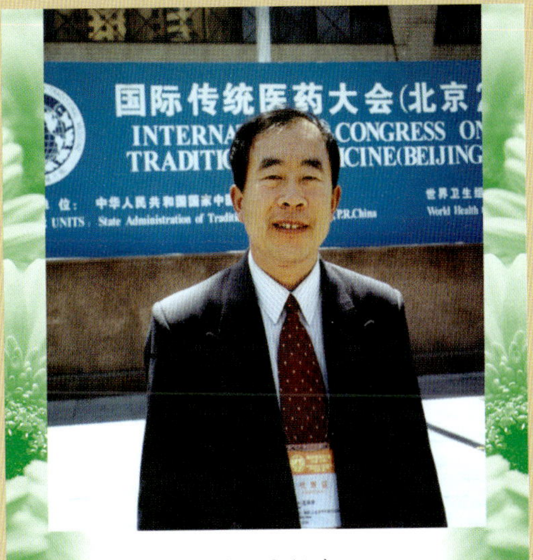

主编：庞保珍

庞保珍主编简介

庞保珍，男，1958年出生，山东省聊城市东昌府区人。著名养生专家、不孕不育专家；山东省聊城市中医医院主任医师；世界中医药学会联合会药膳食疗研究专业委员会常务理事、妇科专业委员会常务理事、男科专业委员会常务理事；国际中医男科学会副主席；中华中医药学会妇科分会委员、养生康复分会委员、生殖医学分会常务委员、男科分会常务委员；中国中医药研究促进会妇产科与辅助生育分会常务委员；中国性学会中医性学专业委员会常务委员；山东中医药学会不孕不育专业委员会副主任委员。聊城市优秀中青年中医药人才、聊城市名中医药专家。精研于男科、妇科、性医学与养生，对不孕不育、性功能障碍、前列腺炎等妇科、男科病有精深研究，尤其在诊治不孕不育上有较高的学术造诣，特别在不孕不育中医外治法等研究领域成果丰富，诊治男、女生殖医学疾病的知识面广，理论功底深厚，临床经验丰富，主张用中医的思维诊治疾病；对养生保健的研究取得了突出成就；自幼至今以读书、藏书为乐，博览群书，博采众长，师从多位名医，学验俱丰。独立完成与主编《不孕不育中医治疗学》《不孕不育中医外治法》《不孕不育名方精选》《性功能障碍防治精华》《中西医临床生殖医学》《男性健康之道》《中医男科病证诊断与疗效评价标准》《饮食养生之道》等专著16部，参编著作3部（副主编1部），发表中医论文180多篇；其治疗不孕症的论文已在美国SCI收入杂志发表。获国家级、地市级等优秀学术、科技成果奖10余项。获国家专利5项，尤其不孕症领域2项国家发明专利影响较大。名字与业绩已载入十余部国际和国内名医大词典，被誉为“送子观音”、“养生大家”。

E-mail：pangbaozhen@sina.com
手机：13606357986

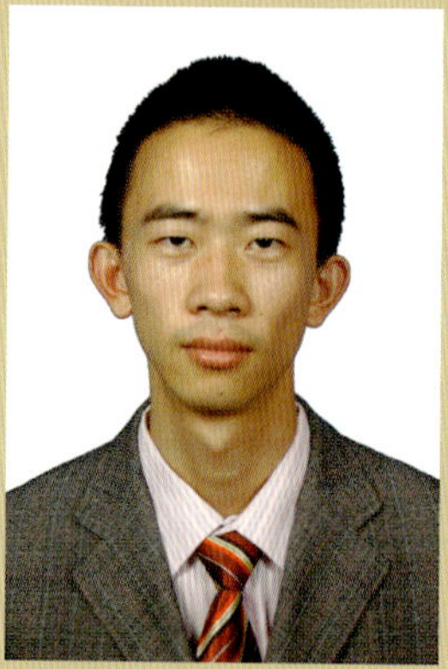

庞清洋简介

庞清洋，山东中医药大学硕士研究生，研究方向：生殖医学。导师为全国著名中医妇科专家、生殖医学专家连方教授，深得其传。自幼以读书藏书为乐，勤奋好学，德医双馨。在导师的精心指导下，刻苦学习中医古典医著，尤其重视诵读四大经典，深研各家学说，取各家之长，继承中医精华，刻苦学习中医基础理论，夯实了中医基础，学到了中医的思维，同时注意及时吸收现代医学研究的有关科技成果，衷中参西；在继承祖国医学的基础上，努力创新，精益求精；始终以中医理论指导临床，坚持中医整体观念与辨证证论治，针对病机治疗，突出中医特色，用中医的思维诊疗疾病。获国家发明专利 2 项，参编著作 12 部，发表医学论文 23 篇，其中 SCI 论文 2 篇。

内容提要

本书由著名中医妇科专家编著，以科学而通俗易懂的语言，从中西医两个角度，系统阐述了妇女的生殖生理知识、妇女多发病的防治手段，同时系统介绍了女性怎样做更加漂亮的知慧。尤其详细介绍了家庭与自我调治切实可行的药膳、食疗、按摩等方法。在防治方法的选择上有针对性，不求全，但求实用。在写作上通俗易懂，并有一定的趣味性。突出中医养生保健特色，重点而详细阐述了怎样预防疾病，“养生重于治病”，倡导“无病到天年”，并注意吸收现代医学的新知识、新成果。全书突出科学性、通俗性、实用性、先进性，是一本即可供妇科医务工作者与学生参考，更适合广大女性阅读，是一部进行养生保健不可多得的好书，本书是广大妇女攀登寿域的阶梯。

序　一

预防为主是医疗卫生事业的重大方针之一，而科学普及医学知识则是贯彻这一方针的重要手段，是解决看病难看病贵，减少疾病发生的最好“疫苗”。因此，传播科学的健康知识，倡导健康的生活方式十分必要。

庞保珍主任医师刻苦学习中医经典，并在此基础上旁及各家，博及医源，打下了坚实的中医理论基础，同时，以唯物主义史观学习易经易道易图，与文、史、哲，逻辑学交叉渗透融合，提高“悟性”，以中医的思维指导诊疗工作。尤其是他始终在中医理论指导下的临床。经三十多年来一直潜心研究妇科、男科与养生，对不孕不育的诊治有较高的学术造诣，对养生保健有丰富的经验，有扎实的专业功底，学术上多有创新，临床上已成名家，科研上亦有建树。博览群书，博采众长，勇于实践，勤于笔耕，发表医学论文180多篇，独立完成与主编《不孕不育中医治疗学》《不孕不育中医外治法》《饮食养生之道》《男性健康之道》等著作十六部，可谓著作等身。他认为撰写医学专业著作重要，撰写医学科普著作更重要，他广采博收祖国医学宝库之精华，吸收现代医学之成果，现著成《女性健康漂亮的智慧》一书，以此宣传预防妇科病知识。

该书以科学而通俗易懂的语言，从中西医两个角度，系统阐述了妇女多发病的防治手段，突出了以中医理论指导妇科病的防治，同时系统介绍了女性怎样做更加漂亮的知慧。尤其详细介绍了家庭与自我调治切实可行的药膳、食疗、按摩等方法。在防治方法的选择上有针对性，不求全，但求实用。在写作上通俗易懂，并有一定的趣味性。全书突出科学性、通俗性、实用性、先进性，是一本即可供妇科医务工作者与学生参考，更适合广大女性阅读，是一部进行养生保健不可多见的好书，故欣然为之序。

李振華

2014年8月16日

（李振华为首届“国医大师”）

序　二

在数次的全国和国际的中医学术会上，我注意到一位活跃的参会者，他是山东省聊城市中医医院的庞保珍中医主任医师。了解到他是一位中年有为，勇于实践，勤于笔耕，研究养生学、长于治疗不孕不育的优秀人才。发表医学论文180余篇，其中治疗不孕症的论文曾收集在美国SCI杂志，主编《不孕不育中医治疗学》《不孕不育中医外治疗法》《饮食养生之道》《男性健康之道》等著作十余部，获得多项科研进步和成果奖，足见其博学多才，成绩斐然。

近年庞保珍医师又完成了《女性健康漂亮的智慧》一书，希望我为之作序，有机会关心、支持、鼓励中青年学者，又能先读其作而学之，故尔愿为之作序。

全书以中西医科普常识为切入点，从女性喜爱漂亮的心理，阐述如何用智慧自我调护，使自己更加美丽，是本书的重点。在“女性健康才漂亮”内容中，提出了“女性最高贵的质量是什么”、“你可以更漂亮”、“善良与漂亮皆以健康为基础”等，观念正确，内容新颖，方法可行；在“去掉在脸上的痛苦—黄褐斑”中，运用中医辨证、药膳疗法、按摩疗法、耳穴贴压法、敷脐疗法等等，颇具简便验优势；患粉刺是青年人最感烦恼的事，本书对其发生、防治也作了比较系统的介绍；书中保护嗓音的内容，则是他书不多见的，颇有特点。如此等等，均体现了本书的科普特色。

作者结合切身体会，简扼论述了妇女常见病的防治方法，为本书的宗旨作了临床铺垫，体现了本书庞而不杂，便于参考。

该书书名新颖有趣，内容丰富，文字活泼，风格特别，通俗易懂，为弘扬了中医医学科普知识付出了心血，谨此推荐给广大读者。

成都中医药大学　刘敏如

2014年7月6日

（刘敏如为第二届“国医大师”）

序　三

生殖是人类社会发展永恒的主题。世界卫生组织在 1988 年提出生殖健康的概念，并引入 1994 年发布的《国际人口与发展大会行动纲领》。近 30 年来，随着经济的高速发展，人民生活水平有了很大的提高。然而，由于环境的恶化，人类的生殖健康也面临新的问题，包括孕育障碍、心身疾病等。由于不良的生活习惯，亦可导致亚健康状态，或代谢障碍、生殖障碍。因此，传播科学的健康知识，倡导健康的生活方式十分必要。中医学素有“治未病”之法，通过养生保健，健身防病，科学预防，达到不得病、少得病，是为上策。尤其在保障生殖健康方面，涉及子孙后代，优生优育，至关重要。

庞保珍主任医师三十多年来潜心研究妇科、男科、性医学，重点研究不孕不育症，是著名的中医专家。他对养生保健有丰富的经验，有深厚的学术造诣，临床上已成名家，科研上亦有建树。他始终以读书、藏书为乐，博览群书，博采众长，勇于实践，勤于笔耕。独立完成与主编《不孕不育中医治疗学》《不孕不育中医外治法》《饮食养生之道》《男性健康之道》等十五部著作之后，又广采博收，集中医学宝库之精华，吸收现代医学之成果，著成《女性健康漂亮的智慧》一书。

他在书中以通俗易懂而又科学严谨的语言，从中医和西医的不同角度，全面地介绍女性生殖生理特点，保健预防的方法。并系统阐述了女性常见病症的基本概念、发病原因、预防与调治方法，介绍中医丰富的治疗手段，尤其详细介绍了家庭和自我调治切实可行的药膳、食疗、按摩等方法。在菜肴、药膳、验方等方面，选择有针对性者，不求全，但求实用。若身体健康，心情舒展，气血平衡，女性必将更加健康美丽。

全书具有科学性、通俗性、实用性、趣味性。既可供医务工作者与学生参考，更适合广大女性阅读，进行养生保健不可多得的好书，故欣然为之序。

罗颂平

中华中医药学会妇科分会主任委员

广州中医药大学教授

2014 年 4 月 16 日

前　言

目前，人民生活水平有了很大的提高，但重大疾病却多了，当然，妇科疾病同样在逐渐增多。

为什么生活水平提高了，慢性疾病却增多了？其原因就是人们的不健康生活起居方式导致的。很多人并不是死于疾病，而是死于无知，缺乏预防意识。

预防为主是医疗卫生事业的重大方针之一，而科学普及则是贯彻这一方针的重要手段。作为医生为普及医学知识，进行防病治病知识宣传，是其职业中重要的一部分，其作用甚至不亚于在门诊与病房。

"上工治未病"、"养生重于治病"的理念是解决看病难、看病贵、尽终其天年的法宝。为此，编辑本书，旨在传播科学的健康知识，倡导健康的生活方式。通过科学的预防，达到不得病、少得病是最上之策。长生是不可能的，如果注意"养生"可以使弱者壮，"度百岁乃去"而尽终其天年，是能做得到的。

为使本书能真正成为广大妇女攀登寿域的阶梯，从中西医两个角度，衷中参西，系统阐述了现代妇女多发病的定义、病因、预防、调治，介绍中医丰富的治疗手段等。爱美之心人皆有之，但女性更加注重自己的容颜，因此，又系统介绍了女性怎样做更加漂亮的知识。在讨论这些疾病时，对有关女性的生理常识也扼要地进行了介绍，指出了人们在养生保健中经常出现并需要纠正的误区，尤其详细介绍了家庭和自我调治切实可行的药膳、食疗、按摩等方法。在内容上，立足于向广大女性普及中医养生保健、防病治病知识，突出中医养生保健特色，重点而详细阐述了怎样预防疾病，“养生重于治病”，倡导“无病到天年”，并注意吸收现代医学的新知识、新成果。在菜肴、药膳、验方等方面，选择有针对性者，不求全，但求实用。在写作上尽力把专业知识化解为公众可接受的知识，力求浅显、通俗，并有一定的趣味性，重点在于对于中医防治妇女病知识的普及，所介绍的调养、药物和保健方法，务必安全、有效。

本书承首届“国医大师”李振华教授、第二届“国医大师”刘敏如教授、中华中医药学会妇科分会主任委员罗颂平教授作序，在编写过程中参考了一些学者的研究资料，在此一并致以谢忱！

笔者虽欲求尽善尽美，然而仍难免还会有疏漏之处，祈望同道和读者斧正。但愿读是书且能勤而行之者荣登无病、健康、长寿之域，则有益于社会，善莫大焉！

山东省聊城市中医医院养生专家、不孕不育专家　庞保珍

2013年11月26日

目　　录

一、健康漂亮，从正确认识自己开始

（一）揭秘生殖器官

1.“育乐中心”——外阴与阴道

外阴包括阴阜、大阴唇、小阴唇、阴蒂、阴道前庭、前庭大腺、前庭球、尿道口、阴道口与处女膜，是女性生殖器官的外露部分。

阴道口被一个不完全封闭的黏膜所遮盖，这个黏膜叫处女膜。处女膜中间有一孔，月经血即由这里流出。有过性生活后处女膜会破裂，但如果处女膜弹性好，即使性交也不破裂；反之，有些女性即使没有性交，只是在某些时候锻炼后，尤其是剧烈运动后处女膜就破裂了，因此，处女膜不是判断一个女孩是否为处女的标志。

阴道连接着子宫与外生殖器，是性交的器官，也是月经血排出与胎儿娩出的通道。阴道口位于两个小阴唇之间，上面是尿道外口。一般情况下，阴道呈酸性，有伸展性，为一上宽下窄的管道，长约7～10厘米，平时处于闭合状态，当男性阴茎插入时会打开，不必担心阴道口太小而不能性交。

男女初次开始性接触时，有些人对生殖器充满了好奇心，手指经常进入阴道内，这样易造成划伤与感染，未婚女性还容易造成处女膜损伤。因为阴道有自洁自净功能，所以性交后，不需要用水冲洗，也不要用卫生纸或毛巾向阴道内擦拭，只要将阴道口擦干净就可以了。

2.“育儿宫殿”——子宫、子宫颈与子宫内膜

子宫是孕育胎儿与产生月经的器官，形状如倒置的梨。子宫大小和

女性年龄及生育状况有关，未孕女性的子宫大约长7.5厘米、宽5厘米、厚3厘米。子宫包括子宫底、子宫体与子宫颈三个部分。子宫的容量在未受孕时不超过10毫升，在妊娠足月时可达4000毫升；子宫重量亦从50克左右，增加到1000克左右，以适应孕育胎儿的需要。宫腔呈倒置三角形，深约6厘米，上方两角为“子宫角”，通向输卵管，下端狭窄为“子宫峡部”，长约1厘米，临产时扩展为子宫下段。子宫的正常位置是稍向前弯曲，并随膀胱、直肠充盈程度的不同而有所改变。

子宫颈位于子宫下部，形似圆锥体，长2.5~3厘米，上端和子宫体相连，下端延伸到阴道，中间为宫颈管。未生育女性宫颈外口呈圆点状，经阴道分娩生育后则呈“一”字形。子宫颈管分泌的黏液是白带的主要成分，宫颈既可以发生炎症，又可以发生癌症，所以，应定期进行检查，尤其在围绝经期的多事之秋阶段更应注意检查，做到早发现、早诊断、早治疗。

子宫内膜是宫腔的最内层，接受雌激素与孕激素的影响，并随月经周期发生变化。子宫内膜分为致密层、海绵层与基底层3层。致密层与海绵层统称功能层，会受激素影响发生周期变化而脱落成为月经；基底层则不受激素影响，一般不发生周期性变化。从青春期到绝经期，子宫内膜受卵巢分泌的性激素影响出现周期性的变化，在育龄期的每个月的一定时间内让受精卵着床而怀孕，如果没有受孕，功能层就会脱落出血，形成月经。

3. “生殖桥梁”——输卵管

输卵管在盆腔内，左、右各一，是精子与卵子相遇受精的地方，同时负责向宫腔运送受精卵，长约8~14厘米，位于子宫上方。每侧输卵管都有两个开口，一个开口联结子宫角部的宫腔内，另一个开口于腹腔，且向卵巢伸延，末端像一把伞，可以捡拾由卵巢排出的卵子。当卵巢排出卵子后，输卵管伞部便“拾捡”卵子，并使之飘浮于输卵管液中，然后向宫腔移动。

正常情况下，受精卵由输卵管迁移到子宫腔后就在宫腔内安家落户了，逐渐发育成胎儿。但是，由于种种原因，受精卵在迁移的过程中出了岔子，没有到达子宫，而是在子宫以外的地方停留下来，于是就形成了“宫外孕”，医学术语又叫异位妊娠。90%以上的宫外孕发生在输卵管内，这样的受精卵不但不能发育成正常胎儿，还会像定时炸弹一样危险。宫外孕是一种危险的妇科急腹症，必须高度警惕。结婚或有性生活的女性一旦出现停经、腹痛并伴有阴道出血现象时，应立即去医院检查诊治，以减少或防止腹腔内出血，避免失血性休克等严重后果。切不可认为阴道出血就只是来月经，要知道不少宫外孕除出现停经、腹痛外，伴有阴道出血现象，因此，对于结婚或有性生活的女性一旦出现月经延后，又出现阴道流血的情况，最好做尿妊娠试验等系统检测。引起宫外孕的常见原因是输卵管炎及粘连，如慢性输卵管炎、结核、子宫内膜异位症等。输卵管宫外孕的治疗包括保守治疗与手术治疗等方法。

4. “卵氏三姐妹”——卵巢、卵泡和卵子

卵巢是女性重要的内生殖器官，左右各一，形状为卵圆形，位于盆腔内。卵巢的大小与形状，因年龄不同而异，即使是在同一人，左右卵巢并不完全一致，一般左侧大于右侧。正常成人的卵巢大约3厘米×2厘米×1厘米，相当于本人拇指指头，绝经期以后，逐渐缩小到原体积的1/2。

卵巢能产生卵子与女性生殖激素。卵巢内含有大量大小不等的卵泡，根据发育过程的形态与功能变化，卵泡可分为原始卵泡、生长卵泡与成熟卵泡3个阶段。女性的原始卵泡是与生俱来的，新生儿期就有70万～200万个，青春期约有4万个。一般自青春期开始，在性激素的作用下，健康女性每个月经周期都有数十个卵泡同时发育，但只有一个发育成熟为优势卵泡，其余的则萎缩退化为闭锁卵泡，所以，一个健康的女子一生中只有400～500个卵泡发育成熟，成熟之后迅速长大，直径可达20毫米，并逐渐移到卵巢表面，排出成熟卵子。排出卵子之后，卵泡就退化为黄体，在卵巢表面形成一个“小坑儿”。成年健康女性每28天左右从卵巢内排出成熟卵细胞一次，这个过程就是排卵。超声检查可以对卵泡

发育异常和各种排卵障碍进行诊断。不孕的女性可出现卵泡发育不良、无卵泡发育与卵泡不破裂综合征等情况。

（二）女性生殖内分泌并不神秘

1. 雌激素是女性之“根本

雌激素是一种女性激素，卵巢是分泌雌激素的主要器官，此外，胎盘与肾上腺也能分泌少量雌激素。卵巢分泌的雌激素主要是雌二醇，生物活性很强，进入血液后在肝内被灭活，成为活性较小的雌酮与雌三醇，与葡萄糖醛酸或硫酸结合，通过尿被排出体外。

雌激素的主要功能如下：

①对生殖器官的作用：雌激素能促使青春期女性内生殖器管：阴道、子宫、输卵管等发育成熟，并增加其局部的抵抗力；雌激素还能刺激阴道上皮细胞分化，促进输卵管的蠕动，但过量的雌激素则会产生相反的作用。在月经周期和妊娠期间，雌激素能促进子宫肌增厚、子宫内膜增殖、腺体增多变长、子宫颈腺体分泌增加；雌激素与孕激素相配合，能调节正常月经周期与维持正常妊娠。雌激素还可以刺激外生殖器发育，令大小阴唇长大丰满、色素沉着、弹性增加。

②对第二性征的作用：雌激素能刺激乳腺增生，让乳头、乳晕颜色变深并促进乳房发育。青春期的女孩子，在雌激素的作用下，骨盆逐渐变得宽大、臀部肥厚、皮下脂肪富集、体态丰满，同时音调与毛发分布等都呈现出女性特征。另外，雌激素还有维持性欲等功能。

③对代谢的影响：雌激素能促进肾小管对钠的重新吸收，具有保钠、保水的作用，当然，这种作用也会导致部分女性月经期或月经前浮肿。此外，雌激素还能够降低胆固醇，缓解动脉粥样硬化；它还有促进肌肉蛋白质合成、促进骨中钙的沉积等功能。

2. 孕激素“锦上添花”功不可没

孕激素也是由卵巢分泌的一种重要的性激素，其中以孕酮为主。孕激素绝大部分功能均离不开雌激素的协同作用，其主要生理功能有：

①对子宫的作用：促使子宫内膜产生分泌期的变化，创造利于受精卵植入的环境；保证妊娠的安全进行。若在妊娠早期胎盘还不能及时制造足够的孕酮，常会导致流产，这也是临床上在孕期3个月内流产率较高的原因。

②对乳腺的作用：能促进乳腺腺泡的生长，为怀孕后分泌乳汁做好准备。

③产热作用：女性体温随月经周期而变动，一般排卵前体温较低，排卵后可升高0.3℃～0.5℃，因此，基础体温的改变是女性判定排卵日期的标志之一。

④帮助其他激素合成：孕激素可以帮助雄激素、雌激素、肾上腺皮质激素的合成，因此具有上述各类激素的不同作用。临床上常用孕激素治疗不孕症、先兆流产与习惯性流产、子宫内膜异位、功能性子宫出血、闭经、围绝经期综合征、骨质疏松等疾病，同时也用于性激素的治疗。

3. 女性也有雄激素

一般而言，雄激素主要由睾丸合成与分泌。但雄激素也是女性体内一种重要的激素，由肾上腺皮质与卵巢分泌。

雄激素在女性体内的作用有：

①雄激素可以促使阴蒂、阴唇与阴阜的发育，维持女性正常生殖功能，使女性性欲增强。

②雄激素与雌激素一起互相配合，控制女性的阴毛及体毛的生长和分布，让女性的皮脂增多，形成特有的优美曲线。

③在青春期促进蛋白质合成代谢，加速软骨骨骺的融合，刺激骨骼成熟，促进骨骼、肌肉的生长发育，减少尿素的排出，使身高与体重快速增长。

④较大剂量的雄激素可以刺激骨髓的造血功能，尤其是红细胞的生成。

⑤对丘脑下部与脑垂体具有调控作用。

⑥决定生殖器的分化。雄激素可以使外生殖器向男性分化，如在怀

孕早期受体内增高的雄激素影响，女性的阴蒂也可出现增大，甚至类似于男性的阴茎，而男性如果胚胎时期缺乏雄激素的刺激，原始生殖器就会向女性型转化。

正常女性体内的睾酮要与雌激素保持着平衡，才能与雌激素一起共同维系女人的特征与健康。根据科学家的测算，一个成年女性体内每日的睾酮产量大约为男子的1/20，血液中的含量约为男子的1/10。若女性体内的雄激素过多，就会出现病态，即高雄激素血症，导致内分泌失调，出现痤疮、多毛等表现，是多囊卵巢综合征、卵泡膜细胞增生症及某些卵巢肿瘤的常见表现。造成高雄激素血症原因较为复杂，治疗颇为棘手，但患者也不要悲观失望，只要就医及时，找到过多雄激素的来源，针对病因制订适宜的治疗方案，促使症状缓解应该是没有问题的，部分患者甚至可以完全治好。

4. 下丘脑－垂体－卵巢轴——掌控女性的生理周期与美丽

女性自青春期到围绝经期，生殖器官会出现周期性的变化，这种变化被称为“生殖周期”，常通过月经表现出来，因而又称“月经周期”。“月经周期”的调控中心是下丘脑－垂体－卵巢内分泌系统的兴奋与抑制作用。

下丘脑－垂体－卵巢轴是一个完整而协调的神经内分泌系统，它的每个环节都有其独特的神经内分泌功能，并且互相调节、互相影响。它的主要生理功能是控制女性发育、正常月经与性功能，所以，又称性腺轴。

性腺轴的功能调节要依靠神经调节与激素反馈调节。当下丘脑受卵巢的影响而使激素分泌减少时，垂体的促性腺激素也相应减少，那么黄体萎缩，子宫内膜因失去性激素的支持就会萎缩、坏死、出血、剥脱，形成月经，同时，解除了卵巢对下丘脑的抑制，下丘脑得以再度分泌有关激素，于是又开始了一个新的周期，如此反复循环。下丘脑、垂体与卵巢激素彼此相互依存、相互制约，调节着正常的月经周期，所有这些又均受大脑皮层的调控，因此，神经系统在月经周期的调节中作用十分重要。

如果女性的下丘脑－垂体－卵巢轴的任何一个部位发生问题导致调节紊乱，女性就会发生月经不调或者不孕等情况。

中医认为脏腑、气血、经络是产生月经的生理基础，其中肾、天癸、冲任、胞宫是月经产生的中心环节，各环节之间相互联系，不可分割，现代中医妇科学家称之为“肾－天癸－冲任－胞宫生殖轴”。

二、女性健康才漂亮

1. 女性最高贵的品质是什么

对于女性而言，最高贵的品质首先是善良，其次是美丽。女性善良可以给您的家庭带来温馨，带来您家庭的和睦，带来无限的快乐，带来您心灵的美，……，而只是美丽缺乏善良的女性，可能给您带来一时的美好，但好景不会太长，甚至给您的家庭带来极大的痛苦。

2. 你可以更漂亮

科学美容，人人都能更加漂亮。您可以通过科学的中药美容、针灸美容、推拿美容、药膳美容、音乐美容、心理调节美容等科学美容手段，让你更漂亮。

3. 善良与漂亮皆以健康为基础

人们只有通过科学的养生保健，才能身心健康，只有健康，才有漂亮，漂亮是健康的标志之一，只有健康，才能有精力做善事，而体现善良，因此，善良与漂亮皆以健康为基础，要想漂亮必须注意持之以恒的科学养生保健。

三、你这样做更漂亮

（一）去掉写在脸上的痛苦——黄褐斑

1. 黄褐斑是怎么回事

黄褐斑是发生于颜面部局限性黄褐色或淡褐色皮肤色素沉着斑，又称“肝斑”、“黧黑斑”。男女皆可发生，以中青年妇女多见。本病相当于西医的黄褐斑。

祖国医学很早就对“黄褐斑”有记载，查考文献如《内经》）称此为“面尘”，其后历代医家又有称之为“黧黑斑”、“蝴蝶斑”等。

现代医学认为，黄褐斑是一种色素代谢障碍性的皮肤病，是面部常见的色素沉着性皮肤病，表现为黄褐色、暗褐色或深咖啡色的斑片，小如钱币，大如手掌，常对称分布在脸颊、额、鼻、唇周等部位，界线明显或模糊不清，表面光滑无鳞屑，常无自觉不适表现。颧部、鼻部的皮损融合时则呈现蝴蝶形，因此又常称为“蝴蝶斑”。并因为这种病有损于容颜的美丽，所以特地把它划归在“损容性皮肤病”的范畴。

本病好发于女性的育龄期，尤其常见于妇女妊娠期，此期出现的黄褐斑为“妊娠斑”，少数妊娠妇女分娩以后能够逐渐消退，但较多病人因此而留下斑痕，影响容貌与患者的自信心，严重的甚至影响夫妻感情，可能成为破坏温馨家庭的诱发因素，给患病妇女带来极大痛苦。

2. 黄褐斑的临床表现是什么

皮损常对称分布于面颊、前额、口鼻四周等处，以颧部、前额与两颊最为明显，但不累及眼睑。部分患者的乳晕、外生殖器、腋窝腹股沟等处皮肤色素亦可加深。

皮损为黄褐色、淡黄灰色或咖啡色斑，大小不等，形态各异，一般以鼻为中心，分布在面颊两侧呈蝴蝶形，其境界明显，压之不褪色。若颜色较浅，则边境模糊不清。日晒后颜色加深。

无自觉不适表现。

若因妊娠或服用某些药物（如避孕药）引起的黄褐色斑块，一般在分娩或停药后逐渐消失，但也有不退者，颜色稍淡。慢性肝病、结核病、肿瘤、妇女月经不调、附件炎等皆可出现黄褐斑，可随着病情的加重而色素加深，当疾病痊愈，黄褐斑可自行消退。

实验室检查：无特异性改变。

3. 黄褐斑需要与哪些病鉴别

（1）雀斑

皮疹分散而不融合，斑点较小，多发于青少年女性，有家族史。

（2）黧黑斑

好发于前额、颧部、颈与耳后，也可累及躯干和四肢，呈灰褐或蓝灰色损害，有时略呈网状，境界不清，色素斑上带有粉状鳞屑，可伴皮肤轻度发红及瘙痒。

（3）阿狄森病

色素沉着呈全身弥漫性分布，青铜色至黑褐色斑片，除面部外还可见于外生殖器、乳晕等处，有全身症状如体重减轻、乏力、血压降低等。

4. 黄褐斑是怎样发生的

中医认为，人是一个有机的整体，皮肤只是机体外表的一部分，皮肤与脏腑、经络、气血等有着密切的关系，只有脏腑功能正常，气血充盈、经脉通畅，机体、容颜才不会衰老，须发也不会斑白，五官、爪甲才能得到滋润，肌肤自然光洁细腻，不会产生斑点。若脏腑功能失调，经脉阻滞，气血不足，均可反映到脸上，黄褐斑的产生正是与人体脏腑、气血、冲任失调有关，是全身疾病的整体反映，且与肝、脾、肾三脏功能失调关系最为密切。因为肝脾肾三脏功能失调均可导致黄褐斑：如情志抑郁，导致肝气郁结，肝失条达。郁久化热，灼伤阴血，致使颜面气血不和，气滞血瘀，络脉瘀滞而引起黄褐斑；过食肥甘厚味，引起脾胃受损，失于健运，气血亏虚，不能上荣于面；或湿积化热，滞于肝脾，脉络阻塞于面而致黄褐斑；另外，肾水不足，阴液不能上荣，虚火上熏于面，燥结成斑；或肾阳不足，不能温养经脉，寒凝血滞而致黄褐斑，也较多见，且斑色黯黑，如产后和更年期的黄褐斑，多与肾亏有密切关系。

总之，中医认为肝气郁结、脾虚湿困、肾气亏损是其主要原因。

现代医学认为黄褐斑的发生因素是多方面的，有内分泌失调、紫外线过敏、体内代谢失衡等，还有自然衰老及一些长期慢性病均可以导致，其中尤其是代谢失调造成“垃圾”沉积尤为主要。

(1) 皮肤“垃圾”堆积引起

现代医学认为，皮肤是人体的一个器官，它柔软而富有弹性，覆盖在机体的表面，起着保护机体免受外界物理、化学、生物等因素损害的作用，并参与机体的代谢过程，其代谢产物说穿了就是人体产生的“垃圾”，皮肤是人体清除废物的途径之一。

皮肤由表皮、真皮与皮下组织3部分组成。表皮是皮肤的最外层，由内而外又可分为基底层、棘细胞层、颗粒层、透明层及角质层。基底层为表皮的“母亲”层，可产生新鲜的皮肤细胞，这类细胞再生及分裂需4~6周，在皮肤细胞代谢的同时产生和排列一定数目的黑色素细胞，由此而形成皮肤的颜色，其实黑色素是在酪氨酸酶的作用下，由酪氨酸氧化而生成，因此说皮肤色素的产生与酪氨酸酶的催化作用密切关联。

这些含黑色素的皮肤细胞能将大部分日光折射，并吸收紫外线，从而保护皮肤免受日光的损伤。皮肤黑色素的增减受很多局部或全身因素的影响，如垂体的黑色素刺激素是最强的黑色素形成刺激剂，若局部或全身因素引起皮肤黑色素含量过多，则会引起皮肤色素过多，从而导致皮肤色素沉着，而生成雀斑、黄褐斑等。实验观察皮肤出现黄褐斑，经活组织检查证实其基本病理变化为：表皮基底细胞变性，胞质内有黑色素颗粒增加，表皮有成堆的黑色素颗粒堆积，真皮亦见吞噬黑色素细胞的组织细胞，因此，应该说黄褐斑是体内代谢所产生的“垃圾”堆积在皮下的缘故。

（2）内分泌失调所致

黄褐斑多见于生育年龄妇女，尤其以妊娠期多发，少数分娩后逐渐消退；口服避孕药者也较常发生，如乙底酚类能激活黑色素细胞，黄体酮类可促使色素沉着的扩散；有的在流产或人工流产后，卵巢、子宫等妇科手术后出现；有的发生于月经不调、痛经、慢性宫腔病、卵巢囊肿、子宫肌瘤、乳腺增生等疾病患者，说明本病与妇女的特殊生理病理（性激素失调）有密切关系。

实验证明，雌激素与雄激素的微小变化均可以使人的肤色加深。但又不是所有妊娠或口服避孕药的妇女均伴有黄褐斑，而部分黄褐斑患者分娩后或停止口服避孕药，其黄褐斑也可持续存在，说明尚有其他因素可造成黄褐斑。

（3）代谢失调与其他因素导致

有专家提出黄褐斑的发生与局部微生态失衡有关，特别与产色素的微球菌增多有关。并认为皮肤细菌的某些代谢产物可能有吸收沉积色素的作用。此外，习惯性便秘、胃肠功能紊乱、肝胆病、肾脏病、结核病、疟疾、酒精中毒等慢性病患者，或甲状腺与垂体功能低下、肾上腺皮质肥厚等内分泌失调疾病患者均好发生黄褐斑。因此，现代医学认为本病与肾上腺皮质激素功能失调相关。

①化妆品：值得警惕的是，滥用化妆品也会造成黄褐斑。这是因为某些化妆品，尤其是不合乎化妆品卫生标准的化妆品中一些铜、锌、汞、铅含量超标，皮肤吸收后会引起酪氨酸酶活性增强，加速黑色素沉着，还有伪劣化妆品刺激皮肤后导致炎症，并加重色素沉着。此外，化妆品使用过多或使用了受污染的化妆品均会加重色素沉着，甚至破坏皮肤的

正常生理功能。

②暴晒：长期在日光下暴晒也是黄褐斑的诱因之一。紫外线辐射可以改变角质细胞中黑色素小体的分布模式，会加重黄褐斑患者的病情。至于目前某些地区日益严重的环境污染、粉尘、二氧化硫等浓度的升高，并大量溶解在潮湿的空气中，可使面部皮肤中黑色素细胞密度增高，经光化作用黑色素合成增加，也会促发黄褐斑。长期服用某些药物如冬眠灵、苯妥英钠等，也可导致代谢失调而诱发黄褐斑。

5. 黄褐斑的中医辨证论治

应在医生的指导下，采用下列药物。

①肝气郁结证

主要表现：颜面黄褐色斑片，烦躁易怒；伴有月经不调，经前斑色加深，乳房作胀，烦躁易怒加重，胸胁痞胀，纳谷不馨；舌红，苔薄白，脉弦滑。

治法：疏肝理气，活血退斑。

方药：丹栀逍遥散加减或柴胡疏肝散化裁。

丹皮　栀子　当归　白芍　柴胡　茯苓　白术　甘草　薄荷

②脾虚湿阻证

主要表现：颜面黄褐色斑片；神疲、纳差、脘腹胀闷，或带下清稀，或宿有痰饮内停；舌淡红，苔腻，脉弦缓。

治法：健脾化湿，活血悦色。

方药：香砂六君子汤加减。

香附　砂仁　党参　白术　茯苓　甘草　半夏　陈皮

③肾阴亏损证

主要表现：颜面黄褐色斑片；头晕耳鸣、五心烦热；舌红，少苔，脉细数。

治法：滋阴养肾。

方药：六味地黄丸加减。阴虚火旺者，宜用知柏地黄汤加减。

熟地　山药　山萸肉　泽泻　茯苓　丹皮

④肾阳不足证

主要表现：颜面黄褐色斑片；形寒肢冷，腰膝酸软、倦怠无力、夜尿频清；舌质淡红，苔少，脉沉缓。

治法：温阳益肾。

方药：金匮肾气丸加减。

附子　肉桂　熟地　山药　山萸肉　泽泻　茯苓　丹皮

6. 黄褐斑的中成药治疗

（1）肝气郁结证：逍遥丸：每次6～9克，1日1～2次，温开水送服。

柴胡疏肝丸：每次6～9克，1日3次，空腹，温开水送下。

（2）肾阴亏损证：六味地黄丸：大蜜丸，1次1丸；小蜜丸，1次9克；水蜜丸，1日3次，空腹，温开水或淡盐水送服。

（3）肾阳不足证：金匮肾气丸：每次1丸，1日2次，温开水或淡盐水送下；或定坤丹：口服，一次1丸，一日2次；或海龙胶口服液：口服。一次40毫升（2支），一日1～2次。

（4）脾虚湿困证：香砂六君合剂：口服。一次10～14毫升，一日3次。用时摇匀。

7. 会吃的女的人美如花——黄褐斑的药膳疗法

（1）肝气郁结证：槟榔汤：槟榔10克，陈皮5克，青皮5克，砂仁3克，玫瑰花3克，冰糖少许。上药洗净，加水适量，煎30分钟，取汤，加冰糖，即可饮用。

（2）脾虚湿困证：五白汤：白扁豆、白莲子、白茯苓、白山药各20克，白菊花10克，白糖少许。上药洗净放煲内煮1小时，取汤加白糖即可饮用。

八宝祛斑汤：山药30克，薏苡仁10克，生芡实10克，莲子15克，白扁豆10克，赤小豆15克，大枣10克。上药，洗净人锅，加水，煎1小时，取汤饮用。

(3) 肾阴亏损证：地黄老鸭汤：生地黄 50 克，山药 30 克，枸杞子 20 克，老鸭 1 只，葱、姜、黄酒、盐，味精各少许。老鸭，斩杀，去毛、内脏，洗净，切成小块，生地黄、山药、枸杞子洗净，同鸭肉一起放锅内，煮至熟烂，即可食用。

(4) 肾阳不足证：鹿角粥(《癯仙活人方》)：鹿角粉 10g，粳米 60g。制法与用法：先以米煮粥，米汤数沸后调入鹿角粉，另加食盐少许，同煮为稀粥，1 日分 2 次服。

枸杞羊肾粥(《饮膳正要》)：枸杞叶 250g（或枸杞子 30g），羊肉 60g，羊肾 1 个，粳米 60g，葱白 2 茎，盐适量。制法与用法：将新鲜羊肾剖开，去内筋膜，洗净，细切；羊肉洗净切碎；煮枸杞叶取汁，去渣。也可用枸杞叶切碎，同羊肾、羊肉、粳米、葱白一起煮粥。待粥成后，入盐少许，稍煮即可。每日早晚服用。

羊脊骨粥（《太平圣惠方》)：羊连尾脊骨 1 条，肉苁蓉 30g，菟丝子 3g，粳米 60g，葱、姜、盐、料酒适量。制法与用法：肉苁蓉酒浸 1 宿，刮去粗皮；菟丝子酒浸 3 日，晒干，捣末。将羊脊骨砸碎，用水 2500ml，煎取汁液 1000ml，人粳米、肉苁蓉煮粥；粥欲熟时，加入葱末等调料，粥熟，加入菟丝子末、料酒 20ml，搅匀，空腹食之。

8. 黄褐斑的按摩疗法

(1) 局部按摩

手法轻柔、流畅，以指揉、点压为主。

面部穴位按摩法：面部穴位，以色斑较深处为重点，具体定位为：前额区取上星、阳白。眼周区取睛明、四白、承泣。颞区取太阳、丝竹空。鼻梁区取印堂、迎香。颧髎区取颧髎、颊车。下颏区取承浆。

面部西式按摩法：手法较多，如按、揉、摩、点、拍、弹等。按摩时宜顺着皮肤纹理走向推行，掌握由内而外、由下而上原则。

具体操作：洗净操作者双手，清洁患者面部皮肤，在面部涂上适量按摩乳液。用双手中指、无名指的指腹从正前额以螺旋式向上、向两边按、揉，并按压起点与止点（相当于印堂、上星、太阳等穴位)，用中指、无名指在眼下、眼皮、眉毛处做圆圈式按摩，在起点（睛明穴）与止点（太阳穴）处重点按、揉。颊部由下往上、由里而外用螺旋式按摩，动作连贯柔和，富有弹性，可加入指弹、拍等手法。用食指、中指指腹搓揉鼻翼两侧。唇周按摩，与按眼周法相同，可以圆圈式按摩法。

（2）经络按摩

先按擦膀胱经，在足跟外侧分布的经络由上而下按摩5次。再用拇指按压足小趾爪沟处的“束骨穴”，按压1次，持续1秒钟，共按压5次。然后自上而下用手掌推、按督脉及足太阳膀胱经、背部的经络，按压10次。

（3）体穴按摩

常与局部按摩、经络按摩配合使用。

肝郁气结证：取三阴交、足三里、太冲，备穴为阴陵泉、行间、肝俞、脾俞。每次取2~5穴。

脾虚湿阻证：取中脘、足三里、三阴交，备穴为脾俞、上脘、下脘。每次取2~4穴。

肾虚证：取太溪、三阴交，备穴为肾俞、阴陵泉。每次取2~3穴。

9. 黄褐斑的耳穴贴压疗法

耳穴贴压疗法是通过刺激耳朵上的穴位，促进血液循环，调整内分泌而起作用，是目前治疗黄褐斑较理想的方法之一。

取穴：卵巢、内分泌、皮质下、肾上腺、枕、褐斑点（颈椎与枕之中点）。月经不调、痛经，加子宫、附件。失眠，加失眠点、神门。肾亏腰酸，加肾。肝郁烦躁，加肝。大便不畅，加大肠。慢性盆腔炎者，加盆腔。子宫肌瘤，加轮4~轮6（耳外廓陷中）。

操作方法：每次取5~6个耳穴，选取完整、圆滑的王不留行子，1个穴位放1颗，用医用胶布（0.5厘米×0.5厘米）固定，每日适当按压、揉捏3次，每次15分钟，以局部产生酸胀为度。

功效：调整内分泌，祛斑。

10. 黄褐斑的敷脐疗法

配方：红花、柴胡、生地黄、赤芍、补骨脂、杏仁、淫羊藿各等分。

制法与用法：各药混匀，研细末，装瓶待用，每次 10 克，用食醋，调成糊状，做成柿饼大小的药饼，填人肚脐（即神阙穴），用塑料薄膜敷盖药饼，四周以胶布固定，1～4 天后取下（如局部发痒较重可提前取下）。1 周 1～2 次，10 次为 1 疗程。

功效：主治黄褐斑。

11. 黄褐斑的食物疗法

黄褐斑的发生与代谢失调相关，因此通过补充必要的营养物质，调节代谢功能，对其恢复是有益的。

（1）可选用的食物

“民以食为天”，许多食物含有丰富的营养物质，对患黄褐斑的患者来说，则需要补充较多的维生素 C、维生素 E 及微量元素锌、铁等，这些物质也只能从食物中摄取。可适量食用下列食品。

西红柿：含有较丰富的谷胱甘肽，适量多吃可减少黄、黑色素的形成与沉积，也可使沉着的色素减退及消失。

黄豆芽：适量常食，有去黄褐斑、润毛发的作用。

黑豆：利小便，去黑斑，润肌肤。

冬瓜瓤：绞汁口服或洗面，可去黄褐斑，令肌肤悦泽白净。

黄瓜：切片敷面或绞汁搽面，有祛斑、美白的功能。

花粉：花粉中有 10 多种氨基酸，14 种维生素，11 种矿物质与 18 种活性酶等，具有除皱纹、抗衰老、抑制色素沉着等功能，适量食用治疗皮肤黑斑、雀斑、粗糙等，疗效显著。

黑木耳：《本草纲目》称其能除面上黑斑，具有活血祛瘀，通畅血脉之功，能消散因血瘀而致的面部黑斑。

樱桃：含铁、钙、磷等微量元素，以及胡萝卜素、维生素 C、糖分、蛋白质等，用数十个樱桃绞汁涂脸，有润肤、漂白、消除色素斑等功能。

柿：含有糖分、蛋白质、脂肪、果胶、多种维生素与微量元素。适量食用有去除面部黑斑之功。

茶：黄褐斑患者的皮肤偏向酸性，新陈代谢作用减弱，用碱性的茶水搽脸，可缓解酸性肤质。

淘米水：用第二遍淘米的泔水，一边洗脸，一边适当按摩，有增白、祛斑功能。

（2）常有的食疗方

适量食用下面食疗方，对医治黄褐斑有一定疗效。

①桃仁牛乳汤

配料：胡桃仁 12 克、黑芝麻 12 克、白糖 10 克、牛乳 200 克、豆浆 200 毫升。

制作：将胡桃仁、黑芝麻用水浸泡后，放石磨中磨成浆，与牛乳、豆浆混合煮沸，加白糖搅匀即可食用。

功能：健脾益肾，消斑润肤。适用于脾肾两虚引起的黄褐斑。

②猪肾糯米粥

配料：猪肾 1 对，薏米仁 50 克，糯米 100 克，盐少许。

制作：猪肾，去筋膜，洗净，切碎。糯米、薏米仁，洗净，放入汤煲内，加水 4 碗，煲至烂，加入猪腰、盐，煮熟，即可食用。

功能：补肾健脾，悦颜消斑。适用于妊娠引起的黄褐斑。

③生薏仁汤

配料：生薏仁 100 克、红枣 10 枚。

制作：洗净，放入锅内，加水 3 碗，煮汤 1 碗，喝半碗，半碗洗脸用。

功能：悦容消斑。可用于色斑、黄褐斑等。

④鲜奶炖蛋饮

配料：鲜奶 1 瓶，鸡蛋 1 个，冰糖、姜汁各少许。

制作：鲜奶倒在大碗内，鸡蛋打入鲜奶中，冰糖、姜汁搅匀，隔水炖 11 分钟，凉饮。

功能：防褐斑。

⑤红枣木耳羹

配料：红枣 10 枚，黑木耳 10 克。

制作：红枣洗净，去核，黑木耳用温水浸泡 1 小时，洗净，一起入锅，加水煮熟烂，即可。

功能：活血化瘀，润肤消斑。可用于脸上黑斑者。

（3）食物外敷疗法

①蜂蜜燕麦糊

配料：蜂蜜 3 汤匙，燕麦粉 3 汤匙，玫瑰汁 1 汤匙。

制作：三物混合搅匀成糊状，敷脸上。

功能：祛脸上黑斑。

②鸡蛋酒

配料：鸡蛋 1 个，酒适量。

制作：鸡蛋，酒浸 7 日，用蛋白涂面。

功能：祛黑斑。

③酒渍柠檬

配料：柠檬 1 个，酒适量。

制作：柠檬切片，浸入酒中 12 小时，沐浴后，将柠檬片铺脸，15 分后洗去即可。

功能：去黑斑。

④牛奶黑砂糖

配料：两大匙黑砂糖，一大匙牛奶。

制作：黑砂糖，加热溶化，加入牛奶，充分搅拌后涂脸，20 分钟后洗去，每天 1 次，坚持 3 个月。

功能：脸上的黑色素可明显减少。

⑤西瓜藕粉湖

配料：西瓜汁 1 小杯，藕粉适量。

制作：将西瓜汁与藕粉调成糊状，敷面，20 分钟后洗净即可。

功能：消黑色素的沉积。

12. 黄褐斑的预防与保健

（1）避免过多日晒

紫外线辐射可以改变角质细胞中黑色素小体的分布模式，会加重黄褐斑患者的病情。因此，在治疗期间，很短时间的日晒都有可能抵消几个月的治疗效果。所以，一定要尽量减少日晒和做好防晒工作。减少紫外线辐射的方法就是防晒。除了尽量减少日晒时间，出门要带帽子，或用遮阳伞。

（2）忌滥用药物

不要自己随意买药，应在医生的指导下合理使用药物。

（3）尽量不用避孕药

育龄妇女，尽量不用口服避孕药，采用其他避孕方式。

（4）面部慎用化妆品

因为某些化妆品，尤其是不合乎化妆品卫生标准的化妆品中一些铜、锌、汞、铅含量超标，皮肤吸收后会引起酪氨酸酶活性增强，加速黑色素沉着，还有伪劣化妆品刺激皮肤后导致炎症，并加重色素沉着，有些不合格的化妆品可导致肾功能损害。

（5）调节情志，保持乐观

皮肤与人的情志密切相关。如在高兴时面色红润；害羞时面红耳赤；恐惧时面色苍白；情绪波动时还会引起某些皮肤病。现代医学认为，紧张、忧愁、恐惧等会使细胞变性，导致面部皮肤色素沉着，出现黄褐斑。有文献报道，广州地区黄褐斑患者发病因素调查研究中发现，长期（超过半年以上）情绪不佳是重要致病因素。而黄褐斑患者又往往因为面部皮肤褐斑影响容颜，心情烦躁，脾气变坏，或者忧郁自卑，没有信心，引起恶性循环。因此，黄褐斑患者务必要注意调节情志，保持乐观的心态是十分重要的。

（6）不要急于求成

不要过分关注面部色斑变化，不可急于求成。本病的疗程较长，一般都要1～2个月才能产生疗效（表皮新陈代谢周期为1～2个月），有的患者认为治疗皮肤黄褐斑只要几天就能够产生神效，这是不可能的，如果这样就反而事与愿违，一定要有耐心；还要积极参加社会活动，使自己的生活丰富多彩，摆脱黄褐斑给您带来的阴影。

（7）合理膳食

黄褐斑的发生与饮食有着密切的关系。特别是食物中的维生素与微量元素，如果缺乏往往会诱发或加重黄褐斑。反之，在黑色素代谢过程中如果适当加入维生素C，就会阻止多巴醌继续氧化，不能生成多巴色素，并使已经形成的多巴醌立即还原成多巴，从而阻断了黑色素的生成。因此，黄褐斑患者应适量多吃富含维生素和微量元素的食物，以期延缓或减少黑色素的合成，从而达到防治之目的。对于黄褐斑来说，要补充的维生素主要为以下几种：

①维生素A：它可使皮肤柔润，减少皮脂溢出，能够保护皮肤、黏膜的完整性与弹性，使皮肤保持正常的新陈代谢，防止皮肤衰老。胡萝卜、芹菜、大蒜、西红柿、麦胚、植物油、蛋黄等均含有丰富的维生素A。

②维生素B：维生素B_2可清除色素沉着与粉刺，帮助皮肤抵抗日光的损害，含维生素B_2较多的食物有酵母、杂粮、蔬菜叶、花粉等；维生素B_3能改善皮肤组织排泄功能，促进血液循环，含维生素B_3的食物有花生、扁豆、谷物、麦胚、蔬菜、新鲜水果等；维生素B_6有益于皮肤的神经系统，大米、豆类中含有这种维生素；维生素B_6可增强皮肤的抗过敏能力，据研究，有的妇女怀孕期间皮肤变得粗糙，最大原因是体内缺乏维生素B_6，它可从香蕉、甜菜、蛋黄、蔬菜、谷物与豆类中获得。

③维生素C：它可使皮肤内深色氧化型色素还原成浅色氧化型色素，从而抑制黑色素的形成，清除毒素，促进胶原的合成，对皮肤内的小血管也有很好的保护功能，保证小血管的正常通透性，从而使皮肤洁白、细腻，富有弹性。富含维生素C的食物有：胡萝卜、柑橘、柠檬、西瓜、山楂、草莓、刺梨、西红柿、柿子、鲜枣、红果、樱桃、猕猴桃、柚子等。

④维生素E：它具有清除体内氧自由基，减轻氧自由基对皮肤的老化之功，保护皮肤血管的弹性，抑制黄褐斑的产生。维生素E不能由人体自身合成，但它广泛存在于自然界植物组织与植物油中，特别以麦胚油含量最丰富，其次为麻油、花生油、玉米油、米糠油、豆油、棉籽油、豆类、核桃、芝麻、禽蛋、甘薯、豌豆、燕麦片与绿色蔬菜，如菠菜、卷心菜等。

需要补充的微量元素主要有以下几种：

①锌：锌是人体必需的微量元素之一。是超氧化物歧化酶的重要组合成分，是氧自由基的清道夫，能保护细胞分裂按正常生理程序进行，使细胞免受侵害。对于消除黑色素、皱纹、延缓皮肤衰老有重要作用。锌对某些毒性元素有抵抗作用，经常接触化妆品与被污染的水和空气，容易造成皮肤铅、汞、镉等元素中毒，导致皮肤粗糙、灰黯。锌有明显修复与增白作用。成年男子的正常生理需要为每天10～15克，女子为25克，孕期及哺乳期妇女为30～40克，而治疗皮肤疾患则为正常需要量的10～15倍。锌的主要食物来源是蛤贝类，如牡蛎、扇贝等，其次是动物肝脏、虾、鱼、瘦猪肉、牛肉、鸡肉、花生酱、蘑菇、芝麻、土豆、木耳、茶叶、卷心菜、苹果等。

②硒：硒进入人体转化为谷胱甘肽物质，起到预防和治疗黄褐斑的作用。含硒丰富的食物有蛋类、鱼类、洋葱、大蒜、芦笋、香菇、河虾、牡蛎、肝、肾、苹果、小麦胚芽、白菜等，尤其是鱼、鸡、鸭、牛等动物的眼睛组织，含硒特别丰富。

③钙：血液中钙的含量保持一定数值，钙可以阻止皮肤黑色素的生成。因为钙可以对有害物质（化学制剂）进行代谢和排泄，从而减轻对皮肤的刺激。尤其是孕妇和更年期妇女更应及时补钙。含钙丰富的食物有骨髓、动物内脏、牛奶等。

此外，多吃含有以下几种物质的食物，也有助于黄褐斑的防治。

①核酸：它也能抑制色素沉着，使皮肤光洁、细腻。日本科学家们发现，女性每日服用核酸800毫克，4周后皮肤变嫩、斑块消失。因此，

适量多吃富含核酸的食物，如鱼、虾、动物肝脏、酵母、蘑菇、木耳、花粉等，对防治黄褐斑有一定的好处。

②叶酸：据研究孕妇在孕期缺乏叶酸会出现妊娠斑，绿色蔬菜，特别菠菜，其叶酸含量最高，另外如动物肝脏、蛋黄等。但要知道叶酸很容易受高温破坏，因此，炒菜不宜炒得过久。

③酵素：酵素是一种高分子物质，存在于绿色蔬菜与水果中，如菠菜、黄瓜、柠檬、凤梨、蜜橘、柚子等。具有分解角质、消除皮肤污垢、促进皮肤新陈代谢的作用，故可用以防治黄褐斑、雀斑、青春痘等。

低盐饮食。过多的盐分进入体内可抑制碘、硒等微量元素的活性，破坏皮肤胶质，降低分泌功能，促使黑色素堆积，导致皮肤变黑。

禁止嗜酒。由于经常饮酒会影响皮肤血管功能，可以引起皮肤营养障碍，代谢异常，或有毒物质沉积，使皮肤受损，从而产生色素沉着。

（8）戒烟

吸烟会影响皮肤血管功能，可以引起皮肤营养与代谢异常，或有毒物质沉积，从而产生色素沉着。

（9）科学起居

爱美的女性一定要有充足的睡眠。因为皮肤细胞恢复与营养的最佳时间为晚上 9 点至 11 点，黄褐斑患者应尽量早睡，以保证皮肤得到充分的休息。

（10）房事有节

适度的性生活，能保障身心愉悦，使内分泌保持正常，有利于黄褐斑患者纠正内分泌的紊乱。但如果沉迷酒色，纵欲过度，则不仅伤身，还可促使内分泌功能更加紊乱，并因而加重黄褐斑病情的发展。

（11）防治便秘

保持每天大便通畅也很必要。因为人体有入必有出，如果长期大便不通，食物残渣滞留在肠道内，产生各种有毒气体和毒素，如氨、吲哚、酚、甲烷、硫化氢等。毒素进入血液，循行至面部，也会使皮肤变黑、变粗，产生黄褐斑等皮肤病。

（二）去掉长在脸上的“美丽豆”——粉刺

1. 粉刺是怎么回事

中医认为粉刺又名肺风粉刺，因肺风、胃热或肝郁所致。以面及背部见黑头或白头粉刺、丘疹、脓疮、结节、囊肿及疤痕为主要表现的皮肤疾病。西医认为是一种毛囊皮脂腺的慢性炎症性皮肤病。以皮肤出现散在性粉刺、丘疹、脓疱、结节、囊肿及瘢痕等损害，且常伴皮脂溢出为临床特征。多发生于青春期男女，但也可见于青春期以后或成人发病者。相当于西医的痤疮。

2. 粉刺有什么表现

本病多见于 15 ~ 30 岁的男女青年。

损害主要发生于面部，特别是前额、双颊部、颏部，其次是胸部、背部与肩部。

初起为粉刺，可分白头粉刺与黑头粉刺两种，黑头粉刺为明显扩大毛孔中的小黑点，略高于皮面，较易挤出黄白色脂栓。白头粉刺为皮肤色或暗红色小丘疹，无黑头，不易挤出脂栓。粉刺在发生过程中可演变为炎性丘疹、脓疱、结节、脓肿及囊肿，最后形成瘢痕等。往往数种同时存在，并以其中一二种较为显著，常伴有皮脂溢出。临床上常根据皮损的主要表现分为丘疹性肺风粉刺、脓疱性肺风粉刺、囊肿性肺风粉刺或结节性肺风粉刺等。

病情时轻时重，常持续数年或到中年时期逐渐缓解而痊愈，留下萎缩性瘢痕或疙瘩性损害。

实验室检查：组织病理粉刺含有角化细胞、皮脂与某些微生物，阻塞在毛囊口内。丘疹是毛囊周围以淋巴细胞为主的炎症浸润，同时可见一小部分毛囊壁开始碎裂。脓疱是毛囊壁破裂后在毛囊内形成的，内含较多的中性粒细胞。结节发生于毛囊破裂部位，是由皮脂、游离脂肪酸、细菌和角化细胞自毛囊进入真皮而成。毛囊周围的浸润可发展成囊肿，其中有很多中性粒细胞、单核细胞、浆细胞和少数异物巨细胞浸润。在痊愈过程中，炎症浸润被纤维化所取代而形成瘢痕。

3. 导致粉刺的原因是什么

西医认为本病的发生与雄激素及其代谢产物增多，使皮脂分泌增加；痤疮丙酸杆菌增多；毛囊漏斗部导管角化，皮脂排出受阻有关；遗传也可能是本病发生的重要因素。

中医认为粉刺总由内热炽盛，外受风邪所致。肺经感受风邪，或内热炽盛，致肺热熏蒸，蕴阻肌肤而发；过食辛辣、油腻之品，生湿生热，结于肠腑，不能下达反蒸于上，阻于肌肤而成；青年人本阳热偏盛，复外感风热毒邪，蕴结于肌肤所致；脾虚生痰，郁而化热，阻滞经络，气血运行不畅而成瘀，痰瘀互结，凝滞肌肤所致。

4. 粉刺应与什么疾病鉴别

（1）酒齄鼻：多于中年时期发病，好发于颜面中部，损害为弥漫性红斑、丘疹、脓疱及毛细血管扩张。

（2）职业性肺风粉刺：常发于经常接触焦油、机油、石蜡、石油等的工作人员，可导致痤疮样疹，损害较密集，可伴毛囊角化；除面部外尚可见于手背、前臂、肘部等接触矿油部位。

（3）颜面扩散性粟粒狼疮：损害为棕黄色或暗红色半球状或略扁平的丘疹，对称分布于眼睑、鼻唇沟与额部，在下眼睑往往融合成堤状，病程慢性。

5. 粉刺的中医辨证论治

（1）肺经风热证

主要表现：丘疹色红，或有痒痛；舌红，苔薄黄，脉浮数。

治法：宣肺清热。

方药：枇杷清肺饮加减。

枇杷叶　人参　黄连　黄柏　桑白皮　甘草

（2）湿热蕴结证

主要表现：皮损红肿疼痛，或有脓疱；口臭，便秘，尿黄；舌红，苔黄腻，脉滑数。

治法：清热化湿通腑。

方药：三黄丸合茵陈蒿汤加减。

制大黄　乳香　没药　黄芩　黄连　茵陈　青蒿

（3）血瘀痰凝证

主要表现：皮损以结节、囊肿为主，可伴有粉刺、丘疹、脓疱、窦道、瘢痕等多形损害；舌黯红或紫暗，苔薄黄，脉滑。

治法：活血化瘀，化痰散结。

方药：桃红四物汤合二陈汤加减。

桃仁　红花　生地　赤芍　当归　川芎　陈皮　半夏　茯苓　甘草

6. 中成药疗法

（1）肺经风热证：银翘合剂：口服。一次 10 毫升，一日 3 次。

（2）湿热蕴结证：牛黄解毒片：口服。一次 5 片，一日 3 次；或龙胆泻肝丸：口服。一次 3～6 克，一日 2 次。或妇科千金片：口服。一次 6 片，一日 3 次。

（3）血瘀痰凝证：丹黄祛瘀胶囊：口服。一次 2～4 粒，一日 2～3 次。

7. 外治疗法

皮损红肿明显者，可外敷金黄膏或玉露膏等。

8. 药膳与食疗

凉拌鲜马齿苋：鲜马齿苋 100g，调料适量。将鲜马齿苋用开水焯至八成熟，捞出后浸入冷水中 5 分钟，取出控去水，切段，入调料后拌匀即可。

功能与应用：清热化湿解毒。适用于湿热蕴结所致的粉刺患者。

9. 预防与保健

（1）应适量少吃富含脂肪、糖类食物与刺激性饮食，适量多吃蔬菜水果，适量多饮水，保持大便通畅。宜用温热水洗涤患处，尤其注意避免挤压。

（2）避免长期服用碘化物、溴化物及糖皮质激素等药物。

（3）保持生活规律，避免精神紧张。

（三）更漂亮的高招

1. 推出身材的健美——推拿减肥术

肥胖对健康极其不利，若不能得到及时有效防治，还很可能导致糖尿病、高血压、冠心病、高血脂、胆石症等诸多疾病。对于单纯性肥胖者，科学推拿效果较理想。而对于继发于神经系统、内分泌系统及代谢疾病，或与遗传、药物有关的肥胖，推拿也可起到很好的调节作用。

（1）全身减肥

①摩脘腹：单掌或叠掌置脐上，顺、逆时针，从小到大、从大到小，稍用力各摩腹6～9分钟。

②提拿中脘、气海：仰卧位、两下肢微屈，腹部放松，以一手掌指提拿中脘穴处肌肉组织，另一手提拿气海穴处肌肉组织，提拿时宜面积大，力量深沉。拿起时可加捻压动作，放下时，动作应缓慢，酌情反复操作15～20次。

③抄腹肌：仰卧位，双下肢微屈，腹部放松，双掌从胁下抄拿腹部肌肉，一拿一放，拿起应加力捻压，并渐次向上向下操作，酌情反复15～20次。

④擦腹：双掌自胁下向腹部适当用力推擦，并逐渐向下擦至小腹部，以热为度。

⑤推上肢：用一手掌大鱼际或全掌沿手三阴经从上向下推至腕，然后转掌沿手三阳经从下向上推至肩，并顺势擦动肩关节，酌情反复15～20次，另一侧同法。

⑥拿下肢：以一手四指与拇指相对用力沿足三阳经从上向下拿捏至踝，然后换手沿下肢内侧捏拿足三阴经，从下向上至腹股沟，酌情反复

15～20次。另一侧同法。

⑦擦腰骶：用双手掌的掌跟部适当着力于腰骶部，适当用力擦动，擦至局部热烫为止。

（2）腹部减肥

①仰卧，双下肢自然伸直，以双手掌适当着力于腹部，酌情进行推揉6～10分钟，力度应由小而大，逐渐加重，顺、逆时针方向同等操作。

②仰卧，双下肢微屈，使腹部肌肉放松，用双手四指与拇指相对用力提捏腹部肌肉15～20次，提的力度要稍重，捏拿的幅度由小而大，且每次提起后，手指做捻压动作，停顿10～20秒后缓慢放下。

③点按中脘、气海、天枢、足三里、合谷等穴各20～30分钟。

④每日起床或入睡前，在床上做仰卧起坐3～6组，每组6～12次。

⑤掌摩脘腹部6～12分钟。

（3）腰臀部减肥

①用双手拇指沿脊柱两侧的膀胱经穴从腰部至臀部逐一按揉3～6次。

②拿腰肌：用两手的拇指与四指相对用力从胁肋部开始捏拿腰肌，力量稍重，拿起时稍加捻压，反复10～20次。

③捏臀肌：俯卧位，双下肢微屈，使臀部肌肉放松，用拇指与四指相对用力捏揉并提拿臀部肌肉，力量要重，提拿时加以捻压，且尽可能拿紧，反复6～20次。

④擦腰臀：以双掌根着力于腰部，用力擦动并逐渐向臀部移动，推擦腰臀，以局部发热为度。

2. 推出美丽——美容推拿

美容推拿可避免化妆美容中出现某些化妆品对皮肤造成损害，克服皮肤过敏症或炎症。因此，美容推拿法越来越受到人们的普遍青睐。

推拿美容主要在头面部进行，因此手法操作多用指面或指腹部，手法动作要轻巧柔和，用力适中。

推拿美容的手法操作因方向不同会产生截然相反的两种效果，因此在操作过程中，应根据面部肌肉的不同特点，各部位的操作方向也不尽相同。在额部，应由下向上，由内而外推拿；在眉间，应由眉内侧端向外侧端进行操作；在目外眦部，应由外角部向耳后方向推拿；在眼上、下睑部，应由内侧向外侧推拿；在鼻两侧，应由目内眦部向鼻翼部操作；在口周围，应由中点向两侧沿口唇方向做环旋推拿；而针对整个面部来说，一般由鼻翼、口角等向上至太阳穴方向进行操作。

（1）头部推拿美容

①适当按揉百会、上星、神庭、本神、头维、曲鬓、翳风、风池等穴各半分钟左右。

②干洗头：即将两手四指略分开，指腹紧贴头皮，放在前发际中线两旁，适当用力由前发际推向后发际处，如用梳子梳头状，重复 10～20 次。

③推鬓角：两手中指、食指、无名指略分开，指腹紧贴头皮，放在两侧鬓发上，沿耳郭推至后发际处，反复 10～20 次。

④叩头：两手五指自然分开且略屈曲，用手腕部带动手指叩击头部的两侧及头顶，叩击时用力要均匀，强度适中，叩击要有节律感，如同小鸟啄食样。

⑤捏拿颈项：左手或右手四指放在对侧颈项肌上，拇指放在同侧颈项部与之相对适当用力，一紧一松，一捏一提，由上而下捏拿至颈根部，反复 10～20 次。

头部推拿美容一般每日早、晚各做一次，酌情每次 5～10 分钟。另外，在紧张工作之余，头胀或洗头之后，可加做一次。操作时，应用手指指腹接触头皮，切忌用指甲操作，并应勤剪指甲。手法应轻柔，不宜太重，以免损伤发根。

（2）眼部推拿美容

①适当用力按揉睛明、承泣、四白等各半分钟左右。

②轮刮眼眶：两拇指按置于两侧太阳穴处，两食指屈曲。用食指桡侧缘先上后下，由内而外轮流适当用力刮动上、下眼眶 10～20 次。

③热熨双目：两手掌相贴用力搓至发热，然后将发热的两掌心贴置于两侧眼球，并轻轻地压动，反复5～10次，操作时双目轻闭。

④旋转眼球：睁开双眼，眼球沿顺、逆时针方向各转动5～10次。

眼部推拿美容时，患眼疾时应停止操作，以免加重病情；每次操作前应先洗手；手法宜轻柔，不可用力过猛，以防损伤眼睛。

（3）面部推拿美容

①推前额：两手掌小鱼际并置印堂穴处，两掌根紧贴两眼眶上缘，适当稍用力向太阳穴分推10～20次。然后两拇指按在两侧太阳穴上，两食指屈起以桡侧面着力从印堂穴开始向外推刮眼眶，同时轻轻带动推抹上下眼睑，推至太阳穴处时，与拇指合力提起眼角皮肤，反复10次左右。

②捏眉弓：用双手拇指与食指分捏住两侧眉弓处皮肤，由内向外轻轻捏拿5～10次。

③按穴位：适当按揉耳门、丝竹空、听宫、听会、翳风、地仓、颊车、迎香、承浆、廉泉等穴各5～10次。

④干浴面：两掌相互擦热，紧贴两侧颜面上下擦动如同洗脸状，以整个面部微微发热为度。

⑤推鼻梁：两手中指、食指并拢，用指腹部适当推擦鼻梁两侧10～20次。

面部推拿美容，推拿前先要清洁面部皮肤，操作时可用推拿介质，使面部保持良好的润滑度，操作完后要洗净面部。动作要轻缓，切忌匆忙行事、粗心大意。操作完毕，应将面部完全放松，确保皮肤、肌肉处于良好的休息状态。

3. 皮肤更白而美丽的高招——润肤养颜药膳

（1）玫瑰五花糕(《赵炳南临床经验集》)

组成：干玫瑰花25g，红花、鸡冠花、凌霄花、野菊花各15g，大米粉、糯米粉各250g，白糖100g。

制法用法：将玫瑰花、红花、鸡冠花、凌霄花、野菊花诸干花揉碎备用；大米粉与糯米粉拌匀，糖用水溶开。再拌人诸花，迅速搅拌，徐徐加糖开水，使粉均匀受潮，并泛出半透明色，成糕粉。糕粉湿度以手捏一把成团，放开一揉则散开为度。糕粉筛后放入糕模内，用武火蒸12～15分钟。当点心吃，每次30～50g，每日1次。

功效：行气解郁，凉血活血，疏风解毒。

主治与应用：肝气郁结证。适用于肝气郁结所致的情志不舒、胸中郁闷、面上雀斑、黄褐斑、脉弦等。

使用注意：本膳行气活血作用较强，故气虚、血虚、经期、孕期、哺乳期等患者忌用。

（2）小龙团圆汤(《中国传统性医学》)

组成：活甲鱼1只（约250g），活泥鳅5～6条。

制法用法：泥鳅放入清水中，滴入少量菜油，使泥鳅吐出肚内泥沙，水浑即换：再滴油，至水清为止。甲鱼去硬壳，取肉。砂锅内加足水，滴人适量植物油，放入活泥鳅和鳖肉，加盖，用小火慢煮。待泥鳅死后加入少许生姜片、龙眼肉，煮至半熟时滴人少量米酒及少许醋、盐，再慢火煮熬3小时以上，至色白似乳汁时撤火。趁热连汤服食。1日之内连汤带肉分2次趁热食完。每日1次，连用10天。

功效：滋阴补肾，润肤养颜。

主治与应用：肾阴虚证。适用于肾阴虚所致的皮肤粗糙、腰膝酸软、脉细等。亦适用于日常皮肤美容保健。

使用注意：本药膳方脾胃虚寒者不宜服用。

（3）红颜酒(《万病回春》)

组成：核桃、小红枣各60g，甜杏仁、酥油各30g，白蜜80g，米酒1500g。

制法用法：先将核桃仁、红枣捣碎；杏仁去皮尖，煮四五沸，晒干并捣碎，后以蜜、酥油溶开入酒中；随后将三味药人酒内，浸7天后开取。每日早晚空腹饮用，每服10～20ml。

功效：滋补肺肾，补益脾胃，滑润肌肤，悦泽容颜。

主治与应用：脾肾两虚证。适用于脾肾两虚所致的面色憔悴、未老先衰、皮肤粗糙等。

使用注意：阴虚火旺者忌服。

（4）樱桃酒(《滇南本草》)

组成：由鲜樱桃500g，米酒1000g。

制法用法：将樱桃洗净，浸于酒中，密封10天即成。每服20～50ml，每日2次。功能大补元气，滋润皮肤。适用于皮肤不润。

（5）沙苑甲鱼(《中华临床药膳食疗学》)

组成：活甲鱼1只（约750g），沙苑蒺藜15g，熟地10g，生姜15g，葱10g，料酒30g，精盐2g，酱油10g，胡椒1g，肉汤500ml，味精1g。

制法用法：活甲鱼斩头，沥净血水，在沸水中烫约3分钟，取出用刀刮去背部及裙边黑膜，再刮去脚上白衣，剁去爪和尾，剖开腹腔，取出内脏不用，洗净甲鱼肉备用；生姜切片，葱切成小段；沙苑蒺藜、熟地用纱布包好。锅内放清水，放入甲鱼，煮沸后，再用文火炖约半小时，捞出放温水内剔去背壳和腹甲，洗净，切成3cm见方的肉块。再将甲鱼块装入蒸钵内，注入肉汤，再加姜片、葱段、料酒、精盐、酱油、胡椒粉和药包，用湿棉纸封严钵口，上蒸笼，置旺火上蒸2小时取出。拣去药包、姜片、葱，放入味精调味即成。佐餐食用。

功效：滋养肝肾，补益精血，强腰固精，美容润肤。

主治与应用：肝肾虚损证。适用于肝肾虚损所致的年老体衰、容颜憔悴、早衰体弱、脉细等。

使用注意：本药膳方若阳虚有寒，或痰湿素盛等，则不宜用。

（6）苡仁茯苓粥(《家庭中医食疗法》)

组成：薏苡仁200g，茯苓10g，粳米200g，鸡脯肉100g，干香菇4个。

制法用法：将薏苡仁用热水浸泡一夜，次日捞出沥干水；香菇泡发，去除木质部分，洗净，切成丁；鸡脯肉去皮洗净，人锅煮30～40分钟后，捞出切为肉丁；粳米洗淘干净，茯苓研粉，备用。薏苡仁用7倍清水在武火上煮沸后，移于文火慢煮，至能用手捏烂为度。粳米用 5 倍的清水煮 1 小时。然后将两粥合在一起，加入香菇、鸡肉丁、茯苓粉再煮，至煮稠为止。服食时可酌加调料。

功效：健脾利湿，润肤美容。

主治与应用：脾胃虚弱证。适用于脾胃虚弱所致的皮肤浮肿、面色暗淡、面部扁平疣等。

使用注意：若肾阳虚弱所致的面色黧黑，或阴虚火旺所致的面部红斑疹，或面部扁平疣而见阴虚较重的患者，均不宜服用本膳。

（7）胡椒海参汤(《中华临床药膳食疗学》)

组成：水发海参 750g，鸡汤 750g，香菜 20g，酱油、精盐、味精、胡椒粉、香油各少许，料酒 15g，葱 20g，姜末 6g，猪油 25g。

制法用法：将已发好的海参放入清水中，轻轻刮去腹内黑膜，洗净，用刀将海参片裁成大抹刀片，放入沸水锅中氽透，捞出沥干水分；葱洗净切碎，生姜洗净切成末，香菜洗净切为寸段。猪油放锅中，上火烧热，人葱段、胡椒粉稍加煸炒，再放入料酒，加人鸡汤、精盐、酱油、味精和毛姜水，然后把海参片放入汤内，煮沸后撇去浮沫，调好口味，淋人香油，盛人大汤碗内，撒上葱花和香菜即成。作佐餐食用。

功效：补肾益精，养血和血，润燥美颜。

主治与应用：肝肾亏损证。适用于肝肾亏损，精血不足所致的皮肤干燥、皱纹过多、弹性减弱等。

使用注意：肾气不足，阳虚内寒所致的面色黧黑者不宜食用。

（8）黄精煨肘(《中华临床药膳食疗学》)

组成：猪肘 500g，黄精 10g，桑椹 10g，玉竹 10g，调料适量。

制法用法：先将黄精、桑椹、玉竹包于纱袋内备用；猪肘洗净，入沸水内焯去血水捞出，与纱袋内药物同煮，加入调料，武火烧沸，去浮沫，文火煨至汁浓、肘子熟烂时，取出纱布药包，将肘、汤、大枣同时装入碗内即成。佐餐食用。

功效：滋阴润燥，健肤养血。

主治与应用：津气不足证。适用于津气不足所致的肌肤不荣，血虚生风者，症见皮肤干燥粗涩、瘙痒、易生褐斑等。

使用注意：脾胃虚弱，食不消化者，不宜食用。

4. 科学食用阿胶更漂亮

（1）阿胶美容史话

“东阿阿胶本经上品，弘景曰：‘出东阿，故名东阿阿胶’（李时珍《本草纲目》）。阿胶与人参、鹿茸并称中药“三宝”。阿胶为滋补佳品，被《神农本草经》列为“上品”，明代医圣李时珍所著的《本草纲目》中称为“圣药”。《医宗金鉴》中亦有“参茸入方，如君临天下，君无儿戏，非病勿服。”而阿胶“性平味甘，虚寒血亏者宜久服之，本固自无忧吝”的记载。其性平甘缓。自古以来，阿胶一直是人们滋补强身的主要药品之一，并与历史上许多达官贵人结下了不解之缘。

杨贵妃字玉环，道号太真，是唐玄宗李隆基的宠妃。与西施、王昭君、貂蝉并称为中国古代四大美女。其善歌舞，通音律，聪明过人，身材丰腴，姿容绝代。著名诗人白居易在《长恨歌》中曾用“温泉水滑洗凝脂”形容她的玉肌花容。传说其保持美貌的秘诀之一就是常食美容药膳——“阿胶羹”。

杨贵妃的美容药膳（李翠娟，巩振动主编《阿胶》）

用阿胶250克、核桃肉150克、黑芝麻150克（炒熟）、黄酒（香雪酒）750克、冰糖250克，将黑芝麻与核桃仁研碎备用，再将阿胶浸在黄酒中泡10天左右，连同黄酒一起放在陶瓷容器中隔水蒸至阿胶完全熔化。将黑芝麻等放入搅匀，蒸至冰糖溶化即可。蒸好的阿胶冷却后成冻状，每日2匙，开水冲化食用。酌情食用可养血润肤，使皮肤细腻光滑、富有弹性，头发乌黑，容颜俊美。

目前可酌情适量食用食品：桃花姬阿胶糕（配料：黑芝麻、黄酒、核桃仁、冰糖、阿胶、糊精）。

杨贵妃服食阿胶养颜这一传说也有诗为证：

铅华洗尽依丰盈，

雨落荷叶珠难停。

暗服阿胶不肯道，

却说生来为君容。

这首诗录自《全唐诗》之《官词补遗》卷5，诗中明确指出，杨贵妃美貌倾城的奥秘就在于服用阿胶。此外，亦有诗云：

虢国夫人娥眉长，

酥胸如兔裹衣裳。

东莱阿胶日三盏，

蓄足冶媚误君王。

上诗出自明代朱克生《秋舫日记》之《莞尔唐史》，说杨贵妃的姐姐为了保持美貌，取悦唐明皇，每天也喝三次阿胶。

何良俊为明代嘉靖时名人，其在《清森阁集》之《思生》中，做诗云：

万病皆由气血生，

将相不和非敌攻。

一盏阿胶常左右，

扶元固本享太平。

借用气血不和，百病由生，酌情适量服用阿胶则可扶正固本，身强体健的道理，抒发其思想感情。何氏屡试不中，于是幽居书房20年，以隐待仕。后来嘉靖皇帝知道了此人，怕落下遗贤之名，于是授其南京翰林院孔目一职，这是很小的一个闲差。何公新衣上任3天即感慨万千："吾有清森阁在海上，书画琴瑟，观海听涛，何恋栈于斯！"遂辞职回乡，81岁无疾而终。后来汪棣在《特雅堂集》中这样调侃他说：

清森阁上阿胶盅，

亦书亦琴思养生。

孔目职小难恋栈，

夕阳携涛近帘栊。

可谓茶余笔记的一段佳话。

（2）及时调整机体衰退的生理功能是美容保健的最有效途径

“爱美之心人皆有之”，爱美是人类的天性。自古以来，健康、美丽、长寿就是人类梦寐以求的愿望。随着科学技术迅猛发展，物质生活水平不断提高，人们不但希望有一个健康的体魄，而且还希望自己变得年轻、漂亮。因此，美容越来越受到人们尤其是女士们的青睐。

于是人们为了健美容颜，不惜花费重金与精力，希望借助各种化妆品能留住青春的风采。然而，令人遗憾的是，许多人在尝试了各种化妆美容之后，却仍然是“江山依旧”。这是什么原因呢？

科学发现，皮肤的老化是随着机体生理功能衰退而伴生的一种衰老特征。整个机体生理功能旺盛，对女性而言尤其是卵巢的功能旺盛，中医认为是“肾－天癸－冲任－胞宫”之生殖轴的功能正常，则气血津液充足，循环流畅，给皮肤的营养物质丰富，则皮肤细腻洁白，极富弹性；反之，整个机体生理功能衰退，尤其是卵巢的功能低下，中医认为“肾－天癸－冲任－胞宫”之生殖轴的功能异常，则气血津液不足，循环瘀滞不畅，新陈代谢失常，肌肤营养缺乏，则可出现肌肤松弛、粗糙、皱纹增多、色斑瘀积等。因此，在日常美容保健中，不仅要注重皮肤的保养，更重要的是及时调整机体衰退的生理功能，尤其是科学调整卵巢的功能，中医认为科学调理“肾－天癸－冲任－胞宫”之生殖轴的功能，才是美容保健的最佳有效途径。

我国是研究美容抗衰老最早的文明古国之一。几千年来，中医药学家在长期的医疗实践与日常生活中，在延缓皮肤衰老、美化容颜方面积累了丰富的经验，并逐渐形成了独具特色的传统医学美容保健体系——中医美容学，其在医学美容领域中，可谓一朵靓丽的奇葩，以安全有效、简便易行、经济实惠、防治并重而受到人们的普遍欢迎。中医美容学认为，人体的美是建立在脏腑经络功能正常，尤其是“肾－天癸－冲任－胞宫”之生殖轴的功能正常，气血津液充足的基础之上的，提出了“有诸内者，必形诸外”的观点，并把气血比之为将相，认为“将相之和，国之始兴，气血之谐，人之悦色”（刘秉志《杏林元龟》卷9之《气血论析》)。因此“肾－天癸－冲任－胞宫”之生殖轴的功能正常，气血充足调和是人体健康美丽之本。人体是“血肉之躯”，只有气血津液充足，运行通畅，才能显得皮肤红润，面有光泽；只有肌肉发达，体型才能健美。若气血虚衰，则可出现皮肤粗糙，面色苍白或萎黄，头发枯黄，容颜暗淡等现象，并常伴有头晕乏力、心悸不安、失眠盗汗等。因此，对于人们特别是女性来说，不管是豆蔻芳华，还是牡丹渐晚，夕阳缤纷，要追求面容艳丽，身材窈窕，首先应重视科学补肾益气，滋阴养血。

女人好比文章，最好的文章应该是自然流露，毋须雕琢，因此，作为一个女人不仅仅要注意外表的化妆，更应注意内部的调养。科学而恰到好处的食补、药补，可使女性身心健康，气血调和，皮肤光泽细嫩，无论岁月如何变迁，经历如何曲折，均能由内而外焕发光彩，而无需浓脂厚粉来遮掩岁月的留痕。现代不少女性结婚以后，由于身兼家庭、工作两方面的重任，在付出更多精力的同时，长期紧张操劳，而忽略了自身的调养，导致气血亏虚，身体逐渐衰弱，出现面色微黄、疲乏无力、心情烦躁、皮肤干涩枯黄，容颜逐渐衰老等现象。因此，“肾－天癸－冲任－胞宫”之生殖轴的功能调理，气血的调养尤其对女性至关重要。通过科学调补“肾－天癸－冲任－胞宫”之生殖轴的功能与气血，可促进人体新陈代谢，改善血液循环，肌肤自然红润细腻、光滑润泽，健康而富有弹性，焕发迷人风采，帮您找回少女时代的美丽与自信。

阿胶甘平，归肺、肝、肾经，有滋阴补血、润泽肌肤、养颜的功效。可治疗血虚、面色无华、虚劳咳嗽、妇女月经不调等。《神农本草经》中将其列为上品，并认为阿胶久服可轻身益气，历代医家多用之滋阴补血润燥。现代研究证明，阿胶主要含胶原水解而成的明胶蛋白，水解后产生各种氨基酸，其中赖氨酸10%、精氨酸7%、组氨酸2%，此外尚含有钙和硫等20多种矿物质，它们在体内相互作用、相互结合，生成多种有益于人体的酶和维生素。因此，阿胶具有促进细胞再生，促进造血、新陈代谢机能和增强机体免疫功能，防治进行性肌营养障碍症的作用。还可以促进钙的代谢，抗氧化等。其含有大量胶原蛋白，对皮肤的营养保健具有很大价值，可以防皱、防止皮肤的老化，当之无愧地成为新一代女性抵抗疲劳、焕发光彩的好伴侣。

（3）阿胶美容养颜方

①阿胶鹿茸剂(《备急千金要方》)

阿胶、鹿茸各90克，乌贼骨、当归各60克，葫芦30克，研末。酌情空腹酒送服2～3克，日3次，夜再1次，可治女性生面色晄白无华，月经漏下不止。

②胶蜜汤(《仁斋直指方》)

阿胶（炒）6克，连根葱白3片，蜜2匙，新水煎，去葱，入阿胶，蜜溶开。酌情食前温服，治疗老人体虚大便秘涩及皮肤干枯无华者。

③菟丝祛斑汤(《山东医药》)

菟丝子15克、女贞子12克、阿胶、枸杞子各9克，旱莲草、当归各10克，水煎取浓汁。酌情口服，可滋肾养血，除黄褐斑。

④润肤美容的胡桃阿胶膏

红枣（去核）500克，胡桃肉、黑芝麻（炒熟）、桂圆肉各150克，阿胶、冰糖各250克，黄酒500克。制作：①将红枣、胡桃肉、桂圆肉、黑芝麻研成细末。②阿胶浸于黄酒中10天，然后与酒一起置于陶瓷容器中隔水蒸，使阿胶完全溶化，再加入红枣、胡桃肉、桂圆肉、黑芝麻末调匀，放入冰糖再蒸，至冰糖溶化即成。③制成后用干净容器装好封严，置阴凉干燥处。用法：每日清晨取1～2匙，用开水冲服。功效：此膏为护肤美容珍品，具有补肾养血、润肤美容功能。酌情适量服用，可使皮肤变得细腻光滑、白里透红，面色更加艳丽。

⑤糯米阿胶粥

取阿胶30克、糯米60克、红糖少许，先用糯米煮粥，待粥将成放入捣碎的阿胶，边煮边搅匀烊化，再加入红糖，稍煮二三沸即可。早晚各服1次，酌情适量服可养血补虚，美容乌发。

⑥定坤丹

成份：红参、鹿茸、西红花、鸡血藤膏、三七、白芍、熟地黄、当归、白术、枸杞子、黄芩、香附、茺蔚子、川芎、鹿角霜、阿胶、延胡索、红花、益母草、五灵脂、茯苓、柴胡、乌药、砂仁、杜仲、干姜、细辛、川牛膝、肉桂、炙甘草、辅料为蜂蜜。

功能主治：滋补气血，调经舒郁。用于气血两虚，气滞血瘀所致的月经不调、行经腹痛、面部黄褐斑等。

用法用量：口服。一次半丸至1丸，一日2次。

方解：气为血之帅，血为气之母：中医认为气血相依，气行则血畅，气滞则血瘀。定坤丹以红参、当归、川芎补气行血；以西红花、鸡血藤等舒经通络，活血化瘀；以熟地、枸杞、阿胶等滋阴养血；以鹿角霜、鹿茸等温阳益气，益精填髓，鼓舞气血生长。以上诸味相合，促使气行血畅，气生血长。

调经肝为先，疏肝经自调：肝主藏血，主疏泄，维持气血循行，肝气调畅则气血流畅，肝气郁滞则气滞血瘀，因此调经肝为先，疏肝经自调。定坤丹以香附、白芍、延胡索等调理肝气，养血柔肝。

人参配灵脂，扶正兼祛邪：人参和五灵脂为中药“十九畏”的金科玉律，但定坤丹两药配伍，人参得五灵脂则补而不滞；摄血而无留瘀之弊；五灵脂得人参则扶正祛邪而无伤正虞，两药配伍达补气之中行止血之法。

定坤丹的历史：乾隆四年（公元1739年）太医院召集全国名医聚集京城，编纂《医宗金鉴》。乾隆皇帝为留住后宫三千佳丽的青春样貌，舒解抑郁而生的妇科疾病，下诏修合妇科圣药。当时天下名医荟萃，内廷御用药师云集，众医药师集思广益，终成神药，付诸临床，屡见奇效。见到嫔妃郁疾全消，面露朱颜，青春再造，乾隆大喜，遂御赐药命为“定坤丹”，意即“坤宫得到安定”。同时将定坤丹列为“宫帏圣药”，专供内廷皇族使用。

晚清监察御史孙廷夔，系山西太谷人，因母病求医，在友人的帮助下，从太医院将定坤丹处方抄出，转交家庭药铺“保元堂”配制，成功治好了母亲的疾病。此后孙御史便炮制定坤丹，供自家眷属服用，有时也馈赠亲友，久之太谷已有“孙氏定坤丹”之称。后来定坤丹秘方又辗转机缘，落入了“广盛号”药店，开始作为商品制售，因服之功效奇绝，遂在民间广为流传声誉鹊起，为华夏女性的优雅秀丽释放出感性之美。

1900 年庚子事变爆发，八国联军入侵京都。慈禧太后仓皇西行避乱，一路上山高水低，加上内心抑郁焦虑，大受颠沛之苦，妇科顽疾复发。待行到山西太谷时，终于打熬不住，疼痛难忍。幸亏服下县令进奉的两粒当地名产定坤丹，方才消除病痛，得以西行成功。这位历史上的传奇女性，因感念定坤丹功力不凡，御笔亲题“平安富贵”赐下，使定坤丹流芳百年。

目前，定坤丹是国家级非物质文化遗产、国家级保密处方和工艺技术、联合国第四次世界妇女大会推荐为唯一指定妇科治疗保健中药。

（4）药材好，疗效才好

只有采用好的药材，才能制造处好的药物与药膳，好的药物与药膳才能取得好的疗效，在众多的阿胶中，东阿阿胶是道地药材。

（5）辨证食用阿胶

中医的精髓就是整体观念辨证论治，任何中药都要在中医辨证论治的前提下合理应用，因此，阿胶应在医师的指导下，辨证科学食用，切忌滥用。

四、声音更美好歌声更嘹亮
——从远离喉喑开始

（一）喉喑是怎么回事

喉喑是指以声音嘶哑为主要特征的喉部疾病。西医学中喉的急慢性炎症性疾病、喉肌无力、声带麻痹等可参考本病进行辨证施治。

历代医家对喉喑的认识不一，所沿用的病名很多，起病急骤者，有“暴喑”、“卒喑”之称；反复发作或迁延不愈，或久病体虚而致者，又有“久喑”、“久无音”、“久嗽声哑”、“久病失音”之称。此外尚有喑、喑哑、声嘶、声喝、暴言难、卒失音、声哑喉、虚哑喉、金伤声碎、哑劳等不同的名称。

早在先秦甲骨卜辞中，已有“音有疾”、“疾言”的记载。《内经》中始用“喑”作病名，并有“暴喑”、“卒喑”等病名记载。明代《医学纲目·卷之二十七》提出“喉喑”这一病名，并将喉喑与舌喑分开：“喑者，邪人阴部也……然有二症：一曰舌喑……一曰喉喑，乃痨嗽失音之类是也……喉喑但喉中声嘶，而舌本则能转运言语也。”《景岳全书，卷二十八》对“声喑”的病因病机、证候特点及辨证论治有了较全面的论述，确立了“金实不鸣”、“金破不鸣”的理论基础，对后世研究本病产生了深远的影响。

（二）喉喑的原因是什么

喉喑有虚实之分，实证者多由风寒、风热、痰热犯肺，肺气不宣，邪滞喉窍，声门开合不利而致，即所谓“金实不鸣”、“窍闭而喑”。虚证者多因脏腑虚损，喉窍失养，声户开合不利而致，即所谓“金破不鸣”。中医认为风寒袭肺、风热犯肺、肺热壅盛、肺肾阴虚、肺脾气虚、血瘀痰凝是其主要原因。

（三）喉喑的诊断要点是什么

多有受凉感冒或过度用声史，或声音嘶哑反复发作史。

以声音嘶哑为主要症状，轻者，仅声音发毛、变粗或声音不扬；程度较重者，可有明显的声嘶，甚至完全失音。可伴有咽喉不适。

喉黏膜及声带鲜红肿胀；或声带淡红、肥厚，边缘有小结或息肉，声门闭合不全；或喉黏膜及声带干燥、变薄；或声带活动受限、固定；或声带松弛无力。

（四）中医对喉喑的治疗方法

1. 中医对喉喑的辨证论治

本病初期多为实证，临床辨证多属风寒、风热或肺热壅盛，肺气不宣；病久则多为虚证或虚实夹杂证，临床辨证多属肺肾阴虚、肺脾气虚或血瘀痰凝，喉窍失养。治疗方面，在辨证用药的基础上应注意配合利喉开音法的运用。

（1）风寒袭肺证

主要表现：猝然声音不扬，甚则嘶哑，喉微痛微痒，咳嗽声重，发热，恶寒，头身痛，无汗，鼻塞，流清涕，口不渴，舌苔薄白，脉浮紧。检查见喉黏膜微红肿，声门闭合不全。

治法：疏风散寒，宣肺开音。

方药：三拗汤加减。

麻黄　杏仁　甘草　半夏　僵蚕　生姜　石菖蒲

（2）风热犯肺证

主要表现：声音不扬甚则嘶哑，喉痛不适，于痒而咳，发热，微恶寒，头痛，舌边微红，苔薄黄，脉浮数。检查见喉黏膜及声带红肿，声门闭合不全。

治法：疏风清热，利喉开音。

方药：疏风清热汤加减。

荆芥　防风　牛蒡子　甘草　金银花　连翘　桑白皮　赤芍　桔梗　黄芩　天花粉　玄参　浙贝母　蝉蜕　木蝴蝶　胖大海

（3）肺热壅盛证

主要表现：声音嘶哑甚则失音，咽喉痛甚，咳嗽痰黄，口渴，大便秘结，舌质红，苔黄厚，脉滑数。检查见喉黏膜及室带、声带深红肿胀，声带上有黄白色分泌物附着，闭合不全。

治法：清热泻肺，利喉开音。

方药：泻白散加减。

桑白皮　地骨皮　甘草　黄芩　杏仁　瓜蒌仁　贝母　天竺黄　竹茹　蝉蜕　木蝴蝶　大黄

（4）肺肾阴虚证

主要表现：声音嘶哑日久，咽喉干涩微痛，喉痒干咳，痰少而黏，时时清嗓，症状以下午明显。可兼有颧红唇赤、头晕耳鸣、虚烦少寐、腰膝酸软、手足心热等症，舌红少津，脉细数。检查见喉黏膜及室带、声带微红肿，声带边缘肥厚，或喉黏膜及声带干燥、变薄，声门闭合不全。

治法：滋阴降火，润喉开音。

方药：百合固金汤加减。

百合　生地黄　熟地黄　麦冬　玄参　当归　白芍　桔梗　甘草　贝母　木蝴蝶　蝉蜕　黄柏　知母

（5）肺脾气虚证

主要表现：声嘶日久，语音低沉，高音费力，不能持久，劳则加重，上午症状明显。可兼有少气懒言、倦怠乏力、纳呆便溏、面色萎黄等症，舌体胖有齿痕，苔白，脉细弱。检查见喉黏膜色淡不红，声带肿胀或不肿胀，松弛无力，声门闭合不全。

治法：补益肺脾，益气开音。

方药：补中益气汤加减。

黄芪　白术　陈皮　升麻　柴胡　党参　甘草　当归　石菖蒲　半夏　茯苓　扁豆

（6）血瘀痰凝证

主要表现：声嘶日久，讲活费力，喉内异物感或有痰黏着感，常需清嗓，胸闷不舒。舌红或有瘀点，苔薄白或薄黄，脉细涩。检查见喉黏膜及室带、声带杓间暗红肥厚，或边缘有小结及息肉状组织突起，常有黏液附其上。

治法：行气活血，化痰开音。

方药：会厌逐瘀汤加减。

当归　赤芍　红花　桃仁　生地　枳壳　桔梗　甘草　玄参　贝母　瓜蒌仁　海浮石

2. 中医药膳疗法

（1）风寒袭肺证

五神汤(《惠直堂经验方》)

配方：荆芥、苏叶各10克，茶叶6克，生姜10克，红糖30克。

制法用法：红糖加水适量，烧沸，使红糖溶解。荆芥、苏叶、茶叶、生姜用另锅加水文火煎沸，倒入红糖溶解搅匀即成。趁热饮。

（2）风热犯肺证

桑菊白糖饮

配方：桑叶15g，野菊花15g，杏仁12g，金银花15g，牛蒡子10g，甘草6g，白糖15g。

制作：将前六味水煎两次，取两次煎液合并，加白糖调匀即成。

用法：每日1～2剂，当饮料频频饮用。

鱼腥枇杷饮

配方：鱼腥草60g，白萝卜汁100g，炙枇杷叶20g，白糖20g。

制作：取白萝卜绞取汁，无萝卜用广柑汁80g代；枇杷叶去毛洗净，用蜂蜜水炙炒，与鱼腥草一起水煎2次，取煎液300ml，加入萝卜汁、白糖，混匀即成。

用法：每日1~2剂，当饮料频频饮用。

（3）肺热壅盛证

芦根茶(《民间验方》)

配方：芦根30g，鲜萝卜30g，葱白12g，青橄榄6枚。

制法用法：上药切碎，纳入热水瓶中，冲人沸水适量，闷盖约15分钟。频频饮用，于一日内饮尽。

橄榄芦根茶(《饮食疗法》)

配方：干芦根30g，橄榄6个。

制法用法：以上两味切碎，纳入热水瓶中，冲人沸水适量，频频饮用。

（4）肺肾阴虚证

山萸肉粥

配方：山茱萸肉20g，怀山药30g，粳米50g。

制作：将山萸肉煎取浓汁；山药打成粉，与粳米煮粥，待粥将熟时加山萸药汁，煮粥熟即成。

用法：早、晚代餐食用。

百冬灌藕

配方：生百合60g，山药100g，天冬60g，牛乳100g，蜂蜜200g，白茯苓60g，鲜藕5大挺。

制作：将百合、山药、天冬研烂，加蜜再研磨极细，人茯苓末，调入牛奶，令稀稠适中，灌人藕孔中令孔皆满，于甑中蒸熟即成。

用法：佐餐当菜吃，或当点心加餐食用，连吃半年以上。

猪喉地黄饴

配方：猪喉1具，生地600g，稀饴糖300g。

制作：将猪喉切细，生地绞取汁，以生地汁煮猪喉，加姜、葱、盐少许，熟后去渣，取汤汁，下饧（稀饴糖）搅匀，瓷器盛备用。

用法：每次吃20ml，每日2~3次，连吃半年以上。

（5）肺脾气虚证

八仙白云糕

配方：薏苡仁、山药、莲子、茯苓、芡实各120g，陈皮60g，白术60g，砂仁30g，白米粉200g，糯米粉150g。

制作：将上药、食共为细末，与两米粉拌和，再加白砂糖100g拌匀后上笼蒸熟，用模具压成糕即成。

用法：代早点食用或作加餐之点心吃，连吃半年以上。

富贵饼

配方：白术500g，菖蒲500g，山药2000g，麦面粉、白糖适量。

制作：白术、菖蒲用米泔水浸，刮去黑皮，切成片，同煮，去苦水，晒干，与山药共为细末，和麦面粉、白糖适量，做成饼蒸熟后烘干即成。

用法：早餐或加餐当早点或点心食用，每次吃50~100g，连吃半年以上。

（6）血瘀痰凝证

红陈茶

配方：红花10克，青皮6克，陈皮10克。

制作：青皮切丝，与红花同人沙锅，浸泡30分钟后，煎煮30分钟，去渣取汁。

用法：代茶饮，频频饮用，或早晚2次分服。

3. 中成药疗法

冬凌草片：口服。一次2~5片，一日3次。清热解毒，消肿散结，利咽止痛。用于热毒壅盛所致咽喉肿痛，声音嘶哑；扁桃体炎、咽炎、口腔炎见上述证候者及癌症的辅助治疗。

黄氏响声丸：口服。炭衣丸：一次8丸（每丸重0.1克）或6丸（每丸重0.133克），糖衣丸：一次20丸，一日3次，饭后服用。

金嗓开音胶囊：口服。一次3粒，一日2次。疏风清热，利咽开音。用于风热邪毒所致的咽喉肿痛、声音嘶哑；急性咽炎、急性喉炎见上述证候者。

金嗓利咽胶囊：口服。一次2～4粒，一日2次。燥湿化痰，疏肝理气。用于咽部不适，咽部异物感，声带肥厚等属于痰湿内阻，肝郁气滞型者。

金嗓清音胶囊：口服。一次3粒，一日2次。养阴清肺，化痰利咽。用于肺热阴虚所致的慢喉喑，慢喉痹，症见声音嘶哑，咽喉肿痛，干燥；慢性咽炎，慢性喉炎见上述证候者。

金嗓散结胶囊：口服。一次2～4粒，一日2次。清热解毒，活血化瘀，利湿化痰。用于热毒蕴结，气滞血瘀所致的声音嘶哑、声带充血、肿胀；慢性喉炎、声带小结、声带息肉见上述证候者。

4. 中医外治法

（1）含服：选用具有清利咽喉的中药制剂含服，有助于消肿止痛开音。

保喉片：含服。每隔1小时含服2～3片。滋阴降火，润燥生津。用于阴虚喉痹，喉干疼痛，声音嘶哑，乳蛾等。

含化上清片：含服。一次1片，随时含化。利肺生津，清喉散火。用于咽喉失润，咳嗽不爽，声音嘶哑，口燥舌干以及急慢性咽炎，扁桃腺炎等症。

景天虫草含片：含化。一次一片，一日3～5次。补肺益肾，养阴润喉。用于气阴不足所致的咽干，灼热，咽痛，声音嘶哑；慢性咽炎见上述证候者。

西瓜霜润喉片：含服。每小时含化小片2～4片，大片1～2片。清音利咽，消肿止痛。用于防治咽喉肿痛，声音嘶哑，喉痹，喉痈，喉蛾，口糜，口舌生疮，牙痈；急、慢性咽喉炎，急性扁桃体炎，口腔溃疡，口腔炎，牙龈肿痛。

（2）蒸汽或超声雾化吸入

依据不同证型选用不同的中药水煎，取过滤药液20ml做蒸汽吸入或超声雾化吸入，每次15分钟，每日2次。如风寒袭肺者，可用紫苏叶、香薷、蝉蜕等；风热犯肺或痰热壅肺者，可用柴胡、葛根、黄芩、生甘草、桔梗、薄荷等；肺肾阴虚者，可用乌梅、绿茶、甘草、薄荷等。

（3）离子导入疗法

用红花、橘络、乌梅、绿茶、甘草、薄荷，水煎取汁，做喉局部直流电离子导人治疗，每次20分钟，每日1次，有利喉消肿开音的作用，适用于各证型喉喑。

5. 针灸疗法

（1）体针：可采用局部与远端取穴相结合的方法。局部取穴：人迎、水突、廉泉、天鼎、扶突，每次取2～3穴。远端取穴：病初起者，可取合谷、少商、商阳、尺泽，每次取1～2穴，用泻法；病久者，若肺脾气虚可取足三里，若肺肾阴虚可取三阴交，用平补平泻法或补法每日1次，留针20分钟。

（2）刺血法：用三棱针刺两手少商、商阳、三商（奇穴，别名大指甲根）等穴，每穴放血1～2滴，每日1次，有泻热开窍、利喉开音的作用，适用于喉喑实热证。

（五）喉喑的预防

1. 适量运动，增强体质。
2. 科学防治感冒及鼻腔、鼻窦、鼻咽、口腔疾病。
3. 适度用嗓。注意声带休息，避免用声过度。
4. 尽量避免粉尘与有害化学气体的刺激。
5. 戒烟限酒，少食辛辣炙焯之品与冷饮。

（六）可导致喉喑的现代疾病有哪些

1. 急性喉炎

急性喉炎是喉黏膜的急性卡他性炎症，多发于受凉感冒后，系病毒侵入与原存在于上呼吸道的细菌，如肺炎双球菌、乙型流行性感冒杆菌、溶链球菌和葡萄球菌等继发感染所造成。此外，用声过度、烟酒过度、吸人有害粉尘和化学气体。亦可导致本病。初期为喉部黏膜弥漫性充血，有多形核白细胞及淋巴细胞浸润，组织内液积聚形成水肿；晚期可形成脓性分泌物或结成伪膜；若未及时治疗，可有圆形细胞膜逐渐形成纤维变性，变成慢性永久性病变。由于小儿喉腔狭小，发炎后易肿胀发生喉痒可出现呼吸困难。声休及使用抗生素控制感染为本病的治疗原则。

2. 慢性喉炎

慢性喉炎是指喉部黏膜的慢性非特异性炎症。因病变程度的不同，可分为慢性单纯性喉炎、慢性肥厚性喉炎和慢性萎缩性喉炎。一般认为，其病因主要是急性喉炎反复发作或迁延不愈所至；此外，用声过度、发声不当、烟酒过度、吸人有害粉尘和化学气体，以及鼻、鼻窦和咽部的感染均是长期刺激喉部的因素，使喉部产生慢性炎症。表现为喉部黏膜血管呈慢性扩张，白细胞浸润，黏膜下出现间质性水肿及炎性渗出物，黏液腺分泌增多。日久病变黏膜成纤维细胞侵入，致黏膜增厚、黏液腺分泌变为稠厚。长期病变以致血循环障碍，腺体分泌减少，病变向深层发展，引起喉内肌萎缩。查出病因而予以对因治疗，是治疗慢性喉炎的关键。去除刺激因素，进行发声训练，喉部局部施用蒸汽或挥发性药物雾化吸人为本病的治疗方法。

3. 声带小结

声带小结又称歌唱者小结，由炎性病变形成。主要是因长期用声不当或用声过度，致使声带膜性中点频繁撞击、摩擦，产生上皮机械性创伤反应，形成突起、黏膜上皮局限性增生、纤维化改变。早期小结柔软带红色，中期小结较坚实，晚期小结苍白色。声休、发声训练、改变错误的发声习惯，是早期小结的最佳治疗方法，此时小结有可能消失，中、晚期小结以手术治疗为主。

4. 声带息肉

声带息肉亦称喉息肉，主要是因长期用声不当或过度用声导致。表现为声带血管扩张，血管通透性增加，声带膜部的潜在间隙（Reinke 间隙）中组织液积聚，出现局部水肿致息肉形成，并进一步变性、纤维化。分局限性和广基性两类，局限性声带息肉多发生在一侧声带的前、中1/3处，基底小而有蒂；广基性声带息肉常发生于一侧声带，基底宽广。治疗原则基本与声带小结相同。

5. 喉肌无力

喉肌无力又称喉肌弱症。一般认为，其病因主要是发声过度或发声不当，喉外肌收缩过度，属喉内肌的甲杓肌受抑制，张力降低，功能低下而发生声肌疲劳，声门闭合不全。采取物理与药物疗法，促进血液循环，促进神经功能恢复，增强喉肌能量代谢，增强肌力，使劳损的喉肌得以修复，是本病的治疗原则。

五、管好你的月经

（一）了解月经

1. 初潮时月经会很不听话

有人把月经戏称为：子宫对每个月所期望的，但又未达成受孕而流下的失望的血泪。正常的月经应该是每个月光临一次。

大多数女孩子月经来潮多发生在乳房与阴毛发育的第三阶段，即当乳房明显增大、高出胸部、或阴毛呈成年人型时，也就是 12 岁 ~13 岁时初潮来临。当然也有少数提前或赶后，但发生在第一、二阶段的却非常之少。因此，母亲不必无端地忧虑，女孩子也无须感到惶恐月经来潮。

临床上经常有妈妈领着初潮不久的女孩子来看病的，多数是因为月经不规则，诸如“上个月 12 号来的月经，这个月都 18 号了，还没有来……”妈妈的心情固然可以理解，女儿的焦虑也不无道理，但初潮之后的女孩子的确存在发育尚不完善的问题。由于刚进入青春期，女孩子的卵巢功能尚不健全，各内分泌之间不够协调，因此，初潮以后月经在一段时间内很不听话，没有规律，给家长与孩子增添许多烦恼。

值得提出的是一般情况下，从初潮到规则的行经大约需要 2 年 ~3 年的时间，在这期间月经或多或少，或间隔两三个月，都是正常的生理现象，都不能算作病。

初潮月经或开头不规则的月经也许会引发身体的某些不适表现，但通常并不引起痛经，一般要在 1 年 ~2 年后才可能出现明显的痛经表现。不过，紧张与害怕是造成经期不适的重要原因。

2. 何时初潮

月经第一次来潮称为月经初潮，初潮的正常出现是健康的重要标志之一。月经的来潮表明卵巢已经趋于发育成熟，产生和分泌了相当数量的雌激素与孕激素，与其他内分泌腺（如垂体、甲状腺、肾上腺等）建立了正常的调节联系。如果子宫正常发育，对雌激素、孕激素的作用发生反应，子宫内膜就会发生周期性变化，就会表现出周期性出血，即月经。

虽初潮的年龄受很多因素的影响，但主要与社会经济、营养状况、健康水平等有关。随着社会的进步与经济文化的发展，女性的初潮年龄在逐渐提前。一般而言，营养状况好、健康情况佳者，初潮来得早；反之，初潮推迟。城市少女比农村姑娘初潮大约早 1 年左右。以往，多认为气候、种族对月经来潮有关，但我国各区域所差无几。初潮年龄多在 13 ~ 15 岁之间，可以早在 11 ~ 12 岁，迟则 15 ~ 16 岁。16 岁以后月经尚未来潮者应查明原因。

健康与营养状况是包括月经在内的机体发育的支柱。因此，在青少年时期，一方面要加强体育锻炼，另一方面要保证合理的营养供应，这才会使身体得到正常发育。适当的体育活动不仅不会阻碍月经如期来潮，而且还会有利于卵巢机能的发育。但过度的体力劳动、运动，不适宜的活动方式，可能干扰内分泌功能，造成某种机能障碍，如月经迟发、月经不调等，这是值得注意的。人为地干预月经来潮，更是不可取的。

3. 女性为什么会有月经

“月经”是子宫内膜周期性剥脱的结果。子宫内膜的周期性变化，受卵巢分泌激素的影响，而卵巢则又受下丘脑、垂体分泌激素的控制。女性规律性的行经，标志了她体内“神经 - 体液调节系统”功能正常，具体地说是“下丘脑 - 垂体 - 卵巢轴”（女性性轴）功能完整，同时还标志着子宫内膜发育良好，是发育成熟的象征。

具体的讲月经的产生可以分 3 个过程，子宫内膜受卵巢激素作用后，分别要经历：增殖期（卵巢内卵泡成熟，分泌雌激素，促使子宫内膜迅速增殖、变厚，腺体增多，由直变曲，间质致密）、分泌期（排卵后黄体形成，黄体分泌雌激素与孕激素，使子宫内膜进一步增厚，并有高度的分泌活动，腺体增大弯曲、分泌大量黏液，间质水肿、疏松）及月经期（卵子未受精而萎缩、退化，血中雌、孕激素水平迅即下降，子宫内膜间质水肿消退，而皱襞致密，小动脉因而受压弯曲，甚至痉挛，子宫内膜表面缺血坏死，月经来潮前数小时，血管突然扩张，以致破裂，在内膜层中形成分散小血肿，使子宫内膜成片剥脱，随血液一起流出，这就形成了月经）。

其实排出的经血中含有血液、脱落的内膜小片、宫颈黏液等成分，当整个子宫内膜功能层剥脱后，基底层就进行修复，这就是人们肉眼所见的“出血周期”。与此同时卵巢内新的卵泡，逐步发育、成熟进入下一个月经周期，如此周而复始地循环，一直到绝经才终止。

4. 怎样的月经是正常的

可用以下指标衡量一下你的月经是否正常。

①月经的周期性：每个女性的月经周期均不尽相同，或同一个人在不同的年龄也会逐渐发生变化，但只要有规律，能“按时来按时走”，一般属于正常规律月经。如经常变化，则称为月经不规律。

②月经出血量：一次月经的总失血量为经量，正常经量为 20 ~ 60 毫升，超过 80 毫升为月经过多，少于 20 毫升为月经过少。这就需要我们平时留意卫生巾的使用量，一般每天换 3 ~ 5 次卫生巾或纸，就算是正常。如果经血量过多，换一次卫生巾或纸很快就又湿透，甚至经血顺腿往下淌，每片卫生巾都是湿透的，就属于经量过多了。相反，每次月经用纸很少，则属经量过少。

③月经出血持续时间：女性在月经期出血的时间一般为 2 ~ 7 天，月经周期超过 8 天为经期过长，经期短于 2 天称为经期过短，前者有可能导致贫血或感染。

④月经的频率：每个女人来月经的间隔时间都不尽相同，出血的第

一日为月经周期的开始，两次月经第一日的间隔时间为一个月经周期。一般为28～30天，但前后相差1周均属正常。临床上一般将35天以上才来一次月经，称为月经稀发；而将短于21天来一次月经的称为月经频发。

⑤血块：在正常情况下，月经是鲜红色或暗红色的，血中含有前列腺素与大量纤溶酶，由于纤溶酶对纤维蛋白的溶解作用，使月经血不凝固，没有血块。月经期排出血块可能由于经血排出受阻，且血块通常在早晨刚起床或者久坐之后出现。一旦发生有血块的月经，常伴有痛经。中医认为月经有血块的女性多与血瘀有关，常常有气滞血瘀、寒凝血瘀、气虚血瘀等，有的患者出现颜面色素沉着，直接影响容颜美观，且舌质紫点较多，或紫暗。

（二）调整月经紊乱的窍门

1. 常见的月经紊乱有哪些

月经紊乱的表现多种多样，主要包括以下几种情况：

①月经稀发：月经周期超过35天。

②月经频发：月经周期短于21天，一般多因为卵巢的黄体功能不好，中医认为多于肾阴不足有关。

③月经过多：月经量过多，经量超过80毫升或经期延长。

④月经过少：月经量减少，周期有规律。

⑤月经周期不规则：月经周期时长时短，没有规律。

⑥月经之间出血：在两次正常量月经之间的少量出血。

⑦痛经：在月经来潮前几天，或月经期，或月经已干净后出现下腹部或腰骶部疼痛，疼痛的轻重程度不一，严重者可因剧痛而昏厥。

⑧闭经：年龄超过16周岁而尚未月经来潮，或已行经而又月经中断超过6个月以上者。

⑨经前期紧张综合征：在经前出现的一系列不适症状。

2. 月经紊乱的原因是什么

月经紊乱是泛指各种原因导致的月经改变，包括初潮年龄的提前、延后，月经的周期、持续时间、月经频率与经量的变化，是妇科内分泌疾病最常见的症状之一。偶尔一两次短期的月经紊乱一般不足为怪，但若长期（持续时间超过3个月）的月经紊乱，“该来不来、该走不走（干净）”，则要引起重视，应及时就医，寻找病因。其常见的原因有以下几种情况：

（1）神经内分泌功能失调导致：主要是下丘脑－垂体－卵巢轴的功能不稳定或缺陷，在青春期少女与围绝经期女性中比较高发。青春期少女月经紊乱，往往是由下丘脑、垂体、卵巢功能发育不成熟引起的；而围绝经期女性月经周期异常的原因则是卵巢功能减退，其他内分泌功能失调，如甲状腺功能异常、肾上腺皮质功能异常、糖尿病、席汉氏病等，以及使用内分泌药物也可能发生月经紊乱。

（2）器质性病变或药物等导致：包括生殖器官局部的炎症、肿瘤与发育异常、营养不良；颅内疾病；肝脏疾患；血液系统疾病等；使用治疗精神病的药物；此外，值得警惕的是某些妊娠期异常出血也往往被误认为是月经紊乱。

（3）不良的生活习惯：一些女性发生月经紊乱后，只是从妇科疾病去考虑，而忽视了生活因素。殊不知，许多你往往没意识到的不良习惯，都可能是引起月经紊乱的罪魁祸首。

压力：生育年龄的女性，若长期处于压力下，会抑制下丘脑－垂体的功能，使卵巢不排卵，月经会开始紊乱。

女性经期受寒：经期受寒会使盆腔内的血管收缩，造成卵巢功能紊乱，可导致月经量过少，甚至闭经。

贪凉：特别是在经期与经前期过食生冷（凉水、雪糕、冰激凌等）、接触寒冷刺激，会使盆腔内的血管收缩，可能会导致月经量少，颜色发黑，甚至闭经。

电磁波：各种家用电器与电子设备在使用过程中均会产生电磁波，

长期作用于人体可能对女性的内分泌与生殖机能产生影响，引起内分泌紊乱，导致月经失调。

滥用药物：滥用或经常大量使用抗生素，降低人自身的抵抗力，导致机体功能障碍，造成月经失调、不排卵、闭经。

吸烟：烟草中的尼古丁能降低性激素的分泌量，干扰月经的生理过程，引起月经紊乱。

不科学的减肥方式：只吃黄瓜与西红柿，不吃主食等的错误减肥方式，会导致月经紊乱等疾病。

3. 月经紊乱的危害

月经紊乱会对女性健康造成多种危害，常见的危害如下：

（1）贫血：由于长期月经过多或不规则出血，引起失血性贫血，出现头晕、乏力、心慌、气急等现象，严重者，还有可能危及生命。

（2）原有病情加重：许多女性月经紊乱是由于某些妇科疾病导致，其中最常见的是子宫肌瘤，若不及时正规治疗就会导致病情加重。

（3）不孕：月经紊乱的患者，不少存在黄体功能不全或不排卵等问题，因此，对要求生育的女性出现月经紊乱应予以足够的重视。

（4）多毛、痤疮、肥胖：多囊卵巢综合征是青春期月经紊乱的主要原因之一。多囊卵巢综合征患者通常体内雄激素水平会升高，除了会出现月经量过少或过多、周期紊乱等异常现象外，还常常伴有多毛、痤疮、肥胖等问题。

（5）月经紊乱可能会导致皮肤明显出现色斑、松弛、晦暗无光、毛孔粗大、粗糙等不正常现象。特别提醒的是一些女性以为用化妆品就可以解决上述问题，实际上是机体内部的一些病变在外部的反应，若不及时早期正规诊治，不但影响美容，而且还会影响身心健康。

总之，月经紊乱可以造成许多不良后果，一旦出现不适现象，应及时去医院进行检查，找出导致的原因进行正规治疗，以免耽误病情造成更大的危害。

4. 月经紊乱如何诊断

月经紊乱是女性常见的一种不正常表现，长期的月经紊乱对女性身心会造成一定的影响。一旦出现月经紊乱后，建议尽早去正规的医院做检查，查明原因，尽早正规治疗，切记不要擅自用药治疗，以免加重病情等情况的发生。

（1）询问病史

详细询问病史，尽力查找疾病的原因，患者要力求准确全面地提供病史资料。

（2）体格检查

系统全面体格检查，以了解有无严重的全身性疾病。

盆腔检查，以初步了解生殖器官有无畸形、肿瘤或炎症等疾病。

（3）辅助检查：

①B超检查：可以直接观察子宫、卵巢与盆腔情况，尤其是经阴道超声检查准确率更高。

②细胞学检查：子宫颈细胞学检查可排除子宫颈的恶性病变。

③活组织检查：子宫内膜刮宫并送病理检查，尤其适用于月经量过多或经期延长的中老年患者，可用来止血，也可以确定病变的性质，多用于对肿瘤的诊断与排除。

④内分泌测定：目前可以测定垂体促性腺激素、泌乳素、卵巢、甲状腺与肾上腺皮质分泌的激素等。

⑤X线检查、子宫碘油造影：可了解子宫腔情况，有无畸形或有无黏膜下肌瘤或息肉，蝶鞍正侧位断层可了解有无垂体肿瘤等。

⑥宫腔镜检查：是鉴别子宫出血原因不可缺少的手段之一。

5. 如何预防月经紊乱

（1）尽力缓解精神压力：可从事一些适量的全身有氧代谢运动，如游泳、慢跑、散步、打太极拳、跳交谊舞等。

（2）注意经期保健：月经期间应减少或避免不必要的妇科检查；不

宜拔牙，拔牙时出血量增多，出血时间延长；保持外阴清洁；保持愉悦、乐观的心情；用沐浴液清洁阴部是不正确的，反而容易引发阴部感染，引起瘙痒等，用清水冲洗外阴即可。

（3）尽量减少辐射：日常操作电脑时，要做好防护，最好不要坐在电脑的背面；最好不要长时间使用手机；少用微波炉；冰箱不宜放在卧室里。讲究电器的科学使用，尽量避免多种电器同时开启使用，持续使用时间不可过长，次数不宜过频；适量多吃一些胡萝卜、豆芽、西红柿、瘦肉、动物肝脏等富含维生素 A、维生素 C 与蛋白质的食物。经常适量喝些绿茶，均能有效预防与减轻电磁污染对人体的危害。

（4）尽量防治便秘：可试用一些药方，如将麻油、蜂蜜各一匙，搅拌后服用，可滋润肠胃、促进肠胃蠕动；每日早起空腹喝一碗或两碗热菜汤；杜仲茶是便秘者的上好饮品，可解除便秘、减少脂肪；每天早晚或饭后喝柠檬汁，能增进肠胃消化、减肥并有软便功效；核桃、酸奶、青梅干都是润肠通便的零食；适量多吃香蕉也能起到促进排便的作用。

（5）改变不健康的生活方式：如戒烟、适量补充维生素 C。维生素 C 能够减轻吸烟对身体的危害，适量多吃橘子、橙子、猕猴桃等水果。

（三）功血不可怕

1. 功血是怎么回事

功能失调性子宫出血简称功血，是指由调节生殖的神经内分泌机制失常引起的异常子宫出血，而全身及内外生殖器官无器质性病变存在。功血可分无排卵性功血与排卵性功血两类。其中无排卵性功血约占功血的 85%，多见于青春期与围绝经期女性。排卵性功能失调性子宫出血，多发生于生育年龄女性。本病属中医“崩漏”范畴。

2. 功血的原因

导致无排卵功血的的原因来自机体的内、外因素，如精神过度紧张、恐惧、剧烈运动、生活环境与气候条件的改变、营养不良及全身性疾病等，主要发生在青春期与绝经过渡期，但二者发病机制不完全相同。在青春期，由于下丘脑与垂体的调节功能尚未成熟，与卵巢间尚未建立稳定的周期性调节和正负反馈机制。绝经过渡期由于卵巢功能减退等导致。

中医认为血热、肾虚、脾虚、血瘀是其主要原因。

3. 功血的表现

无排卵性功血患者可有多种不同的临床表现，最常见的表现是子宫不规则出血，其特点是月经周期紊乱，经期长短不一，经量时多时少，甚至大量出血。出血期间一般无腹痛及其他不适，出血量多或时间长者可继发贫血，短时间大量出血可造成休克。

妇科检查与全身检查，排除生殖器及全身性器质性病变。可有贫血貌。

4. 功血怎样诊断

（1）详细询问病史

首先应注意患者的年龄、月经史、婚育史与避孕措施，全身有无慢性病史如肝病、血液病以及甲状腺、肾上腺或垂体疾病等，有无精神紧张、情绪打击等影响正常月经的因素，了解病程经过，如发病时间、目前流血情况、流血前有无停经史及以往治疗经过。

（2）体格检查

包括全身检查、妇科检查等，以排除全身性疾病与生殖道器质性病变。

（3）辅助检查

①诊断性刮宫：为排除子宫内膜恶性病变与达到快速止血目的，酌情进行全面刮宫，搔刮整个宫腔。刮出物要送病理检查。若为了确定排卵或黄体功能，应在月经来潮前 1～2 天或月经来潮 6 小时内刮宫；不规则流血者可随时进行刮宫。

②宫腔镜检查：在宫腔镜直视下选择病变区进行活检，可以提高早期宫腔病变如子宫内膜息肉、子宫黏膜下肌瘤、子宫内膜癌等疾病的诊断率。

③基础体温测定：是测定排卵与否的简易可行方法，基础体温（BBT）呈单项型，提示无排卵。

④宫颈黏液结晶检查：月经中期出现柏树叶状结晶，或经前出现小的椭圆小体提示有排卵或有孕激素的作用。

⑤宫颈细胞学检查：用以排除宫颈癌。

⑥激素测定：了解有无排卵等情况。血清孕酮为卵泡期水平提示无排卵；雌二醇可反映体内雌激素水平；催乳素及甲状腺激素有助于排除其他内分泌疾病；高雄激素应考虑多囊卵巢综合征。

⑦妊娠试验：有性生活史者应排除妊娠及与妊娠相关疾病。

5. 中医对功血的辨证论治

在医生的指导下应用下列药物：

（1）血热证

①虚热证

主要表现：经血非时突然而下，量多势急，或量少淋漓不净，血色鲜红而质稠，心烦潮热，或小便量少，或大便干结，舌质红，苔薄黄，脉细数。

治法：滋阴清热，止血调经。

方药：济阴理血汤（庞保珍编著《不孕不育中医治疗学》）

熟地　生地　白芍　山药　龟板胶　麦冬　沙参　五味子　黄芩　地骨皮　甘草

②实热证

主要表现：经血非时大下或忽然暴下，或淋沥日久不净，忽又增多，色深红或深紫，质稠，夹少量血块，口干喜饮，便秘尿赤，舌红，苔黄，脉洪数。

治法：清热凉血，止血调经。

方药：清热理经汤（庞保珍编著《不孕不育中医治疗学》）

黄芩　栀子　丹皮　黄柏　生地　阿胶　龟板　生藕节　地榆

（2）肾虚证

①肾阳虚证

主要表现：经乱无期，出血量或多或少，或停经数月又暴下不止，色淡质清，畏寒肢冷，面色晦暗，腰腿酸软，小便清长，夜尿多，舌质淡，苔薄白，脉沉细而无力，尺脉尤甚。

治法：温肾固冲，止血调经。

方药：鹿胶固冲汤（庞保珍编著《不孕不育中医治疗学》）

鹿角胶　熟地　山药　山萸肉　枸杞子　肉苁蓉　巴戟天　杜仲　仙茅　人参

②肾阴虚证

主要表现：经乱无期，出血量少，或淋漓不净，血色鲜红，质稍稠，头晕耳鸣，腰膝酸软，五心烦热，夜寐不宁，舌红或有裂纹，苔少或无苔，脉细数，尺脉尤甚。

治法：滋补肝肾，止血调经。

方药：熟地断流汤（庞保珍编著《不孕不育中医治疗学》）

熟地　山药　山萸肉　枸杞子　菟丝子　鹿角胶　龟板胶　女贞子　旱莲草　马齿苋

（3）脾虚证

主要表现：经血非时暴下，继而淋漓不止，色淡，质稀，神倦懒言，面色萎黄，心悸头晕，纳呆便溏，舌淡，苔白，脉缓而无力。

治法：补气摄血，固冲调经。

方药：济脾止崩汤（庞保珍编著《不孕不育中医治疗学》）

人参　黄芪　白术　熟地　炮姜　当归　炙甘草　升麻　马齿苋

（4）血瘀证

主要表现：经血非时而下，淋漓不断，或时下时止，或停闭日久而又突然暴下，色暗质稠，夹有血块，小腹疼痛拒按，块下痛减，舌紫暗或有瘀点瘀斑，脉涩。

治法：活血化瘀，止血调经。

方药：三七定血汤（庞保珍编著《不孕不育中医治疗学》）

三七　马齿苋　熟地　白芍　当归　川芎　蒲黄　五灵脂

6. 功血选用哪些药膳

马齿苋15克（鲜马齿苋30克），红糖适量。先将马齿苋洗净，放砂锅中加水，煎30分钟，取汁，去渣，溶入红糖，分次频温饮。

7. 功血怎样选择中成药

虚热证：清热固经丸：口服。一次6克，一日2次。

实热证：宫血宁胶囊：口服。一次2粒，一日3次。

肾阳虚证：全鹿丸：口服。一次1丸，一日2次。或定坤丹：口服。一次半丸至1丸，一日2次（每丸重10.8克）。

肾阴虚证：二至丸：口服。一次9克，一日2次。

脾虚证：归脾合剂：口服。一次10~20毫升，一日3次。

血瘀证：云南白药胶囊：口服。一次1~2粒，一日4次。

8. 功血的预防

（1）加强卫生宣传教育，增强人民的健康知识。

（2）排除恶性病变。对绝经后出血、围绝经期月经紊乱应注意排除癌症的可能。绝经是一逐渐变化的生理过程，月经开始出现不规律、提前或错后，月经量有时也会时多时少，经过数年过渡，直至绝经。一般在绝经前最后几个周期多数是无排卵月经，既不规律，出血量也很大，出血时间还很长，不少患者常常因此而贫血，是困扰更年期女性的一大病症。值得提醒的是，处于绝经过渡期的女性患器质性病变的风险要比青春期的女孩子高很多，一旦发生绝经过渡期出血应首先考虑排除器质性病变，如子宫肌瘤、子宫内膜异位症、子宫内膜息肉等，在排除了器质性病变和恶性肿瘤后，才可以认为是真正的“功血”。

（3）避免过冷过热刺激。注意随着天气变化增减衣服、被褥，避免过冷过热引起机体内分泌紊乱而导致经期延长与出血增多。

（4）合理膳食。加强膳食调节，适量增加富含蛋白质、铁与维生素的食物，如肉、蛋、奶与新鲜蔬菜、水果等。合理膳食既有利于改善机体代谢、增强体质，又有利于减轻贫血程度。

（5）适量运动。保持规律的生活节奏，做到有张有弛，避免过度劳累。

（6）调节情志，保持乐观。注意情绪调节，避免过度紧张与精神刺激。家人应注意其情绪变化，与其多沟通，了解其内心世界的变化，帮助其释放不良情绪，以使其保持相对稳定的精神心理状态。

（7）合理用药。如同时出现潮热、多汗、情绪波动、睡眠障碍，在明确是更年期功血后，可酌情采用雌孕激素周期序贯治疗，既可控制月经紊乱，也可以缓解上述症状。最好采用中医中药治疗。

（四）闭经早治疗

1. 闭经是怎么回事

闭经为常见的妇科症状，根据既往有无月经来潮，分为原发性闭经与继发性闭经两类。原发性闭经指年龄超过 14 岁，第二性征未发育；或年龄超过 16 岁，第二性征已发育，月经还未来潮。继发性闭经指正常月经建立后月经停止 6 个月及以上，或按自身原有月经周期停止 3 个周期以上。青春期前、妊娠期、哺乳期以及绝经后期出现的无月经均属生理性闭经。

中医学早在《素问·阴阳别论》对闭经就有所论述，称其为“女子不月”、“月事不来”、“血枯”，并记载了治疗妇科经闭的第一张方剂，即四乌贼骨一藘茹丸。

2. 月经，你为何迟迟不来

闭经的常见原因有：

（1）内外生殖器异常

包括处女膜闭锁、先天性无阴道、先天性无子宫等。

（2）内分泌异常

下丘脑－垂体－卵巢轴的器质性改变与功能异常，也包括甲状腺功能减低、高催乳素血症等。

（3）其他原因

包括炎症、损伤以及营养极差导致发育不良等。

（4）减食与肥胖均会导致闭经

一些女性常常为了使身材苗条而不科学的缩减饮食，殊不知骤然间不科学的大量减食，体重减轻，往往会造成闭经。闭经时间过久，由于内分泌调节失常，生殖器官便发生萎缩，会影响生育功能，从而带来不应有的痛苦，医学上称这种闭经为体重减轻性闭经或减食性闭经。这种闭经的患者，大约有一半可以通过消除发病诱因，恢复体重而康复，另有1/4患者可以用促排卵的药物得以治愈。处理精神神经性厌食时，重要的是给予精神鼓励，家庭人员特别是父母的关怀尤为重要，可以适当更换环境，慢慢改变旧习惯，逐步促进饮食由少至多，使体重逐渐合理增加。还有少数病例比较顽固，治疗比较困难。总的来说，闭经时间越短，治疗越早，治愈机会就越多。一般闭经时间在3年以内的患者治疗效果是比较理想的，因此，年轻女性应避免不科学的过度节食减肥，注意疏导精神创伤等应激，防止发生减食性闭经。

一个人肥胖，如果中枢神经系统没有异常，而其他内分泌系统也没有缺陷，那就是单纯性肥胖。一般单纯性肥胖的女性与月经紊乱是同时存在的，常见的是功能失调性子宫出血或是继发性闭经。现代医学研究认为，肥胖伴月经失调的女性往往是由于体内下丘脑－垂体－卵巢轴系统功能失调，致体内激素失去平衡，引起卵巢功能异常。对于肥胖引起的月经失调或闭经患者，要适当增加运动，合理减少饮食，尽力合理控制体重，最好到医院进行系统检查后，进行中医调理。当然，肥胖的女性不要对减肥失去信心，但更不能为了减肥而不要健康。

（5）人流后闭经宜早治

人流后闭经宜尽早到医院就诊，进行相关检查，宫腔镜检查简单方便、准确可靠。若患者有生育要求，出现部分宫腔内粘连或子宫颈粘连，影响经血流出而出现周期性腹痛，应予处理，近年常采用分解粘连后宫腔内放置节育器一段时间，同时应用雌、孕激素序贯疗法 3 个月左右，以预防再粘连。或采用中医中药治疗。

（6）哪些药物会导致闭经

有些药物也会导致闭经，如抗精神病的药物。女性精神病患者接受抗精神病药物（如氯丙嗪、奋乃静，有的合并用氯氮平、舒必利或泰尔登等）后，会出现闭经与溢乳；口服避孕药，常用的口服避孕药是雌、孕激素合剂，国内所用的Ⅰ号、Ⅱ号避孕药的雌、孕激素剂量可以抑制下丘脑－垂体－卵巢轴的功能，抑制卵泡发育与排卵，周期性停用后，多数会有撤药性子宫出血，但有少数女性停服避孕药后短时间内不来月经，恢复一段时间后才有月经；其他药物，如利血平、灭吐灵、鸦片、安定等也可能导致溢乳与闭经，一般停药后症状即可消失。

3. 闭经时间久了容易造成子宫萎缩

一般情况下，月经应该月月如期而至，假如迟迟不来，一定是患了某种与之相关的疾病。闭经既是疾病，也是症状，但需要提醒大家的是，不要把偶然的一次停经当做闭经。有些少女初潮距第二次月经间隔几个月，或一两年内月经都不规律，一般不能算闭经。

闭经有很多种类型，既有生理性的，也有病理性的。生理性闭经指青春期前、妊娠期、哺乳期与绝经后的闭经。病理性闭经又包括原发闭经与继发闭经两种。如果一个女孩长到 16 岁，无论第二性征是否已发育但尚无月经来潮，或者年龄超过 14 岁第二性征没有发育，即可诊断为原发闭经。

一般第二性征发育后两年来月经。病理性闭经的患者中有相当一部分患有先天性疾病，如各种性发育异常等。

闭经常伴随有一些并发症，如不孕、围绝经期综合征、性欲低下，闭经时间长可出现骨质疏松、骨折、心血管病、肿瘤等。虽然闭经暂时不会对女性构成生命威胁，但危害是多方面的，如长期的雌激素水平过低，不仅会让围绝经期症状提早出现，还会引发骨质疏松等相关疾病；雌激素不缺但孕激素不足，子宫内膜不能按时脱落，会增加了子宫内膜癌的患病风险；雄激素过高，糖尿病与心血管疾病也会接踵而至，因此，对待闭经不能掉以轻心，应该积极科学治疗。

如果女性发生闭经，应该及时去医院，根据病史及体检、相关辅助检查、激素测定等，查明原因进行科学治疗，不可讳疾忌医，否则，闭经时间久了，子宫就可能萎缩，治疗效果也就较差。器质性因素引起的闭经要针对病因治疗，而对功能性闭经应根据病情给予适当的内分泌治疗（促排卵，雌、孕激素补充疗法），最好采用中西医结合治疗或中医中药治疗。

青春期女性闭经能否治愈的问题，取决于闭经的原因。例如，青春期继发性闭经，多数是由环境改变、情绪波动与体重变化引起，除去这些病因之后，月经均可能逐渐恢复。一些因疾病导致的闭经，如多囊卵巢综合征、甲状腺功能异常、结核病菌感染等，经过科学治疗后，月经也能恢复。但是有些闭经不能治愈，例如生来没有子宫、子宫太小或子宫内膜已经因病变受到严重破坏等原因造成的闭经，是不能治愈的。不管哪种情况的闭经，均要检查清楚。即便对于不能治愈的闭经，也要检查清楚原因，确定对将来的影响如何。一般地讲，闭经不能治愈的女性，将来都能结婚，只是不能生育，在择偶时应向对方说清楚，在充分了解与信任的基础上结婚，即使没有孩子，也会是美满的。

4. 闭经与早孕有什么区别

有性生活的女性如果突然不来月经，应首先考虑是否怀孕。怀孕早期的临床表现除停经外，往往伴有头晕、乏力、疲倦、嗜睡、恶心、晨起呕吐、择食、厌恶油腻、对气味更加敏感、尿频、腹胀等早孕反应，体格检查可见乳房敏感、胀痛，乳晕扩大，色素加深，基础体温连续 18 天以上呈高温状态，到医院行妇科检查可见宫颈着蓝色，宫体增大变软等，实验室检查妊娠试验为阳性。中医诊脉多表现为滑脉。

女性闭经则是以月经不来潮为主要临床表现，闭经前多有月经不调继而停经，常伴有小腹胀痛，妇科检查无妊娠体征，实验室妊娠试验阴性。闭经中医诊脉多沉涩或虚数脉，但也可见滑脉。

闭经与早孕的区别在于：早孕的临床表现除停经外，往往伴有恶心呕吐、厌食、择食、疲倦、懒动、喜睡眠及喜食酸辣异味食品等早期妊娠反应，实验室查妊娠试验为阳性；女性闭经则多有月经不调或同时患有其他病症的病史，如月经量少，继而停经，常伴有小腹胀痛等症状，实验室妊娠试验为阴性。

5. 闭经的中医辨证论治

闭经的治疗原则，是根据病证的虚实，虚者补而通之；实者泻而通之。此外还当分清他病与本病的关系，因他病而致本病者先治他病，病愈则经自调。

（1）肝肾不足证

主要表现：年满 16 周岁尚未行经，或月经后期，量少逐渐至闭经，素体虚弱，头晕耳鸣，腰腿酸软，舌淡红，苔少，脉沉细或细涩。

治法：滋肾养肝调经。

方药：归肾丸(《景岳全书》)。

熟地黄　山药　山茱萸　茯苓　枸杞子　杜仲　菟丝子　当归

（2）气血虚弱证

主要表现：月经逐渐后延，量少，色淡，质稀，渐至闭经，或头晕眼花，心悸气短，神疲肢倦，或食欲不振，毛发不华或易脱落，面色萎黄，舌淡，苔少或薄白，脉沉缓或虚数。

治法：补气养血调经。

方药：人参养荣汤(《太平惠民和剂局方》)

人参　黄芪　当归　熟地　白芍　川芎　白术　茯苓　炙甘草　远志　陈皮　五味子　肉桂　生姜　大枣

（3）阴虚血燥证

主要表现：经血由少渐至闭经，五心烦热，潮热汗出，两颧潮红，或骨蒸劳热，或咳嗽，咯血，舌红，苔少，脉细数。

治法：养阴清热调经。

方药：加减一阴煎(《景岳全书》)。

生地黄　熟地黄　白芍　麦冬　知母　地骨皮　炙甘草

（4）气滞血瘀证

主要表现：月经数月不行，精神抑郁，烦躁易怒，胸胁胀满，少腹胀痛或拒按，舌边紫黯，或有瘀点，脉沉弦或沉涩。

治法：理气活血，祛瘀通经。

方药：血府逐瘀汤(《医林改错》)。

当归　川芎　生地黄　赤芍　桃仁　红花　柴胡　枳壳　桔梗　牛膝　甘草

（5）寒凝血瘀证

主要表现：以往月经正常，突然经闭，数月不行，小腹疼痛拒按，得热痛减，四肢不温，或带下量多，色白，舌质淡或紫黯，或边有瘀点，脉沉涩。

治法：温经祛寒，活血化瘀。

方药：温经汤(《金匮要略》)。

吴茱萸　当归　白芍　川芎　人参　桂枝　阿胶　生姜　甘草　半夏　丹皮　麦冬

（6）痰湿阻滞证

主要表现：月经停闭，胸胁胀满，呕恶痰多，神疲倦怠，或面浮肢肿，或带下量多，色白，质黏稠，大便溏，舌体胖嫩，苔腻，脉沉缓或滑。

治法：燥湿化痰，活血通经。

方药：苍附导痰丸(《叶天士女科诊治秘方》)

苍术　胆南星　香附　枳壳　半夏　陈皮　茯苓　甘草　生姜　神曲

6. 闭经选用哪些药膳

（1）肝肾不足证：鳖鱼补肾汤(《补药与补品》：鳖鱼 1 只，枸杞子 30 克，淮山药 30 克，女贞子 15 克，熟地 15 克。制法与用法：将鳖鱼去肠杂及头、爪，洗净，与诸药共煮至肉熟，弃药调味。食肉饮汤。

（2）气血虚弱证：归参炖母鸡(《乾坤生意》)：当归身15克，党参15克，母鸡1500克，生姜、葱、料酒、食盐各适量。制法与用法：将母鸡宰杀后，去掉杂毛与内脏，洗净；再将洗净切片的当归、党参放入鸡腹内，置砂锅中，加入葱、姜、料酒等，掺人适量的清水，武火煮至沸后，改用文火炖至鸡肉熟透即成。可分餐食肉及汤。

（3）阴虚血燥证：地骨皮饮（《千金要方》)：地骨皮15g，麦门冬6g，小麦6g。制法与用法：上3味加水煎煮，至麦熟为度，去渣取汁，代茶频饮。或双母蒸甲鱼（《妇人良方》)：甲鱼1只（500～600g），川贝母6g，知母6g，杏仁6g，前胡6g，银柴胡6g，葱、姜、花椒、盐、白糖、黄酒、味精适量。制法与用法：甲鱼宰杀，放尽血水，剥去甲壳，弃除内脏，切去脚爪，洗净后切成大块。药材洗净，切成薄片，放入纱布袋内，扎紧袋口。然后把甲鱼块与药袋一起放入蒸碗内，加水适量，再加葱、姜、花椒、盐、白糖、黄酒等调料后人蒸笼内蒸1小时，取出加味精调味后即可。分次食用。

（4）气滞血瘀证：二花调经茶(《中医药膳学》引民间验方)：月季花9g（鲜品加倍），玫瑰花9g（鲜品加倍），红茶3g。制法与用法：上三味制粗末，用沸水冲泡10分钟，不拘时温饮，每日1剂。连服数日，在经行前几天服用。

（5）寒凝血瘀证：三七生姜蒸鹌鹑：鹌鹑1只，三七粉1～2g，生姜30克，肉桂10克，食盐、味精少许。制法与用法：将鹌鹑去毛及肠杂，洗净切块，用生姜、肉桂、三七粉同置瓷碗中，加入食盐少许，上锅隔水蒸熟，调入味精即成。食肉饮汁。每日1剂，连服7～10天。

（6）痰湿阻滞证：半夏山药粥(《药性论》)：半夏30g，山药60g。制法与用法：半夏先煮半小时，去渣取汁一大碗。山药研成粉，放入半夏汁内，煮沸搅成糊状即可食。分3天早晚温服。使用注意：半夏有小毒，宜制成法半夏后使用，且煎煮时间宜长，去其毒性。或神仙富贵饼(《遵生八笺》)：炒白术、九节菖蒲各250g，山药1kg，米粉适量。制法与用法：白术、菖蒲用米泔水浸泡1天，切片，加石灰一小块同煮熟，以减去苦味，去石灰不用；然后加入山药共研为末，再加米粉适量和少量水，做成饼，蒸熟食之。服食时可佐以白糖。

7. 闭经如何应用中成药

（1）肝肾不足证：坤宝丸：口服。一次50粒，一日2次。

（2）气血虚弱证：复方阿胶浆：口服。一次20毫升，一日3次。

（3）阴虚血燥证：百合固金丸：口服。

（4）气滞血瘀证：血府逐瘀口服液：口服。一次1支，一日3次。

（5）寒凝血瘀证：少腹逐瘀丸：口服。一次1丸，一日2~3次。

（6）痰湿阻滞证：二陈合剂：口服。一次10~15毫升，一日3次，用时摇匀。

8. 闭经的预防

（1）尽量减少宫腔手术。做好计划生育，避免意外怀孕，尽量减少宫腔手术，能有效减少闭经。

（2）在分娩时应正确处理产程，防止产时、产后大出血，一旦发生大出血，应及时输血抢救，防止出现席汉氏综合征。

（3）母乳喂养好，但哺乳时间不宜过长。

（4）调节情志。闭经与精神应激关系密切，宜调节紧张、压抑的情绪。

（5）合理膳食。不宜过分节食减肥。

（6）注意经期保健。经期尽量避免过食生冷、涉水、感寒。

（7）及时科学治疗某些可能导致闭经的疾病，如炎症、结核、糖尿病、肾上腺及甲状腺疾病。

（8）劳逸结合。

（五）痛经不必忍，教你月月舒

1. 痛经是怎么回事

月经期或行经前后出现下腹部疼痛、坠胀，伴有腰酸痛或其他不适，影响日常生活与工作者，称为痛经。中医学又称“经行腹痛”、“经期腹痛”、“经痛”等。痛经分为原发性与继发性两类，原发性痛经指生殖器官无器质性病变的痛经，占痛经的90%以上；继发性痛经是指盆腔器质性病变引起的痛经。

2. 月经，你为何要痛

痛经是妇科的常见病与多发病，每位女性或多或少都会有痛经的经历，特别是未婚女青年及月经初期少女更为普遍。痛经的表现主要是经期或行经前后，下腹部胀痛、刺痛、隐痛、坠痛、绞痛、痉挛性疼痛、撕裂性疼痛，疼痛常蔓延至腰骶背部，甚至涉及大腿，并伴有全身不适表现，如乳房胀痛、胸闷烦躁、肛门坠胀、头痛头晕、倦怠乏力、面色苍白、恶心呕吐、腹泻腹胀、腰腿痛等，严重者可出现大汗淋漓、四肢冰凉甚至昏厥，严重影响了工作与学习，使女性的生活质量大为降低。

痛经有原发性与继发性两种类型。原发性痛经是功能性的，没有明确的器质性病变；继发性痛经的直接原因是生殖器官有器质性病变，多见于生育后与中年女性。

原发性痛经一般均发生在有排卵的月经，因此青春期少女在初潮后1~2年内由于月经是无排卵的，所以一般都没有明显不适表现，仅有轻度不适，初潮1~2年后月经开始变为有排卵的，疼痛就会变得严重起来。如一开始即出现规律性痛经或到25岁后发生痉挛性痛经应考虑有其他疾病存在（如盆腔子宫内膜异位症等）。痛经大多开始于月经来潮或在阴道出血前数小时，常为痉挛性绞痛，在剧烈疼痛发作后转为中等度阵发性疼痛，约持续12~24小时，经血外流通畅后疼痛逐渐消失。那么，哪些疾病会引起痛经呢？

能导致痛经的疾病，一般都是生殖器官的疾病，即前面所讲的继发性痛经，常发生在生育之后，患者多是中年女性。根据病史、妇科检查与必要的辅助诊断方法，明确痛经是由何种妇科疾病引起的，并不困难。

（1）子宫内膜异位症：是指子宫内膜长在了子宫腔以外，如子宫肌层、卵巢或盆腔内其他部位。异位的子宫内膜同样受卵巢激素的影响出现周期性的变化与出血，但经血不能外流而导致疼痛。

（2）子宫腺肌病：指子宫内膜侵入子宫肌层引起的一种良性病变，痛经是它的典型表现之一，如果不治疗，疼痛会越来越重，并且还有可能月经量增多或经期延长，部分病人合并有不孕，子宫呈均匀性增大，质地较“韧”。

（3）子宫肌瘤：患有子宫肌瘤不一定发生痛经，但黏膜下肌瘤会因为子宫收缩而引起患者发生痉挛性疼痛，并伴有月经过多、经期延长或不规则阴道流血等表现，妇科检查时可发现子宫有不同程度的增大，表面光滑或有结节状突起。

（4）慢性盆腔炎：主要由于在月经期盆腔充血或诱发炎症急性发作而导致疼痛，多数患者有不育与急性盆腔炎病史，且子宫多为后位，活动度差。

（5）生殖道畸形：各种各样生殖道畸形均可以造成痛经，主要患病人群是青春期少女。

（6）宫内节育器：有些使用宫内节育器的女性也常发生痛经。这类痛经是由于子宫内膜产生了过量的前列腺素，或者是放置的节育环刺激子宫肌肉的收缩，引起下腹部痉挛性疼痛，尤其是环的位置不当或过大，更容易导致子宫收缩，引起痛经。

（7）盆腔静脉淤血综合征：这是一种由慢性盆腔静脉淤血引起的女性内生殖器官疾病，患者常有盆腔坠胀、下腹部及腰部疼痛，并常伴有月经量过多、白带增多与痛经。

值得警惕的是，劳累、性交、久坐、久站后或便秘时，痛经表现往往会加重，有的患者还有乳房胀痛与膀胱、直肠刺激等感觉；此外，痛经还和精神因素有关，有些女性对疼痛过分敏感也易发生痛经。

中医认为经水出诸肾，认为月经病尤其与肾关系密切，也和脾、肝、气血、冲脉、任脉、子宫相关。痛经主要是有气滞血瘀、寒湿凝滞、湿热瘀阻、气血虚弱、肝肾亏虚证导致气血运行不顺，造成痛经。因此，调经以补肾、健脾、疏肝、调理气血为主。

总之，引起原发性痛经的原因多是因为女孩子精神紧张、感觉过敏；体质较弱也易产生痛经，改善体质后痛经症状也就缓解了；由于子宫位置不良等原因造成经血潴留也是痛经的常见原因，怀孕后症状一般都会消失；继发性痛经是由生殖器病变引起的，尤其是生殖道的畸形、子宫内膜异位症与盆腔炎，因此，较严重且顽固的痛经要及时诊治，最好采用中医中药治疗。

3. 为何婚后也会痛经

对于女孩子痛经，民间有这样一个说法，结婚以后痛经会自然消失，这样的说法有道理吗？一般说来，年轻女孩子的痛经从初潮 1 ~ 2 年内出现，即原发性痛经，可能与子宫的位置有关，例如子宫过度前倾或过度后倾等，经血与剥脱的子宫内膜，不能顺利地经子宫颈口流出，是引起痛经的主要原因之一，这种情况在怀孕分娩后部分病人会有所改变。因为女性分娩后，子宫口会变得松弛，经血与剥脱的子宫内膜容易排出，所以痛经会消失。但是，能引起痛经的原因有很多种，如子宫发育不良或畸形（双角子宫、子宫纵膈等）、阴道畸形、处女膜狭小、骨盆肿块、附件炎与子宫内膜异位症等疾病均可以造成痛经，因此，女性如果发现自己有痛经的表现，不能期望通过结婚与生育去改善，而应该去正规医院妇产科就诊，请医生进行一次系统全面的检查，这不仅是为了治疗痛经，同时也是为了早期发现与科学治疗能引起痛经的疾病，以保证以后正常地结婚与生育。另外，为了防止痛经的发生，应该特别注意的是：经期要调节情志，放松心情，保持稳定与良好的情绪，避免剧烈运动与过度劳累，避免盆浴与游泳，忌生冷食物等。

5. 痛经的中医辨证论治

（1）气滞血瘀证

主要表现：经前或经期下腹胀痛，拒按，经量少，色紫黯有块，块下痛减，伴胸胁、乳房作胀，舌质黯或边有瘀点，脉弦或弦滑。

治法：理气行滞，逐瘀止痛。

方药：膈下逐瘀汤(《医林改错》)。

桃仁　牡丹皮　赤芍　乌药　延胡索　甘草　当归　川芎　五灵脂　红花　枳壳　香附

（2）寒湿凝滞证

主要表现：经前或经期小腹冷痛，得热痛减，拒按，经量少，色黯有块，畏寒身痛，恶心呕吐，舌淡黯，苔白腻，脉沉紧。

治法：温经祛寒，活血止痛。

方药：少腹逐瘀汤(《医林改错》)。

小茴香　干姜　没药　当归　川芎　官桂　赤芍　延胡索　蒲黄　五灵脂

（3）湿热瘀阻证

主要表现：经前或经期小腹胀痛或疼痛，有灼热感，或痛连腰骶，或平时小腹疼痛，经前加剧，经血量多或经期延长，色黯红，质稠或夹较多黏液；带下量多，色黄质黏有臭味，或伴低热起伏，小便黄赤，舌红，苔黄腻，脉滑数。

治法：清热除湿，化瘀止痛。

方药：清热调血汤(《古今医鉴》)。

丹皮　黄连　生地黄　白芍　当归　川芎　红花　桃仁　延胡索　莪术　香附

（4）气血虚弱证

主要表现：经期或经净后小腹隐隐作痛，喜揉喜按，月经量少，色淡，质薄，神疲乏力，面色萎黄，或食欲不振，舌淡，苔薄。

治法：益气补血，活血止痛。

方药：八珍益母汤(《摄生秘剖》)。

当归　白芍　川芎　熟地黄　党参　茯苓　白术　甘草　益母草

（5）肝肾亏虚证

主要表现：经后小腹隐痛，月经色淡，量少，腰膝酸软，头晕耳鸣，舌质淡红，脉沉细。

治法：滋肾养肝，缓急止痛。

方药：调肝汤(《傅青主女科》)。

当归　白芍　山药　阿胶　山茱萸　巴戟天　甘草

6. 痛经选用哪些药膳

（1）气滞血瘀证：二花调经茶(《中医药膳学》引民间验方)：月季花9g（鲜品加倍），玫瑰花9g（鲜品加倍），红茶3g。制法与用法：上三味制粗末，用沸水冲泡10分钟，不拘时温饮，每日1剂。连服数日，在经行前几天服用。

（2）寒湿凝滞证：三七生姜蒸鹌鹑：鹌鹑1只，三七粉1~2g，生姜30克，肉桂10克，陈皮10克，食盐、味精少许。制法与用法：将鹌鹑去毛及肠杂，洗净切块，用生姜、肉桂、陈皮、三七粉同置瓷碗中，加入食盐少许，上锅隔水蒸熟，调入味精即成。食肉饮汁。

（3）湿热瘀阻证：薏苡木耳粥：薏苡仁60g，黑木耳6克，粳米60g，盐5g，味精2g，香油3g。制法与用法：将薏苡仁洗净捣碎，黑木耳、粳米淘洗，同入煲内，加水适量，共煮为粥。粥熟后调入盐、味精、香油，温热食之，日服2次。

（4）气血虚弱证：归参炖母鸡(《乾坤生意》)：当归身15g，党参15g，母鸡1500g，生姜、葱、料酒、食盐各适量。制法与用法：将母鸡宰杀后，去掉杂毛与内脏，洗净；再将洗净切片的当归、党参放入鸡腹内，置砂锅中，加入葱、姜、料酒等，掺人适量的清水，武火煮至沸后，改用文火炖至鸡肉熟透即成。可分餐食肉及汤。

（5）肝肾亏虚证：鳖鱼补肾汤(《补药与补品》：鳖鱼1只，枸杞子30g，淮山药30g，女贞子15g，熟地15g。制法与用法：将鳖鱼去肠杂及头、爪，洗净，与诸药共煮至肉熟，弃药调味。食肉饮汤。

7. 痛经如何应用中成药

（1）气滞血瘀证：七制香附丸：口服。一次6克，一日2次。

（2）寒湿凝滞证：少腹逐瘀丸：口服。一次1丸，一日2~3次。

（3）湿热瘀阻证：金鸡胶囊：口服。一次4粒，一日3次。

（4）气血虚弱证：复方阿胶浆：口服。一次20毫升，一日3次。

（5）肝肾亏虚证：坤宝丸：口服。一次50粒，一日2次。

8. 痛经的预防

（1）合理膳食：虽然健康的饮食无法消除痛经，但却能改善全身的健康状况，保持每日营养的均衡，饮食以清淡为主，少吃过甜或过咸的食物，因为这些食物会使肠胀气并且行动迟缓，应适量多吃一些蔬菜、水果、鸡肉、鱼类等，并尽量少量多餐。

②适量补充钙、钾与镁：钙、钾与镁等能帮助缓解经痛。有研究发现，服用钙剂的女性，比未服用者发生痛经的概率要低；镁帮助身体有效地吸收钙，因此不妨在月经前与月经期间，适量增加钙镁的摄取量。

③适量运动：适当的体育锻炼，有利于经期保健，对于有痛经的人来说，可减轻心理上的压力，驱除精神上的紧张，缓解子宫痉挛的程度，有利于痛经的缓解。当然，月经期的体育锻炼要讲究科学方法，不要剧烈运动，同时要注意缩短锻炼的时间，放慢速度，减少运动量，一般以不感到特别劳累为宜。

④注意经期卫生：为避免痛经，在月经期间还应注意外阴部清洁卫生，尤其禁止使用阴道药物与坐浴，更要避免不洁性生活，同时要注意避孕，尽量避免宫腔操作。

⑤调节情志，保持心情舒畅：消除对月经的紧张、恐惧心理，解除思想顾虑，心情要愉快。

⑥痛经的冬季保健：天气变冷后，不少女性会出现痛经，或原有痛经更加严重。冬季痛经多是女性个人体质虚寒，或不良生活习惯使喜温的子宫受凉导致。冬季天气较冷，痛经患者也会增多，其中尤其以未婚女性最为多见。寒冷是痛经的“催化剂”，因此，做好冬季经期保健非常重要，特别是经常痛经的女性，更应该注意冬季经期保健。首先，衣着不能太单薄，特别在月经期，更要注意保暖，以利改善全身与子宫的血液循环；其次，要加强体格的科学锻炼，增强体质，增强人体对寒冷的

适应能力，所谓“动则生阳”，即平日多适量运动，能调畅气血、改善血液循环，使全身温暖；在饮食上适当多食一些温热食物，如牛肉、羊肉等，少食寒性食物，忌食冷饮；每天坚持用热水洗脚，防止“寒从脚起”。如采用适当的中药浴足更好。

（六）经期保健

1. 保持外阴局部清洁卫生

女性平时阴道内是偏酸性环境，可有效抑制细菌生长，但经期阴道会偏碱性，对细菌的抵抗力降低，易受感染，且经期阴部容易产生异味。因此，经期保持外阴清洁十分重要，每晚可淋浴，用温开水擦洗外阴，但不宜盆浴或坐浴。清洗阴部需要选择专业的酸性阴部清洗液，尤其在经期。经期清洁品主要依据女性的外阴环境进行配方，在清洁的同时，可除菌止痒，并防止女性阴部受到感染，能够有效维护女性的外阴健康。除了清洗阴部，还要注意卫生巾、纸要柔软清洁，透气性好。月经带与内裤要勤换勤洗，以减轻血垢对外阴及大腿内侧的刺激，洗后用开水烫一下，并在太阳下晒干后备用。大便后要从前向后擦拭，以免将脏物带人阴道，导致阴道炎、子宫炎与盆腔炎等。患有手足癣的女性一旦用过的浴巾、内裤等均应煮沸消毒后才能再次使用。

2. 正确使用卫生巾、卫生棉条与卫生护垫

女性经血中有丰富的营养物质，极易成为细菌大肆滋生的培养基，因此，经期一定要勤更换卫生巾。尤其夏天因湿气在外阴局部聚集容易发生过敏，更要注意常常更换。建议每两小时更换一次，拆开卫生巾前务必洗手，慎用药物卫生巾，谨防卫生巾过敏。更换卫生巾时，要注意由前方向后方放入，避免把肛门周围的病菌带人阴道。当一种卫生巾使外阴产生发痒、不适或异味时，应立即停止使用，另选其他品牌。皮肤敏感的人最好少用干爽网面而多用棉质网面，干爽网面吸收快，但棉质网面更柔软舒服，对皮肤的刺激小。已经有性生活的女性较适合使用卫生棉条，但爱好运动如游泳的少女也可尝试使用。使用卫生棉条时一定

要定时更换，使用时间不要超过 8 小时。只要在睡前换上新的卫生棉条，不必午夜起来更换，待起床后再进行更换即可。在月经的前后两天与旅行、出差等洗浴不便的情况下，卫生护垫是一种方便、实用与清洁的选择措施，但卫生护垫不宜时时用，且要注意选择透气性能好的产品。

3. 不宜穿紧身内衣裤

女性在经期最好选择松紧适中、透气性好的棉质内衣裤。若女性在月经期常穿紧身内衣裤，易使经血流出不畅；紧身衣裤能够使会阴局部毛细血管受压而影响血液循环，并增加会阴摩擦，容易导致会阴充血水肿，甚至还会引起泌尿生殖系统感染等疾病；穿脱内衣裤时会使盆腹腔压力突变，容易造成经血逆流，可能出现经期腰痛、腹痛等表现，甚至导致不孕症；月经期腰、腹部会大量出汗，加上大量经血流出，紧身内衣裤会使女性会阴部的透气性不好，潮湿的环境极易造成某些微生物滋生，引起阴道炎甚至盆腔炎的发生；紧身内衣裤容易使女性会阴部的汗腺分泌受阻，在月经期则更加明显，如清洁不够可导致细菌大量繁殖，会出现毛囊腺炎症、阴部疏松结缔组织炎等疾病。

4. 月经期宜科学洗澡

月经期可以洗澡，但采用的洗澡方式关系到女性日常健康与否，因此，月经期一定要注意洗澡的科学性，采用适当的方式洗澡。一般认为可采用淋浴或擦浴，应避免坐浴或盆浴。月经期女性子宫内膜脱落，宫腔留有创面；宫颈黏液被经血冲出，宫颈口微微张开；阴道内停留的经血是细菌的良好培养基，以上因素造成女性局部的保护性屏障作用暂时遭到破坏或降低，再加上月经期全身抵抗力下降，坐浴或盆浴极易使污染的水与阴道中的细菌上行进入子宫腔内，从而引起生殖器官发炎。女性经期身体会有异味，要加强清洁，采用淋浴或擦浴是可行的，可避免感染。若在公共浴室洗澡，要注意衣服摆放，不乱放衣物以免交叉感染，不要与其他人换穿与混放衣服，特别是内衣。清洗阴部的盆子、毛巾一定要专用，毛巾要定期煮沸消毒，防止发生感染。经期尽量不要洗头，若洗尽量在中午洗，洗完后一定立即吹干。另外，应当特别提醒的是经期一定要避免洗冷水澡。洗冷水澡时水温过低，人体会感到寒冷，产生一系列应激反应，如心跳加快、血压升高、肌肉收缩、神经紧张等，不但不能消除疲劳，且易引起感冒、痛经等；女性因其特殊的生理原因，尤其在经期、哺乳期与怀孕期间，遇到冷水的刺激会导致女性内分泌失调、闭经与腹痛，且许多细菌会进入阴道引发阴道炎等妇科疾病，严重的可影响女性怀孕与生理健康。特别是对于身体体质较差的女性，经期更不能用冷水洗澡，否则冷的刺激会导致抵抗力本来就较差的身体发生感冒、发热等疾病。但长期坚持用冷水洗脸可促进血液循环，起到预防感冒、鼻炎的作用，还可使女性皮肤变得更有光泽，更有弹性。

5. 科学采用足疗调理

女性经期一般都比较烦躁，特别是患有痛经的人，经常会影响工作、学习与休息，可科学的足疗调理。如辨证选用中药泡脚，所有的适龄女性均可采用中药泡脚的方法调理身体。有的女性经期会腰痛、痛经，也可用热水泡脚来增加血液循环，同时可转移注意力以减轻腰痛、痛经的不适。中药加入约两升水，大火煮开后再用小火煎煮 30 分钟，等药冷却至 50℃时连渣倒入盆中，煎煮过的中药可反复利用几次。泡脚之前可先用热气熏蒸一会儿脚部，等水温适合时开始泡脚，盆中药液量应该浸没踝关节，如果药液不足量，可加适量温水。泡洗过程中可适当加热水，最好是能泡至全身微微渗汗。每次泡脚最好坚持 30 分钟以上。除此之外，要合理选择泡脚中药。不同体质或者不同的辨证类型，在用药方面会有不同的选择。如寒湿凝滞型表现为下腹冷痛，热敷痛减，手脚发冷，泡脚所选药物应该适当多选入足少阴肾经的药物为主，可用肉桂、乌药、当归、川芎各 15 克，干姜、小茴、吴茱萸、艾叶各 6 克，延胡索 12 克，食盐少许，煎水泡脚；气滞血瘀型表现为经前或经期小腹胀痛，经血色暗而带有血块等情况，泡脚所选药物适当多选入足厥阴肝经的药物，并加入适量的引经药物，可采用青皮、乌药、益母草、鸡血藤各 30 克，川芎、红花各 10 克；气血虚弱型表现为经期或经后小腹隐隐作痛，用手按腹部也会有轻微的疼痛感，月经量少、色淡等，宜补气养血调经，泡脚所选药物应该适当多选入足太阴脾经的药物，可用白芍、当归、川芎、熟地、白术、杜仲、黄芪、党参各15克，煮水泡脚。

6. 经期科学护肤

女性的皮肤变化与其特有的月经周期有关，女性护肤要遵循生理周期的规律。由于月经期体内的激素发生了改变，皮肤随之发生较大变化，主要表现为皮肤油腻，毛孔粗大，出现散在的粉刺、痤疮与毛囊炎，皮肤毛细血管明显，皮肤的敏感性增强而容易出现过敏反应，皮肤易受紫外线影响，经常出现黑眼圈等，但通常在经期过后可自然消失。在经期前1~2天，皮脂腺的分泌比较旺盛，导致油脂过多，头油较重，肌肤失去透明感，且容易长粉刺，此时的护肤程序与护肤品要减少一些。月经期间每日用温水清洁皮肤2~3次，避免使用过多的化妆品，尽量适量使用不易导致过敏反应的，或平时使用过而无过敏反应的化妆品，适当按摩皮肤改善眼圈周围皮肤的血液循环以消除黑眼圈。经期结束后的10天，是体内雌性激素分泌的旺盛期，也是肌肤新陈代谢快速、易吸收养分的好时机，可给予肌肤更深层的滋润，可适当使用高品质的营养品，以增加肌肤的滋润与光滑。

7. 适量运动

经期可以选择一些不是很激烈的体育活动，如健身操、羽毛球等。

8. 调节情志，学会控制情绪

经前期紧张症如烦躁、失眠、头痛等，甚至出现面部浮肿、腹胀腹泻等表现，这种现象是性激素的比例不正常与体内水和钠潴留过多所导致的。要学会控制情绪，避免精神紧张，转移注意力，少吃盐即可减轻症状。严重时可在医生指导下合理用药。

（七）女性青春期保健

女性青春期是指从月经来潮到生殖器官逐渐发育成熟的时期，一般从 13 岁到 18 岁左右。这个时期的生理特点是身体与生殖器官发育很快，第二性征形成开始出现月经。此期的发育可分为：①全身发育：随着青春期的到来，全身成长迅速逐步向成熟过渡。②生殖器官的发育：随着卵巢发育与性激素分泌的逐步增加，生殖器各部也有明显的变化，称为第一性征。外生殖器从幼稚型变为成人型，阴阜隆起，大阴唇变肥厚，小阴唇变大且有色素沉着，阴道的长度与宽度增加，阴道黏膜变厚出现皱襞；子宫增大特别是子宫体明显增大，使子宫体占子宫全长的 2/3；输卵管变粗弯曲度减少；卵巢增大皮质内有不同发育阶段的卵泡使表面稍有不平。③第二性征：是指除生殖器官以外，女性所特有的征象。此时女孩的音调变高，乳房丰满而隆起，出现腋毛及阴毛，骨盆横径的发育大于前后径的发育，胸、肩部的皮下脂肪更多，显现了女性特有的体态。④月经来潮：月经初潮是青春期开始的一个重要标志。由于卵巢功能尚不健全，因此，初潮后一段时间月经周期可无一定规律，而后逐渐正常。女性青春期生理变化很大，思想情绪也常不稳定，家庭与学校应注意其身心健康。

1. 经期保健

经期是关键期，是多事之秋，因此，经期要科学保健。

2. 乳房保健

注意保护乳房免受撞击或挤压。宜正确佩戴乳罩，选择大小合适的，及时佩戴有利于乳腺组织正常发育，但不宜束胸，束胸会影响肋骨、胸骨与膈肌的运动，影响正常呼吸与胸部的正常发育，使胸廓狭小，肺活量降低，且会影响乳房发育与产后的哺乳（乳头内陷），严重者会引起乳房良性浅表血栓及静脉炎等疾病。若少女乳房已经发育很大仍不戴乳罩，时间长了乳房就容易松弛下垂，妨碍乳腺内正常的血液循环导致部分的血液瘀滞，引起乳房疾病。另外剧烈运动也易使乳房受到创伤而导致乳腺炎。部分少女嫌乳房小而服用雌激素促使乳房发育，虽有暂时作用但时间一长会使乳腺、阴道、宫颈、子宫体、卵巢患癌症的可能性增加。

滥用雌激素不仅容易引起恶心、呕吐、厌食，还会导致子宫出血、子宫肥大、月经紊乱与肝、肾功能损害。部分少女嫌乳房发育差涂抹健美丰乳膏，促使乳房丰满、增大，长期使用可引起月经不调、色素沉着、皮肤萎缩变薄，还可使肝脏的酶系统紊乱，胆汁酸合成减少，容易形成胆固醇结石。

3. 青春期心理健康

（1）学习基本哲理与道德的理论，树立正确的人生观与远大的理想，使自己变成一个高尚的人。做到心胸开阔、知足常乐，不患得患失，不自寻烦恼。具有正确的思想方法与道德观。

（2）科学地、客观地、勇敢地面对现实、适应现实。人生的道路不都是平坦的，常有阻碍与曲折。当受到挫折时不悲观不失望，而能从中找到光明与温暖及令人鼓舞的一面，同样在胜利与成功的面前也不可忘乎所以。

（3）能和周围的人建立起良好的关系。一个心理健康的人要培养与他人保持良好关系的能力。在学习生活与工作中逐渐学会以诚恳、平等、谦虚、宽厚的态度对待别人，学会尊重别人的权益与容忍他人的缺点。在与人交往中处处与人为善，并信任尊重他人，不要轻易对人表示愤怒或怨恨的态度。这样才有更多的朋友，不使自己陷入落落寡合的孤独之中。

（4）要有自知之明。在日常生活、学习和工作中能恰如其分地表现自己，并能理智地避免去做那些自己力所不及的事，这样才能少失败也少烦恼。过高估计自己，好高骛远，结果却不随所愿。过低估计自己却又常常错过了近在眼前的有利机遇，使自己终生一事无成，并经常处于自苦、自危等不良心态的困扰之中，甚至走上自毁的道路。要善于控制自己的情绪，要能经受起悲痛、欢乐、失望等刺激。心理健康的少女必须有较强的自制力，培养自我疏导、自我超脱的精神。

（5）劳逸结合。学习、工作适度，业余生活丰富多彩，才能保护大脑与神经系统的健康。

4. 青春期营养

青春期是生长发育的第二高峰。青春期引人注目的特点是：身体长高、体重增加、第二性征出现、智力发展。良好的生长与发育需要丰富而足够的营养作为基础。进入青春期，身体的生长发育加速，因此，要适量摄人充足的营养物质以保证身体需要，这个时期是人的一生中生长发育最快的时期，身体对各种营养的需要大大增加。

女孩子进入青春期后生理上将会发生巨大的变化，尤其是12～17岁的少女正值青春期的初期，此时身体变化极大，体重也会增加，其外观也有很大程度的改变。因此，青春期要合理膳食，提高营养素的利用率。

5. 青春期性教育

青春期的中学生正处于长身体、长知识的重要阶段，同时又会在性发育、性心理、性关系等方面遇到很多困难与问题。中学生随着第二性征的出现与日益明显开始朦胧地感受到两性关系，特别是内分泌系统的逐渐成熟，产生对于异性的好感、爱慕等。对与性有关的问题很敏感，性意识具有幼稚与盲目性，心理承受力与情绪控制力差，开始出现性冲动。要根据他们这一年龄阶段的身心变化特征，让男女学生进一步了解自己的身体，认识性的正常发育，以科学的态度让学生正确认识与对待性冲动等问题，不要形成不良习性，以免导致身心损害。

（1）性健康教育

性健康教育系通过有计划、有组织、有目标的系统教育活动，进行关于性知识与性道德的教育，使受教育者具有科学的性知识、正确的性观念、高尚的性道德与健康的性行为。

（2）目的

无论是青少年或是成人的性健康教育，均应该达到如下的目的：①普及性心理和性心理知识，消除性神秘、性愚昧和性无知。②树立对性的正确态度，既要改变淡性色变，又要防止性庸俗化。③确立科学的性观念，认识性道德的科学内涵，以及与人类生存发展和个人生活的重要关系。重视性道德的价值，继承和发扬中华民族优良的性文明传统，既消除历史遗留下来的错误观念，又要抵制西方性自由的侵袭。认识色情淫秽出版物对个人和社会的危害，视性乱和卖淫、嫖娼为社会丑恶现象，明确性商品化和权肉交易是社会腐败的产物。④培育健康的生活方式，选择健康的性行为。防止儿童过早的性唤醒和性心理变态；避免青少年早恋；倡导男女对等的保持婚前童贞，理解婚前禁欲对个人身心健康和社会安定的重要价值；正确对待婚恋，重视婚姻稳定的价值，夫妻互相忠诚，促使婚后性生活和谐美满，防止纵欲和性功能障碍，不要有非婚性行为；洁身自爱，不受色情诱惑，不参于性乱和卖淫嫖娼。⑤遵守男女平等的社会公德。男性要遵重妇女，唾弃大男子主义，女性应自尊自重，自强自立。⑥防止性病、艾滋病的流行。⑦防止性罪错，消除性犯罪。中国进行性健康教育的最终目的是建设中华民族现代的性文明。

（3）内容

性健康教育，在普及性科学知识的同时，必须自始至终地将性价值观与性道德教育贯穿于每一个具体教育内容之中。性健康教育的内容应包括：①性别分化对于生物进化的意义。重视生命价值；接近1：1的婴儿男女性别比例是一夫一妻制度的生物学基础；同性恋行为违背生命进化规律。②两性生殖器官解剖结构，第一性征和第二性征。男女之别既不神秘，也不庸俗。男性的骨骼和肌肉都较女性强壮，因此男性应该从多方面照顾女性。③生殖系统生理功能。月经和遗精，经期卫生；精子和卵子的形成，受精过程，怀孕和分娩。怀孕使女性承担性行为的最直接后果，因此应格外自尊自重；男性要从道义上对性行为后果承担责任，只为发泄性欲而不准备承担社会责任的性行为是不道德的。④性心理适应与保健。性别角色养成教育；性欲是正常的生理心理过程；正确认识和对待手淫，消除心理压力；婚前禁欲无害和性冲动时的自制力培养；婚恋的排他心理，婚后夫妻的心理调适和性和谐；性功能障碍防治；已婚者在暂时分居独处时的心理适应和禁欲；离婚、再婚的心理适应；中老年的性心理。鳏寡心理；残疾人性心理；女性受性骚扰后的心理。⑤

计划生育与人口教育。避孕节育的技能，遗传与优生知识。⑥性病的预防教育。洁身自爱最重要的选择。⑦性道德教育。形成性道德的历史和现实原因，性道德的科学内涵。⑧性法制教育。与性有关的法律知识的普及。

（4）性道德与性法学知识

性道德包括：①恋爱道德。男女在恋爱过程中的关系是平等的，应互相尊重，保持专一，双方均要保持童贞，婚前不应有性行为等。②婚姻道德。婚姻双方均不得强迫对方接受结婚，婚后不应有婚外性交，要保持对配偶的忠贞，夫妻之间也不应有强迫的性行为。在日常和社交场合，男女之间的交往必须符合社会规范，非礼勿言，非礼勿动，非礼勿视，非礼勿听，这就是不应有带性色彩的粗俗和猥亵性言行举止，不用挑逗的目光盯视异性，不把目光较长时间地停留在异性身上的特定部位，不窃听恋人之间的交谈，以及不看不听色情淫秽的文字和音像出版物等。③不轻视和歧视异性，主要是女性。

性法律是维护社会两性秩序的强制性规范。如调戏妇女是流氓行为，强奸是犯法行为，均要受到有关法律的制裁。另外，如乱伦、纳妾也触犯法律。

六、“乱跑”的烦恼——子宫内膜异位症

（一）教你认识子宫内膜异位症

具有生长功能的子宫内膜组织出现在子宫以外身体其他部位时称子宫内膜异位症（EMS）。是女性不孕的主要原因之一。子宫内膜异位症属祖国医学“不孕”、“痛经”、“月经不调”、“癥瘕”等范畴。由于其病变所在的部位不同和病变的轻重不同，临床症状差异很大，不孕是其临床主要表现之一。EMS临床症状以痛经、不孕、月经紊乱等为典型表现，多发生在25~45岁的育龄妇女。文献报道EMS发病率约占育龄妇女的7%~50%，EMS不孕发生率高达30%~40%。上海医科大学妇产科医院研究报道，因不孕或盆腔痛就诊的妇女中有80%伴发EMS，无症状生育期妇女行输卵管结扎术时，发现22%的妇女伴发EMS。有证据提示，EMS具有自限性，约58%异位病灶能自行退缩和消失，而另一部分EMS患者病变却呈进行性发展。

（二）子宫内膜异位症是如何发生的

经血在自然流出的过程中夹有大量的子宫内膜组织，一旦在经血流行过程中，由于多种原因（宫颈管狭窄、剧烈运动、经期性交等）受阻、甚至逆流，这时脱落的子宫内膜上皮组织，就可能随经血而流入盆腔，植入到其他器官的表层，在随体内激素而发生周期性的变化，这就是本病形成的较常见原因之一。

中医认为气滞血瘀、寒凝血瘀、痰湿血瘀、湿热血瘀、气虚血瘀、肾虚血瘀是其常见原因。

（三）子宫内膜异位症有什么表现

子宫内膜异位症的表现与病变程度并无直接关系，有时病变严重，但不适表现较轻微，有时病灶小，但不适表现可能很严重。常见的表现包括：①痛经，严重痛经的发生率约为50%，大多为继发性痛经、进行性加重。一般于经前数天开始，呈周期性腹痛，也有疼痛周期与月经不同步而出现于经后者。病灶有严重粘连时，可以持续存在下腹部、腰骶部疼痛。②性交痛与肛门坠胀，尤其性交时感觉肛门坠胀或阴道胀痛是本病临床表现特征之一，通常以月经后半期更突出。③月经不调，可以表现为月经量多、经期延长、经期点滴不畅或经行似漏等。④不孕，据统计本病患者约有40%可能出现原发性或继发性不孕，而且其发生不孕与病情的严重程度无关，轻症与重症均可能导致不孕。⑤急性腹痛，多见于卵巢“巧克力囊肿”患者。“巧克力囊肿”中的异位内膜周期性脱落、出血，体积骤增，可以导致腹部胀痛。若囊肿破裂，巧克力样物质溢人盆腔，可导致剧烈腹痛，一般不致造成休克（多发生在经期或月经后半期）。

不同的病变部位出现的不适表现可能各异。如可出现排便、排尿疼痛，周期性血便、血尿，或可见周期性咯血、胸痛。经期或月经前后发生低热，或见切口瘢痕处周期性疼痛、结节等。

（四）子宫内膜异位征需做哪些检查

1. 妇科检查

可以查见子宫后倾、固定，正常或增大。单侧（或双侧）附件区可触及壁厚、边界不很清楚的囊性包块，有轻压痛，活动受限，严重者呈冰冻骨盆。或查见子宫骶骨韧带、子宫后壁、子宫直肠陷窝处有单个或多个触痛硬节。

2. 辅助检查

（1）血浆CA125水平，原是检查妇科恶性肿瘤的膜抗原，目前试用于诊断本病，敏感性为14%～53%．对可疑病人有辅助诊断价值。对于已确诊的病人，可作为追踪疗效的观察指标。

（2）酶联免疫吸附试验，可用于测定该病患者抗子宫内膜抗体水平，并借以协助诊断、评估疗效。

（3）催乳素测定，可分析是否合并高催乳素血症。

（4）B超检查可发现子宫后方或侧方有壁厚、粗糙的、内有分隔与子宫紧密相连的低回声区，或子宫后陷凹有不规则结节反射或少量积液等。

（5）腹腔镜检查可直接看到病变的范围与程度，从而确定分期，可结合输卵管通液判断其是否通畅。

（6）活组织检查是确诊本病最有力的证据（包括腹腔镜取活检）。

此外，当多方检查仍难确诊，又不能排除恶性肿瘤，或考虑急腹症（怀疑内膜异位囊肿破裂可能）时，应及时采取剖腹探查。有的患者还应结合临床作相关系统检查，如泌尿系统电子膀胱镜，消化系统电子纤维肠镜等。

（五）中医怎样治疗子宫内膜异位症

1. 子宫内膜异位征的辨证论治

在医生的指导下应用下列药物：

（1）气滞血瘀证

主要表现：婚久不孕。经前或经期少腹胀痛、拒按，痛引腰骶，或会阴、肛门下坠，或伴胸胁乳房胀痛，或经量少，或经行不畅，经色紫暗有块，块出痛减。舌质紫暗，或有瘀点、瘀斑、苔薄白、脉弦滑。妇科检查子宫略大，较固定，后穹窿、子宫骶骨韧带等处有触痛性结节，或附件粘连包块，月经前后肿块有明显大小之变化。子宫内膜异位症不孕患者表现高催乳素血症者临床辨证以气滞血瘀型多见。

治法：理气活血，化瘀消癥。

方药：香棱克异汤（庞保珍编著《不孕不育中医治疗学》）

制香附　三棱　莪术　炮山甲　制乳香　制没药　水蛭　川芎　血

竭　黄芪　菟丝子

（2）寒凝血瘀证

主要表现：婚久不孕。经前或经期下腹冷痛，痛引腰骶、会阴及肛门，得热痛减，经量少，经色暗有块，形寒肢冷，苔薄白，边有瘀点，脉沉细。妇科检查后穹窿、子宫骶韧带等处触及痛性结节。

治法：温经散寒，活血祛瘀。

方药：桂莪消异汤（庞保珍编著《不孕不育中医治疗学》）

桂枝　莪术　三棱　炮山甲　制附子　小茴香　当归　川芎　制香附　血竭　巴戟天　肉苁蓉

（3）痰湿血瘀证

主要表现：婚久不孕。经前或经期小腹掣痛，经色紫黯，而质稀，带下量多。形体肥盛，头晕沉重；或呕恶痰多；胸闷纳呆，或有泄泻；苔多厚腻，脉沉涩。

治法：化痰利湿，活血逐瘀。

方药：半棱逐异汤（庞保珍编著《不孕不育中医治疗学》）

半夏　三棱　苍术　白术　茯苓　滑石　香附　莪术　当归　昆布　水蛭　穿山甲

（4）湿热血瘀证

主要表现：婚久不孕，平时少腹时痛，经前或经期少腹疼痛加重。经行腹痛灼热拒按，或痛引腰骶、会阴及肛门；经血量多，经色深红，质稠有块；低热起伏；带下黄稠；小便短黄；大便有时干结；舌质红，舌尖有瘀点或瘀斑，苔黄而腻，脉弦数。该证型以子宫内膜异位症合并感染而致不孕者多见。

治法：清热利湿，活血祛瘀。

方药：薏竭涤异汤（庞保珍编著《不孕不育中医治疗学》）

薏苡仁　血竭　红藤　萆薢　黄柏　炮山甲　鳖甲　昆布　丹皮　制香附　茯苓

（5）气虚血瘀证

主要表现：婚久不孕，痛经，以经期及经后为甚，伴肛门坠胀，里急后重。月经量多，色淡；神疲肢倦；纳呆便溏；面色皖白；舌质淡胖，有瘀点瘀斑，苔薄白，脉细涩。

治法：益气化瘀。

方药：芪棱理异汤（庞保珍编著《不孕不育中医治疗学》）

黄芪　三棱　人参　白术　山药　莪术　生鸡内金　水蛭　柴胡

（6）肾虚血瘀证

主要表现：婚久不孕，盆腔结节包块，经行腹痛，腰脊酸软。月经先后不定期，量或多或少；神疲，头晕；面部色素沉着；性欲减退；舌淡黯，苔薄白，脉沉细。

治法：益肾调经，活血祛瘀。

方药：菟棱治异汤（庞保珍编著《不孕不育中医治疗学》）

菟丝子　三棱　熟地　山药　山萸肉　杜仲　枸杞子　当归　川芎　延胡索　莪术　柴胡

2. 子宫内膜异位症选哪些药膳

（1）气滞血瘀证：化瘀止痛粥：配方：丹参20克，桃仁10克，薤白12克，香附10克，粳米100克，红糖适量。制作：将前四味煎沸29分钟，去渣留汁，放入粳米，将熟加少许红糖，煮成粥后即可食用。用法：早、晚餐分两次服食，每日1剂。

红花青皮茶：配方：红花10克，青皮6克。制作：青皮切丝，与红花同人沙锅，浸泡30分钟后，煎煮30分钟，去渣取汁。用法：代茶饮，频频饮用，或早晚2次分服。

（2）寒凝血瘀证：三七鸡肉汤：参三七、干姜各10克，丹参20克，木香6克，鸡肉150克，大枣10枚。制作：先将三七、干姜、丹参、木香用纱布包，扎紧。鸡肉切块，洗净，入锅中，加水煮沸，去浮沫，加入料酒、葱、姜及药包，用小火煲至鸡肉酥，加盐、味精等，调味后，即可食用。

（3）痰湿血瘀证：陈七饮（自拟）：配方：陈皮10克，生姜末30克，三七粉2克。

制作：将上三味放入沸水中即可。用法：代茶饮。

（4）湿热血瘀证：败酱三七饮：佛手12克，玫瑰花10克，三七粉2克，败酱草30克，红糖适量。制法：佛手、败酱草放入锅中，加水适量，煮半小时后，加入玫瑰花煮沸4分钟，去渣取汁，加入三七粉、红糖溶化后，分次饮服。

（5）气虚血瘀证：留行猪肘煲：王不留行20克，黄芪15克，当归10克，干姜12克，猪肘250克。制法：猪肘去毛，斩块后洗净，王不留行、黄芪、当归、干姜用纱布包。将全部用料放入锅中，加清水适量，武火煮沸后，撇去浮沫，改用文火慢炖至酥，加盐、味精等调味后食用。

（6）肾虚血瘀证：牛膝复方酒（《太平圣惠方》）：牛膝120g，丹参、生地、杜仲、石斛各60g，好白酒1500g。制法用法：将上述五味药料共捣碎，放入瓷罐中，加入白酒浸泡，密封口，7天即成，去渣留酒备用。每次服30ml，每日1~2次。

3. 子宫内膜异位症如何选用中成药

（1）气滞血瘀证：妇科通经丸：口服。一次6克，一日2次。

（2）寒凝血瘀证：少腹逐瘀丸：口服。一次1丸，一日2~3次。

（3）痰湿血瘀证：丹黄祛瘀胶囊：口服。一次2~4粒，一日2~3次。

（4）湿热血瘀证：调经至宝丸：口服。一次9~12克，一日1~2次。

（5）气虚血瘀证：妇科回生丹：口服。一次1丸，一日2次。

（6）肾虚血瘀证：女宝胶囊：口服。一次4粒，一日3次。或定坤丹：口服。一次半丸至1丸，一日2次（每丸重10.8克）。

（六）子宫内膜异位症的预防

（1）对先天性的处女膜闭锁、宫颈粘连、阴道横膈与残角子宫等疾病，要到正规医院及早科学治疗。

（2）经期严禁性生活，行经期间要避免剧烈运动，以防止经血逆流的发生。

（3）人工流产、宫颈电灼、剖宫产等手术时，一定要防止重力挤压子宫发生经血的逆流。

（4）妊娠期与哺乳期对控制本病有作用，可酌情鼓励适龄未婚妇女结婚生育，并提倡母乳喂养。

七、“多余”的烦恼——子宫肌瘤

（一）子宫肌瘤是怎么回事

子宫肌瘤是女性生殖器官中最常见的一种良性肿瘤，也是人体中最常见的肿瘤之一，主要有子宫平滑肌细胞增生而成。其间有少量纤维结缔组织，但并非是肌瘤的基本组成部分，故又称为子宫平滑肌肌瘤。中医文献中没有子宫肌瘤这个病名，根据其临床表现，主要属于中医“癥瘕”、“月经过多”、“崩漏”、“带下”等范畴。尤其与《内经》记载的“石瘕”颇为相似。

（二）寻找子宫肌瘤的原因

子宫肌瘤形成的真正原因目前尚未明确，但多数专家认为与子宫肌层长期或过多的接受雌激素不规则的刺激，促使局部肌细胞增生有关。

中医认为气滞血瘀、气虚血瘀、痰瘀互结、湿热夹瘀、寒凝血瘀、阴虚血瘀、肾虚血瘀是其主要原因。

（三）子宫肌瘤的表现

1. 主要表现

（1）多数患者无不适表现：仅于妇科检查或B超检查时偶被发现。

（2）阴道流血：黏膜下肌瘤表现为月经量增多、经期延长或经期缩短，少数病例表现为不规则阴道流血。

（3）腹部包块：下腹可扪及实质不规则肿块，尤其是在膀胱充盈时腹部包块更为明显。

（4）白带增多：肌壁间肌瘤可有白带增多，黏膜下肌瘤更为明显，当其感染坏死时可产生多量脓血性排液，伴有臭味。

（5）压迫表现：多见于子宫体下段与宫颈肌瘤，压迫膀胱则出现尿频、尿急，甚至尿储留；压迫直肠出现排便困难。

（6）腰酸腹痛：浆膜下肌瘤蒂扭转时可出现急腹症。肌瘤红色变性时，腹痛剧烈且伴发热。

（7）其他表现：患者可伴有不孕、继发性贫血等。

2. 体征

（1）肌瘤超过3个月妊娠子宫大小时，可在下腹正中扪及肿块。

（2）妇科检查：肌壁间肌瘤或浆膜下肌瘤可扪及子宫增大质硬；肌瘤多发时，子宫呈不规则增大，表面凸凹不平，有结节感或不规则突出，质硬。黏膜下肌瘤若脱出宫颈口或阴道内，可见紫色光滑肿块，质硬，蒂的基底部在宫腔内无法触及。

（四）怎样确诊子宫肌瘤

本病常因早期无明显临床表现而不能发现，但可通过辅助检查或健康体检早期发现。

1. 妇科检查

腹部及阴道“双合诊”是妇科常规的检诊方法。检查时可触及增大的子宫，可触到子宫表面不规则凸起或质硬的块形物。如果是黏膜下肌瘤者，可检及突出于阴道内的紫红色光滑的球形肿物等。

2. 辅助检查

（1）B超：B超能较准确地显示子宫肌瘤的数目、大小与部位。

（2）诊断性刮宫：探测宫腔大小、宫腔形态与不规则突起。并将刮取的子宫内膜送病理检查，以除外并存的子宫内膜病变。

（3）宫腔镜检查：可直接窥视宫腔形态，明确诊断的同时可指导治疗。

（五）如何治疗子宫肌瘤

子宫肌瘤的治疗，需要依据患者年龄、肌瘤生长部位、大小及其对生育的要求，结合子宫肌瘤的发展速度、临床表现和体征等情况确定。

1. 哪些患者适宜药物治疗

（1）体检时发现子宫肌瘤，其肌瘤不大，且无明显的临床表现，进展也不快，这时不必恐慌，可以先选取药物治疗，定期复查随访观察。

（2）患者年龄在45岁以上，已近绝经期，其肌瘤小于4厘米者，可先用适当的药物治疗，并定期复查。

（3）患者年龄在30岁以下，或为晚婚未孕，肌瘤大小在4厘米以内，并无月经紊乱与贫血者，宜在医生指导下药物调治，定期复查。

2. 什么情况适宜手术治疗

子宫肌瘤虽是妇科良性肿瘤，但当肌瘤迅速发展，或对邻近器官产生压迫、浸润时，手术疗法当然是治愈本病的措施。

（1）经定期B超监测，子宫肌瘤发展迅速，且发生对邻近器官形成浸润、压迫等现象时，可考虑手术治疗。

（2）肌瘤虽不很大，但位于黏膜下，临床又经常出现月经过多、愆期等表现，并有严重贫血现象时，宜用手术治疗。

（3）年龄在40岁左右，子宫肌瘤体积较大，已超过5厘米以上，并已完成计划生育任务者，可以考虑手术治疗。

（4）B超发现宫内存在2个以上的“多发性子宫肌瘤”，已生育且子女健康者，可以考虑手术。

3. 如何选择适当的手术方式

手术方式与方法的选择应随着科学的发展和个体需要而定。目前可供选择的有：宫（腹）腔镜下肌瘤剔除的微创手术，射频、激光等的光、热物理疗法等。如果肌瘤较大或多发性的，而且已经完成生育任务的，宜行子宫切除术，这时又应慎重考虑是行“全切术”、还是“次全切术”

等术式。应根据具体病情，在医生指导下进行抉择。值得提醒的是手术的刀口越大，暴漏的就越充分，利于手术的顺利进行，外面的刀口大，内脏的伤害反而小。

（六）中医如何治疗子宫肌瘤

1. 中医辨证论治子宫肌瘤

（1）气滞血瘀证

主要表现：胞中结块（子宫肌瘤），小腹胀痛或刺痛，月经先后不定，经量或多或少，有块，经行难净，经色黯；精神抑郁，胸闷不舒，善太息，面色晦黯，肌肤甲错；舌质紫黯，或有瘀斑，脉沉弦涩。

治法：疏肝行滞，化瘀散结。

方药：柴胡逐瘀汤（庞保珍编著《不孕不育中医治疗学》）

柴胡　香附　枳壳　三棱　莪术　昆布　元胡　白术　当归　白芍

（2）气虚血瘀证

主要表现：胞中结块（子宫肌瘤），月经先期，量多，色淡，质稀，夹有大血块，小腹坠痛，带下量多，色白质稀薄，四肢乏力，少气懒言，舌淡暗，苔薄白，脉虚细而涩。

治法：补气健脾，化瘀散结。

方药：济气逐瘀汤（庞保珍编著《不孕不育中医治疗学》）

黄芪　人参　白术　赤芍　川芎　当归　三棱　莪术　水蛭

（3）痰瘀互结证

主要表现：胞中结块（子宫肌瘤），经色暗红，经量或多，淋沥难净，经间带下增多，色白，质黏腻；胸院痞闷，形体肥胖，腰腹疼痛；舌体胖大，紫黯，有瘀斑、瘀点，苔白厚腻，脉弦滑或沉涩。

治法：化痰除湿，化瘀散结。

方药：导痰逐瘀汤（庞保珍编著《不孕不育中医治疗学》）

陈皮　半夏　茯苓　青皮　香附　苍术　厚朴　桂枝　丹皮　桃仁　赤芍　昆布

（4）湿热夹瘀证

主要表现：胞中结块（子宫肌瘤），经行量多色红，经期延长，带下量多，色黄如脓，或赤白兼杂，下腹疼痛，兼见身热口渴，心烦不宁，大便秘结，小便黄赤；舌黯红，有瘀斑，苔黄，脉弦滑数。

治法：清热利湿，化瘀散结。

方药：清宫逐瘀汤（庞保珍编著《不孕不育中医治疗学》）。

白花蛇舌草　败酱草　马齿苋　薏苡仁　大黄　丹皮　赤芍　瓜蒌

（5）寒凝血瘀证

主要表现：胞中结块（子宫肌瘤），月经后期，量少，色黑红，夹有血块，小腹冷痛拘急，带下量多，色白，质稀，四末不温，舌质淡紫，苔薄白，脉沉紧。

治法：暖宫散寒，化瘀散结。

方药：暖宫逐瘀汤（庞保珍编著《不孕不育中医治疗学》）

小茴　艾叶　紫石英　肉桂　淫羊藿　巴戟天　当归　川芎　元胡　三棱　莪术

（6）阴虚血瘀证

主要表现：胞中结块（子宫肌瘤），下腹刺痛，月经延后、量少，或先期量多色红，带下甚少，或阴中干涩，口干目涩，五心烦热，两颊潮红，头晕目眩，舌质紫红，或有瘀点、瘀斑，苔薄黄，脉细数。

治法：滋阴养血，化瘀散结。

方药：济水行舟汤（庞保珍编著《不孕不育中医治疗学》）

熟地　山药　山萸肉　麦冬　沙参　丹皮　地骨皮　川楝子　昆布　水蛭

（7）肾虚血瘀证

主证：胞中结块（子宫肌瘤），月经量多或少，经行腹痛较剧，经色紫黯有块，婚久不孕或曾反复流产；腰酸膝软，头晕耳鸣；舌质紫黯，或有瘀点瘀斑，脉弦细。

治则：补肾益精，化瘀散结。

方药：济肾逐瘀汤（庞保珍编著《不孕不育中医治疗学》）

巴戟天　菟丝子　杜仲　续断　香附　当归　三棱　莪术　水蛭

2. 可选用的药膳

（1）气滞血瘀证：苏芎猪肉汤：配料：苏木12克，川芎10克，香附6克，黑木耳30克，穿山甲片3克，猪肉250克。制作：黑木耳水发，洗净；猪肉切块，焯水去浮沫；药物用纱布包后，扎紧。将料放锅中，加水、盐、料酒，煮沸后，改小火，炖30分钟，加入味精，即可食用。

（2）气虚血瘀证：参七鸡（自拟）：配方：生晒参10克，丹参100克，三七粉2克，乌鸡1只。制作：先宰杀鸡去毛和内脏，将人参、丹参、三七粉塞入鸡腹中，加入葱、姜、料酒、食盐等调料，隔水蒸熟即成。用法：分多次吃肉喝汤，或佐餐食用。每日或间日1剂。

三七牛肉汤：配方：三七粉1.5克，山药10克，牛肉100克。制作：牛肉洗净切成小块，与三七、山药粉共炖成汤，加胡椒、姜、葱、酱油适量调味。用法：午、晚餐佐餐食用。每日1剂。

（3）痰瘀互结证：陈七饮（自拟）：配方：陈皮10克，生姜末30克，三七粉2克。

制作：将上三味放入沸水中即可。用法：代茶饮。

（4）湿热夹瘀证：薏苡丹参粥：生薏苡仁30克，丹参15克，糯米150克。制作：先将丹参加水，煎30分钟，取汁去渣。生薏苡仁洗净，糯米淘净，入锅中，加水及药汁，熬成粥，即可食用。

（5）寒凝血瘀证：姜七饮（自拟）：配方：红糖30克，生姜20克，三七粉2克。制作：将上三味放入沸水，混合均匀即可。用法：代茶饮。

桂七炖猪肚（或羊肚）（自拟）：配方：猪肚（或羊肚）150克，肉桂2克，川椒2克，小茴香2克，三七粉2克，粳米30g，葱、姜及调料适量。制作：将肉桂、川椒、小茴香研末，备用。猪肚（或羊肚）洗净，装入药末、粳米及适量的葱、姜、调料，扎口入锅中，加水适量，微火煮至烂熟即成。用法：可作为中、晚餐菜肴，适量食用。

（6）阴虚血瘀证：丹参生脉饮（自拟）：配方：太子参15g，麦冬30g，丹参20g，当归10g，炙甘草6g，三七粉2克，熟蜂蜜适量。制作：前5味加水浸泡约半小时，煎煮滤汁两次，去渣，药汁中兑入三七粉、适量蜂蜜即成。用法：每日1剂，分2~3次饮服。

洋参丹玉茶：配方：西洋参3g，玉竹10g，丹参15g，山楂6g，炙甘草6g。

制作：以上诸药加水浸泡，于沙锅内煎煮后，倾入饮茶容器中；或将诸药置饮茶容器中，以开水沏，代茶饮用。用法：代茶频频饮用。

（7）肾虚血瘀证：枸杞三七饮（自拟）：枸杞子10g，三七粉1g，以开水沏，代茶饮用。

3. 可口服的中成药

在医生指导下可应用下列药物。

（1）气滞血瘀证：五香丸：口服。一次6克，一日2~3次。

（2）气虚血瘀证：止痛化癥胶囊：益气活血，散结止痛。口服。一次4~6粒，一日2~3次。

（3）痰瘀互结证：桂枝茯苓胶囊：口服。一次3粒，一日3次。

（4）湿热夹瘀证：妇科千金片：口服。一次6片，一日3次。

（5）寒凝血瘀证：调经化瘀丸：口服。一次20克，一日2次。

（6）阴虚血瘀证：血府逐瘀口服液：口服。一次1支，一日3次。

（7）肾虚血瘀证：定坤丹：口服。一次半丸至1丸，一日2次（每丸重10.8克）。

（七）子宫肌瘤的预防

（1）调节情志，保持乐观。要重视调畅情志，使肝气条达，气血通畅无滞，则可减少本病的发生与发展。

（2）注意外阴清洁。尤其阴道出血时间较长者，要特别注意外阴保洁，以防止继发感染的发生。

（3）合理使用激素类药物。因为本病的发生、发展与雌激素的长期不良刺激有关，故要特别注意，合理、适量地使用性激素，尤其要注意避孕药的使用。

（4）合理膳食。由于本病患者大多月经紊乱，不同程度存在贫血，故宜于平时适当增加铁剂与高蛋白的食物。

八、多囊卵巢综合征带来的“代谢”烦恼

（一）什么是多囊卵巢综合征

多囊卵巢综合征（PCOS）于1935年首先由Stein－Leventhal提出，多囊卵巢综合征（polycystic ovarian syndrome，PCOS）是妇科临床常见的内分泌失调性疾病。是一种发病多因性、临床表现呈多态性的内分泌失调综合征，以雄激素过多和持续无排卵为主要临床特征。主要表现为月经失调、不孕、多毛、痤疮、肥胖、黑棘皮症等。将其归属于中医“闭经”、“月经后期”、“崩漏”、“癥瘕”“不孕”等范畴，远期可以并发心血管疾病、糖尿病、子宫内膜癌等。

多囊卵巢（PCO）于PCOS是两个不同的概念。PCO只表现为卵巢呈多囊性改变，而无临床症状及血激素的改变，可由其他疾病引起。

（二）找出多囊卵巢综合征的原因

病因迄今尚不清楚，主要与肾上腺功能失调、细胞色素P450c 17α调节失常、胰岛素生长因子的异常、肥胖、下丘脑－垂体功能异常及遗传因素有关。PCOS内分泌改变主要包括：高LH/FSH比值、高雄激素血症、高胰岛素及胰岛素抵抗、血清催乳激素水平升高等。

中医认为本病的病因病机主要是肾肝脾三脏功能失常（肾虚是主要因素），肝肾亏虚天癸迟至，脾虚内生痰湿，阻塞冲任，气机不畅，血行瘀滞，冲任不能相资，胞宫藏泄失职而发本病。病性多属虚实夹杂；病位主要在冲任、胞宫以及肾、肝、脾。中医认为肾虚、肾虚痰实、肝郁化火、肾亏血瘀、气滞血瘀是其主要原因。

（三）多囊卵巢综合征的表现

月经异常，表现为月经稀发、闭经、不规则子宫出血；高雄激素体征，如性毛过多、痤疮；肥胖，常呈腹部肥胖型（腰围/臀围≥0.80）；不孕。

全身检查：可见肥胖、多毛、痤疮、黑棘皮症。

妇科检查：阴毛较长而浓密，可布及肛周、下腹部及腹正中线，可触及一侧或双侧卵巢。

（四）如何确诊多囊卵巢综合征

1. 实验室及其他检查

（1）血清生殖激素测定

①血清睾酮、双氢睾酮、雄烯二酮浓度增高，提示过多的雄激素主要来源于卵巢。硫酸脱氢表雄酮是肾上腺产生雄激素的标志物，多囊卵巢综合征时其浓度正常或增高。

②FSH、LH 测定：血清 LH 水平升高，FSH 水平正常或偏低，LH/FSH≥2，无排卵前 LH 峰值出现。肥胖患者由于瘦素等因素对中枢 LH 的抑制作用，LH/FSH 的比值也可在正常范围。

③雌二醇：相当于卵泡期水平。

④催乳激素（PRL）：部分患者轻度升高。

（2）B 超检查见双侧卵巢均匀性增大，包膜回声增强，一侧或双侧卵巢内直径为 2～9mm 的卵泡数≥12 个，围绕卵巢边缘，呈车轮状排列，称为项链征。连续监测未见主导卵泡发育及排卵迹象。

（3）基础体温测定多呈现单相型。

（4）其他腹部肥胖患者，应检测空腹血糖及口服葡萄糖耐量试验（OGTT），还应测空腹胰岛素及葡萄糖负荷后血清胰岛素。肥胖型患者测空腹血脂。

2. 辨病要点

月经稀发或闭经或不规则阴道出血是诊断的必要条件，另外再符合下列2项中的1项：①高雄激素的临床表现或高雄激素血症；②超声表现为PCO。并逐一排除其他可能引起高雄激素血症的疾病和引起排卵异常的疾病才能确诊PCOS。

（五）中医如何治疗多囊卵巢综合征

1. 中医辨证论治多囊卵巢综合征

在医生指导下可采用下列药物。

（1）肾虚证

主要表现：婚久不孕。月经后期，量少，色淡，质稀，渐至闭经，伴头晕耳鸣，腰膝酸软，形寒肢冷，大便不实，小便清长，形体肥胖，多毛，性欲低下；舌淡，苔白，脉细无力。

治法：补肾填精，调补冲任。

方药：济肾续嗣丹（庞保珍编著《不孕不育中医治疗学》）

熟地　山药　山萸肉　鹿角胶（烊化）　紫石英　杜仲　菟丝子　巴戟天　柴胡　当归　三棱

（2）肾虚痰实证

主要表现：婚久不孕。月经稀少或闭经，腰酸腿软，乏力怕冷，肥胖多毛，胸闷泛恶，或大便溏薄，舌质淡胖，苔薄腻，脉滑细。

治法：补肾化痰。

方药：济肾涤痰丹（庞保珍编著《不孕不育中医治疗学》）

菟丝子　补骨脂　仙灵脾　山萸肉　鹿角霜　紫石英　白术　黄芪　昆布　白芥子　茯苓

（3）肝郁化火证

主要表现：婚久不孕，月经稀少、闭经或不规则流血，形体壮实，毛发浓密，面部痤疮，乳房胸胁胀满，口干喜冷饮，大便秘结，苔薄黄，脉弦数。

治法：清肝泻火。

方药：济水清肝丹（庞保珍编著《不孕不育中医治疗学》）

生地　玄参　山萸肉　山药　丹皮　龙胆草　栀子　黄芩　柴胡　知母　菟丝子　昆布

（4）肾亏血瘀证

主要表现：婚久不孕，月经稀少或闭经，或经来淋漓不尽，色淡暗，或有血块，畏寒怕冷，腰酸腿软，头晕耳鸣，舌暗红，舌边有瘀点，脉沉细或沉滑。

治法：补肾祛瘀。

方药：济肾逐瘀丹（庞保珍编著《不孕不育中医治疗学》）

熟地　山萸肉　巴戟天　菟丝子　肉苁蓉　仙灵脾　三棱　莪术　当归　柴胡　益母草　昆布

（5）气滞血瘀证

主要表现：婚久不孕。月经延后，或量少不畅，经行腹痛，拒按，或闭经，精神抑郁，胸胁胀满；舌质暗紫，或有瘀点，脉沉弦或沉涩。

治法：行气导滞，活血化瘀。

方药：香蛭赞孕丹（庞保珍编著《不孕不育中医治疗学》）

香附　水蛭　当归　川芎　枳壳　延胡索　三棱　莪术　菟丝子　甘草

2. 可选用的药膳

（1）肾虚证：莲子萸肉糯米粥：配方：莲子肉 30g，山萸肉 15g，糯米适量。制作：将三味洗净后同放锅中加水，用文火煮熟后即可。用法：早晚餐分 2 次服食，每日 1 剂。

双耳益肾羹：配方：银耳 6g，猪脑（或牛羊脑）1 副，黑木耳 6g，香菇 6g，鹌鹑蛋 3 个，何首乌汁 2 茶匙。制作：将木耳、香菇水发后切丝，水发银耳切碎，猪脑洗净去筋，蒸熟切粒。将上述各原料放入开水锅内煮熟，再放入去壳的鹌鹑蛋和首乌汁，调好口味，勾人稀淀粉成羹。用法：供早晚餐温热服用。

（2）肾虚痰实证：半夏枸杞粥（自拟）：组成：半夏 10 克，陈皮 10 克，淮山药 60 克，枸杞子 10 克。制法用法：半夏，陈皮先煮半小时，去渣取汁两大碗。淮山药磨成面，淮山药面与枸杞子，放入半夏汁内，煮沸30分钟成粥即可食用。

（3）肝郁化火证：二花茶（自拟）：配方：月季花9克（鲜品加倍），玫瑰花9克（鲜品加倍），丹皮9克，菊花9克，绿茶3g。制法用法：上药制粗末，用沸水冲泡10分钟，不拘时温饮，每日1剂。连服数日。

（4）肾亏血瘀证：牛膝复方酒(《太平圣惠方》)：组成：牛膝120g，丹参、生地、杜仲、石斛各60g，好白酒1500g。制法用法：将上述五味药料共捣碎，放入瓷罐中，加入白酒浸泡，密封口，7天即成，去渣留酒备用。每次服30ml，每日1~2次。

牛膝叶粥(《太平圣惠方》)：由牛膝叶30g，粳米100g，豉汁适量组成。

（5）气滞血瘀证：化瘀止痛粥：配方：丹参20克，桃仁10克，薤白12克，香附10克，粳米100克，红糖适量。制作：将前四味煎沸29分钟，去渣留汁，放入粳米，将熟加少许红糖，煮成粥后即可食用。用法：早、晚餐分两次服食，每日1剂。

红花青皮茶：配方：红花10克，青皮6克。制作：青皮切丝，与红花同人沙锅，浸泡30分钟后，煎煮30分钟，去渣取汁。用法：代茶饮，频频饮用，或早晚2次分服。

3. 可服的中成药

在医生指导下可酌情采用下列药物。

（1）肾虚证：安坤赞育丸：口服。一次1丸，一日2次。或归肾丸：口服。一次9克，一日3次。

（2）肾虚痰实证：五苓散：一次9克，一日2次。

（3）肝郁化火证：加味逍遥口服液：口服。一次10毫升，一日2次。

（4）肾亏血瘀证：定坤丸：口服。小蜜丸一次40丸，大蜜丸一次1丸，一日2次。或定坤丹：口服。一次半丸至1丸，一日2次（每丸重

10.8 克)。

(5) 气滞血瘀证：血府逐瘀口服液：口服。一次 1 支，一日 3 次。

(六) 多囊卵巢综合征的预防

1. 调节情志，保持乐观。

2. 合理膳食。特别是体胖者要适量减少食量，适量饮水，饮水不足也是肥胖的原因之一。

3. 食量运动。尤其是体胖者，要食量增加运动，科学控制体重。

九、需要重视的带下病

（一）白带与带下病不是一回事

妇女阴道内有少量、白色、无臭的分泌物，滑润黏膜，称为“白带”，是正常的生理现象。其排出量的多少往往与体内雌激素水平的高低有关。因此，一般在“排卵期”、“妊娠期”及月经前后，白带可以增多。

中医认为白带是人体的一种“阴液”，由脾运化，肾闭藏，任、带二脉司约。肾气充盛，脾气健运，任脉通调，带脉固束时，阴液布于胞中，润泽于阴部，则“津津常润”，这就是生理性的带下，它本不是疾病。若肾气不足，脾运失健，任脉失固，带脉失约等，则出现带下过多，或色、质异常，气味秽臭，并有局部瘙痒、灼热、疼痛，或伴腰酸、小腹胀痛等表现时，这才是病理性的带下，医学上称之为“带下病”，带下病常提示内分泌失调或器官存炎征等，因此，要重视带下病的研究与防治。

带下病是指带下量明显增多或减少，色、质、气味发生异常，并伴有局部或全身症状为特征的疾病。带下一词，首见于《素问·骨空论》，其曰：“任脉为病，……女子带下瘕聚。”所谓带下病，有广义、狭义之分。广义者，泛指带脉以下的一切妇产科疾病；狭义者，又有生理与病理之分。

（二）寻找带下病的原因

妇女在正常情况下阴道流出少量分泌物，这是正常的“白带”，其量不多，通常为白色，或透明的液体。如果量多，而且发生色、质和量有变化时，就是异常现象。白带增多可有以下原因导致：

1. 炎症引起

女性生殖器官不管哪一部分发生感染，如阴道、子宫颈、子宫内膜、输卵管以及盆腔等，均可以引起炎症，导致白带增多。

妇女生殖器官炎症可以引起白带增多，而炎症发生大多又是病原体感染所致。您可能在想为什么妇女健康时不发炎，生病了就会发生感染。这是因为健康妇女的阴道内环境呈微酸性，它不利于细菌生长，对于病原体的侵入，产生了自然的防御功能。若不良的生活习惯如有人喜欢用沐浴液清洗阴道内部，或者性生活不节，或者不注意公共卫生等，破坏了这种正常的防御功能，病原体就容易侵入发生炎症。

此外，病原体的毒性与数量是发病的另一因素。由于日常生活中的疏忽，感染了大量、毒性较高的病原体，例如在一些宾馆、浴场、浴室的公用卫生洁具上，感染了大量的污染和感染毒性较强的病原体，致使机体无法抗衡而发病。

当您因白带异常而去医院检查后，医生可能会告诉您，这是“非特异性阴道炎”。那么这究竟什么是“非特异性尿道炎”呢？当阴道发生炎症时，没有检测到所感染的特殊病原体，如细菌、病毒、原虫、衣原体、支原体时，医学上称为“非特异性炎症”。那么非特异性阴道炎又是怎样发生的呢？最常见的是阴道壁的损伤，包括检查创伤、运动伤等，还有阴道内异物如避孕套遗留、阴道塞药、月经栓等，还有因为过度的冲洗阴道，尤其是经常用高锰酸钾、洗必泰、洁尔阴等，另外与妊娠有关的流产、产后感染的子宫分泌物刺激等。总之，在某种情况下，使阴道的正常防御功能遭受破坏，但未发现致病的病原体，属于物理、化学性刺激的炎症，统称为“非特异性阴道炎”。

2. 盆腔肿瘤

某些肿瘤的病理变化可以使白带增多，如卵巢瘤、输卵管瘤、子宫肌瘤、盆腔内的各种恶性肿瘤。

3. 阴道或宫内异物

当物理、化学性因素刺激阴道或子宫黏膜时，可以使白带增多，如节育环、药物塞阴、避孕套遗留等。

4. 其他因素

精神紧张、失眠、过度疲劳、身体不适等，也可出现一时性的白带增多。

5. 中医认为导致带下病的原因

本病的主要病机是湿邪伤及任带二脉，使任脉不固，带脉失约。湿邪是导致本病的主要原因，但有内外之别。脾肾肝三脏功能失调是产生内湿之因，脾虚失运，则水湿内生；脾肾虚衰，气化失常，则水湿内停；肝郁侮脾，则肝火夹脾湿下注。外湿多因久居湿地，或涉水淋雨，或摄生不节，或不洁性交等，以致感受湿热毒虫邪。临床常见有脾虚、肾阳虚、阴虚夹湿、湿热下注、热毒蕴结等类型。

（三）带下病的表现

1. 全身与局部表现

带下量多，伴有带下的色、质、气味异常；或伴外阴瘙痒，瘙痒部位主要为阴道口及外阴，或伴灼热、疼痛、性交痛等，或兼有尿频、尿急、尿痛等局部及全身症状。

2. 体征

可无明显阳性体征，或见阴道炎、宫颈炎、盆腔炎甚至妇科肿瘤的体征。

（四）带下病应做哪些检查

带下病，首先是以白带的色泽、质及伴随的症状来判断，为了明确本病的病位，查清致病原因，一般要求患者做以下检查：

1. 妇科检查

了解生殖道包括外阴、阴道、宫颈、子宫与盆腔有无炎症、器质性病变等。

2. 阴道分泌物检查

了解阴道清洁度，是否有滴虫、芽胞、假菌丝与其他病原体。

3. 宫颈拭子病原体培养

了解是否有衣原体、支原体、淋病奈瑟菌与其他病原体。

4. 激素测定

了解内分泌代谢紊乱情况。

5. B超检查

明确生殖器官器质性病变。如可了解是否有子宫肌瘤存在，肌瘤大小、位置和部位等。

（五）中医怎样治疗带下病

1. 带下病的中医辨证论治

（1）脾虚证

主要表现：带下量多，色白或黄，质稀薄，绵绵不断，无臭气；面色晄白或萎黄，四肢不温，精神倦怠，纳少便溏，或四肢浮肿，舌淡苔白或腻，脉细缓。

治法：健脾益气，升阳除湿。

方药：完带汤(《傅青主女科》)。

白术　山药　人参　白芍　苍术　甘草　陈皮　黑芥穗　柴胡　车前子

（2）肾阳虚证

主要表现：带下量多，绵绵不断，质稀薄，腰酸如折，畏寒肢冷，小腹冷感，面色晦黯，小便清长，夜间尤甚，大便溏薄，舌淡，苔白润，脉沉迟。

治法：温肾培元，固涩止带。

方药：内补丸(《女科切要》)。

鹿茸　菟丝子　潼蒺藜　黄芪　肉桂　桑螵蛸　肉苁蓉　制附子　白蒺藜　紫菀茸

（3）阴虚夹湿证

主要表现：带下量多，色黄或赤白相兼，质黏稠，有异味，阴道灼热感，或阴部瘙痒，手足心热，咽干口燥，腰酸耳鸣，或头晕眼花，舌质红，苔少或黄腻，脉细数。

治法：滋肾益阴，清热利湿。

方药：知柏地黄丸(《医宗金鉴》)。

熟地黄　山萸肉　山药　泽泻　茯苓　丹皮　知母　黄柏

（4）湿热下注证

主要表现：带下量多，色黄或黄白或呈脓性，质黏腻，有臭气，或带下色白质黏如豆渣样，外阴瘙痒，胸闷口腻，小腹作痛，小便短赤，舌红，苔黄腻，脉滑数。

治法：清利湿热，解毒杀虫。

方药：止带方(《世补斋医书·不谢方》)。

猪苓　茯苓　车前子　泽泻　茵陈　赤芍　丹皮　黄柏　栀子　牛膝

（5）热毒蕴结证

主要表现：带下量多，黄绿如脓，或赤白相兼，或五色杂下，质黏腻或如脓样，有臭气，或臭秽难闻，小腹作痛，烦热口干，小便短赤，大便干结，舌红，苔黄或黄腻，脉滑数。

治法：清热解毒。

方药：五味消毒饮(《医宗金鉴》)。

蒲公英　金银花　野菊花　紫花地丁　紫背天葵

2. 可选用的药膳

（1）脾虚证：参芪鸽汤：配方：西洋参 3 克，黄芪 15 克，乳鸽 1 只。

制作：将乳鸽去毛及内脏（不必清洗腹腔内余血），加入参片、黄芪，加水适量，隔水蒸炖 1 小时，加盐少许即可。用法：饮汤食肉，嚼食参片。

参苓红糖饮（自拟）：配方：红参 3g，茯苓 10g，红糖适量。制作：将前二味加水文火煎煮，去渣取汁，加入红糖再煎片刻即可。用法：每日分 2 次服。

（2）肾阳虚证：鹿角胶粥：配方：鹿角胶 10g，粳米 30g，姜末、精盐各少许。制作：先煮粳米作粥，待沸后加入鹿角胶、姜末，同煮为稀粥，加少许精盐即成。用法：每日分 2 次早晚服食，连服 3～5 天。

炮姜当归烧羊肉：配方：羊肉 500g，当归 12g，生地 10g，炮姜 10g，酱油、米酒、糖适量。制作：将羊肉切块，放入沙锅内，加其后诸味，用文火煮熟透即可。用法：可作中、晚餐菜肴，分次适量服食。

肉苁蓉炖羊肾：配方：肉苁蓉 15g，羊肾 1 个，佐料适量。制作：将羊肾去臊洗净，肉苁蓉用纱布包好，二者人沙锅加水同炖煮，羊肾熟烂时加入适量调料再煮几分钟即可。用法：吃肉饮汤。

（3）阴虚夹湿证：山药苡仁粥（自拟）：组成：薏苡仁 60 克，粳米 60 克，茯苓 15 克，淮山药 30 克，生地黄 20 克，盐 5 克，味精 2 克，香油 3 克。制法用法：将茯苓磨成细粉，薏苡仁洗净捣碎，粳米、淮山药、生地黄淘洗，同入煲内，加水适量，共煮为粥。粥熟后调入盐、味精、香油即可。温热食之，日服 2 次。

（4）湿热下注证：茵陈栀子仁粥：配方：茵陈 30～60 克，栀子仁 3～5 克，香附 6 克，鲜车前草 30 克，粳米 50～100 克，白糖适量。制作：将四味药加水共煎为汤液，与粳米一起加水煮成粥，最后加糖。用法：每日 2～3 次，适量服用。

（5）热毒蕴结证：银花莲子汤：配方：金银花 30 克，牡丹皮 15 克，莲子30克，白糖适量。制作：前两味水煎，去渣取汁，放入莲子再煎煮至熟烂，加适量白糖拌匀即可。用法：分早晚吃莲肉饮汤。

鸡冠马齿藕汁饮：配方：鲜鸡冠花（白）250克，鲜马齿苋250克，鲜藕汁250克，白砂糖适量。制作：前两味洗净，加水适量煎煮3次，每次20分钟，去渣取汁，文火浓缩后加入鲜藕汁，再浓缩至稠黏时，拌入白砂糖，拌匀晾干，装瓶备用。用法：每服20克，开水冲化饮服，每日3次。

3. 可服的中成药

（1）脾虚证：千金止带丸：口服。水丸一次6~9克，一日2~3次。

（2）肾阳虚证：妇宝颗粒：开水冲服。一次20克，一日2次。或海龙胶口服液：口服。一次40毫升（2支），一日1~2次。或定坤丹：口服。一次半丸至1丸，一日2次（每丸重10.8克）。或复方玄驹胶囊：口服。一次3粒，一日3次。

（3）阴虚夹湿证：知柏地黄片：口服。一次6片，一日4次。

（4）湿热下注证：康妇炎胶囊：口服。一次3粒，一日2次。或妇科千金片：口服。一次6片，一日3次。或抗宫炎片：口服。糖衣片一次4片，一日3次。

（5）热毒蕴结证：金刚藤糖浆：口服。一次20毫升，一日3次。或花红胶囊：口服。一次4~5粒，一日3次。

4. 可用的外治法

湿热下注证：保妇康栓：洗净外阴部，将药栓置于阴道深部。每晚1粒。

湿毒蕴结证：苦参洗剂：取适量，稀释至30%~50%浓度，擦洗外阴，每日1~2次。

（六）带下病的预防

1. 女性不宜穿化纤内裤

内裤直接与外阴接触，用什么样材料制作对健康有很大影响。过去我们一般都穿棉布或棉针织制品，随着科学技术的发展，各种化纤织物如尼龙、丙纶、腈纶、涤纶等问世，并且制成各种衣、裤，以其坚实耐用、外观美丽等优势深受欢迎。虽然这类织品有许多优点，但是由于纤维比较粗、硬，吸湿性能与通透性较差，易引起皮肤过敏，况且女性特有的生理特点，平时外阴部受到阴道分泌物、尿、便等的污染，经常是湿润的，化纤织物既不吸湿，通透性又差，不易使湿气蒸散出去，若外阴部终日受到分泌物、湿气的浸渍，很容易引起炎症，尤其是发生阴道等的炎症。特别是肥胖的女性，就更容易发生外阴炎或外阴湿疹等。

另外，夏季很多女性爱穿流行的连裤袜可以吗？连裤袜的裤子部分弹性较好，犹似腹带的作用，女性穿着有舒适感，春秋之季穿着未尝不可，但夏季炎热，穿此就不合适了。因为连裤袜是一种化纤类织品，且有一定弹性，穿后使内裤紧贴外阴部，且连裤袜穿着相当于内裤外再加一保温层，就使外阴部的湿气与热气不容易蒸散，久用则使两腿内侧及外阴部发生皮炎或湿疹。因此，女性夏天，尤其是炎热的暑令，最好不要在内裤外再穿连裤袜。

2. 便后科学用纸擦拭

为了减少和防止污染，日常生活中还应该注意便后用纸擦拭的方向。这对男性关系可能不大，但对女性却是非常重要。因为女性肛门的前方就是阴道，二者距离甚近，只有 3～4 厘米，若女性生孩子时会阴裂伤就只有 1～2 厘米，大便后如果向前擦，不但有可能将粪便带到阴道口，污染阴道，且极易将微生物、寄生虫虫卵、细菌等带入阴道，而造成感染，发生阴道炎、宫颈炎。因此，女性大便以后擦拭不但要用质地柔软的卫生纸，更要注意向后侧方擦拭，可以避免由此造成的感染。

3. 改变不健康的生活方式

（1）注意外阴部清洁卫生，一般每天或酌情天数清洗外阴 1 次，清洗时只用清洁的温开水，不要长期使用高锰酸钾溶液等，以减少对于阴道黏膜的刺激。更不可将手指伸入阴道内去清洗阴道内部，避免损伤阴道的内膜屏障。

（2）房事有节，可以根据年龄与身体状况酌情而定，但绝对禁止月经期性交。

（3）科学生活，劳逸结合，动静相宜，不要过度疲劳，以免降低抵抗力。

（4）旅游、出差时最好不洗盆浴，不用旅店、浴池、游泳池等公共场所提供的毛巾或浴巾，以避免或减少病原体的感染。

（5）妊娠期必须定期进行产前检查，并适当控制性生活。

4. 自我按摩法

（1）摩腹运丹

具有运脾补肾，固关涩精之功。

操作方法：①通腹法：一手掌或双手叠加，横置中脘，沿腹中线，以小鱼际着力，下压至脐下，并渐移至大鱼际，下压至耻骨上缘，反复（5～10次）地压腹，以酸胀为度。②太极摩腹：双掌相压，掌心虚空，置脐上，以腕带掌，由大鱼际、指掌、小鱼际，掌握循环着力，沿顺时针方向揉压旋转，复以逆时针方向旋转揉压，各36次，使腹感热胀为度。③按压纳气：以拇指端或中指端点压气海、关元，劲力深透，以胀麻为度。

（2）补脾运肾

具有补脾益肾、填益精髓之功。

操作方法：①揉搓膝腿：双膝直伸，或屈膝垂悬，放松关节，两手着力于膝上，掌扶髌上，食、中指分别扣压膝眼，以感酸胀为度；两手掌以小鱼际夹持膝下，快速前后搓、揉于阳陵泉、足三里等处，使有热胀感为度。②搓擦涌泉：屈盘小腿，足内翻，以拇指着力，于足底涌泉穴揉、按穴位，使感酸胀，复向足跟推、搓，反复施术，以热胀为度；再以一手握踝，另手掌面着于跖底，反复快速搓、擦，以热为度。

十、不可轻视的宫颈炎

（一）何谓宫颈炎

宫颈炎是子宫颈的急慢性炎症病变，包括宫颈阴道部炎症及宫颈管粘膜炎症。急性宫颈炎多发于产褥感染、感染性流产和宫颈损伤，或与尿道炎、膀胱炎、阴道炎、宫内膜炎并存。慢性宫颈炎多由急性期转变而来，或因经期、性生活不洁引起。临床主要表现为带下增多，色质气味异常改变。中医古籍无本病病名记载，本病属中医“带下病”范畴。

（二）宫颈炎是如何形成的

子宫颈发炎，大多是病原体感染，如葡萄球菌、链球菌、大肠杆菌与厌氧菌等，而淋病双球菌、结核杆菌、真菌与滴虫、病毒、支原体等也是常见的病原体。然而发病的关键还与自身抗病能力的强弱有关，中医所谓“正不御邪”时，病邪才能作祟，“正气存内，邪不可干”。发病原因主要与下列情况相关：

1. 西医认为宫颈炎发病的原因是什么

（1）生理特征的影响：由于患者子宫颈管内膜的柱状上皮薄，抵抗力弱，且皱襞多，病原体侵入后适于潜藏，一旦有机会时就发生炎症性变化。

（2）宫颈创伤：频繁的妊娠与人工流产（包括药物引产），尤其是频繁的妊娠与流产，使子宫颈重度创伤，子宫颈管上皮受损，病原体容易侵害这些受损的宫颈组织；分娩或手术时操作不当或器械损伤子宫颈，一旦子宫颈被损伤后，病原体直接或通过阴道形成感染。

（3）邻近器官、组织炎症的影响：如尿道炎、膀胱炎、阴道炎、子宫内膜炎等，使子宫颈产生一系列的炎性变化。

（4）经期保健不当：经期性活动可以促成宫颈感染多种病原体。

2. 中医认为宫颈炎的原因是什么

中医认为宫颈炎主要是由于经期、产后调摄不当，或产育时感受外邪，或“子门”受损，肾元受损，脾运不力，升降失调，湿热、邪毒直侵下焦，气血壅遏，奇经失养，带脉弛陷所致。中医认为湿热（毒）、脾虚、肾虚是其主要原因。

（三）宫颈炎有哪些表现

妇女的子宫是月经形成、孕育着床及胎儿生长发育的空腔器官。它位于盆腔中央，呈倒置的“梨”形。在其下部狭窄，而呈圆柱形，犹似“梨柄”伸入阴道，上通子宫腔的部分，就称为“子宫颈”，中医称其为“子门”、“产门”。子宫颈黏膜，为有纤毛的高柱状上皮细胞，且有黏液腺可形成黏液塞，阻止阴道细菌进入子宫腔。一旦病原体从阴道侵入，或因手术等损伤而直接感染子宫颈后，加之免疫功能低下，就可以引起白带增多，宫颈发生不同程度的肥大、糜烂、息肉、腺体囊肿等体征，这就是“宫颈炎”。慢性宫颈炎则常见子宫颈糜烂，白带增多而臭。当宫颈深部组织由于感染发生炎症时，造成表面上皮营养障碍而脱落，剥脱面逐渐被子宫颈管的柱状上皮所覆盖，而柱状上皮很薄，可以透见下方的血管及红色间质，所以表面发红，这就是宫颈糜烂。临床一般分为单纯型、颗粒型和乳头型。还可根据其面积分为轻度、中度、重度。炎症是病原体侵入后局部呈现充血、渗出、水肿现象。

宫颈炎主要表现为阴道分泌物呈黏液脓性，明显增多，也可呈乳白色黏液状，有时为淡黄色脓性，或带血丝，可刺激外阴呈瘙痒感与灼热感，还可出现性交后出血、经间期出血等表现。也可合并泌尿系感染，出现尿频、尿急、尿痛等。妇查可见宫颈与阴道充血、水肿，宫颈管与阴道可见黏液脓性分泌物流出。

（四）宫颈炎应做哪些检查

1. 妇科检查

可见子宫颈充血、水肿或有不同程度的糜烂、肥大、腺体囊肿、外翻等。触诊时感觉较硬或触痛，有分泌物自子宫颈口流出。子宫颈炎一般分为轻、中、重3度。

2. 辅助检查

（1）血常规检测，一般可见白细胞总数增高，中性白细胞偏高。

（2）宫颈管脓性分泌物涂片，镜检可见大量白细胞，培养可能找到病原体。

（3）子宫颈刮片与活组织检查，可借以排除宫颈癌等病变。

（4）目前临床最为直观的是做电子阴道镜检查，通过检查可从屏幕直窥宫颈糜烂等炎症状况。

（五）中医如何治疗宫颈炎

1. 中医对宫颈炎的辨证论治

（1）湿热证

主要表现：带下量多，色黄或黄白相兼，质稠味臭，或伴少腹、胸胁胀痛，心烦易怒，口干口苦但不欲饮，舌红，苔黄腻，脉滑数。

治法：疏肝清热，利湿止带。

方药：清利安宫汤（庞保珍编著《不孕不育中医治疗学》）

赤芍　丹皮　忍冬藤　红藤　败酱草　栀子　车前子　薏苡仁　大黄　枳壳

（2）湿毒证

主要表现：带下量多，色黄或黄绿如脓，质稠，或夹血色，或浑浊如米泔，臭秽味大，小腹胀痛，腰骶酸楚，溲赤尿灼，或阴部灼痛、瘙痒，宫颈重度糜烂，或有息肉，触及出血，舌红，苔黄，脉滑数。

治法：清热泄毒，燥湿止带。

方药：萆薢定道汤（庞保珍编著《不孕不育中医治疗学》）

萆薢　茯苓　猪苓　车前子　茵陈　黄柏　栀子　蛇床子　白鲜皮　百部

（3）脾虚证

主要表现：白带增多，绵绵不断，色白或淡黄，质黏稠，无臭味，面色萎黄，神疲乏力，纳少便溏，腹胀足肿，舌质淡胖，苔白或腻，脉缓弱。

治法：健脾益气，升阳除湿。

方药：白术理带汤（庞保珍编著《不孕不育中医治疗学》）

白术　苍术　人参　黄芪　山药　陈皮　柴胡　荆芥穗　车前子　乌贼骨

（5）肾阴虚证

主要表现：带下赤白，质稍黏无臭，阴部灼热，头昏目眩，或面部烘热，五心烦热，失眠多梦，尿黄便干，舌质红，少苔，脉细数。

治法：益肾滋阴，清热止带。

方药：鳖黄定道汤（庞保珍编著《不孕不育中医治疗学》）

鳖甲　生地　阿胶　地骨皮　黄柏　栀子　甘草　白鲜皮　鹤虱

（6）肾阳虚证

主要表现：白带清冷，量多，质稀薄，终日淋漓不断，腰酸如折，感小腹冷，小便频数清长，夜尿增多，大便溏泄，舌淡，苔薄白，脉沉迟。

治法：温肾培元，固涩止带。

方药：鹿茸理带汤（庞保珍编著《不孕不育中医治疗学》）

鹿茸　紫石英　菟丝子　五味子　枸杞子　山萸肉　黄芪　潼蒺藜　桑螵蛸　牡蛎

2. 可治疗子宫颈炎的中成药

湿热证：保妇康栓：洗净外阴部，将药栓置于阴道深部。每晚1粒。

湿毒证：苦参洗剂：取适量，稀释至30%～50%浓度，擦洗外阴，每日1～2次。

3. 宫颈炎的外治疗法

湿热证：龙胆泻肝丸：口服。一次6～9克，一日2次。

湿毒证：妇科千金片：口服。一次6片，一日3次。

脾虚证：除湿白带丸：口服。一次6克，一日2次。

肾阴虚证：六味地黄颗粒：开水冲服，一次5克，一日2次。

肾阳虚证：定坤丹：口服。一次半丸至1丸，一日2次（每丸重10.8克）。

4. 可用的药膳疗法

（1）湿热证：茵陈栀子仁粥：配方：茵陈30～60克，栀子仁3～5克，香附6克，鲜车前草30克，粳米50～100克，白糖适量。制作：将四味药加水共煎为汤液，与粳米一起加水煮成粥，最后加糖。用法：每日2～3次，适量服用。

藿香芦根饮：配方：鲜藿香30克，鲜芦根30克（干品可减半代用）。制作：二味共煎为汤液。用法：每日2～3次服用。

公英茵陈饮：配方：蒲公英30克，茵陈50克，白糖适量。制作：二味洗净用水500毫升，煎到300～400毫升，加白糖适量。用法：可为一次用量，分二次服。

（2）湿毒证：萆薢银花绿豆汤：萆薢30克，金银花30克，绿豆60克，砂糖适量。制作：将萆薢、金银花洗净，用水煎，去渣取汁。绿豆，洗净，入锅中，加入药汁及水，炖至豆酥，加砂糖溶化，即可食用。

（3）脾虚证：参芪鸽汤：配方：西洋参3克，黄芪15克，乳鸽1只。制作：将乳鸽去毛及内脏（不必清洗腹腔内余血），加入参片、黄芪，加水适量，隔水蒸炖1小时，加盐少许即可。用法：饮汤食肉，嚼食参片。

参苓红糖饮（自拟）：配方：红参3g，茯苓10g，红糖适量。制作：将前二味加水文火煎煮，去渣取汁，加入红糖再煎片刻即可。用法：每日分2次服。

（5）肾阴虚证：甲鱼虫草汤：配方：鳖（甲鱼）1只（约500g），冬虫夏草3g，藕节50g。制作：将鳖剖腹去头及内脏，切块，与冬虫夏草、鲜藕节一起放入沙锅中，加水适量，用文火炖1小时，加入调料即可。用法：可作中、晚餐菜肴适量食用，饮汤食肉。

猪皮胶冻：配方：猪皮500g（去毛），黄酒120ml，红糖120g。制作：将猪皮切片，加水适量，炖至稠黏状，加黄酒、红糖调匀，停火，冷藏备用。用法：每次20g左右，每日3次。

（6）肾阳虚证：鹿角胶粥：配方：鹿角胶10g，粳米30g，姜末、精盐各少许。制作：先煮粳米作粥，待沸后加入鹿角胶、姜末，同煮为稀粥，加少许精盐即成。用法：每日分2次早晚服食，连服3～5天。

炮姜当归炖羊肉：配方：羊肉500g，当归12g，生地10g，炮姜10g，酱油、米酒、糖适量。制作：将羊肉切块，放入沙锅内，加其后诸味，用文火煮熟透即可。用法：可作中、晚餐菜肴，分次适量服食。

（六）宫颈炎的预防

1. 增强自我保健意识

尤其要注意产褥期、月经期的自我保健，特别要重视卫生用品的消毒，购买一次性用品时要仔细了解出厂时间，以避免消毒失效，造成病原体侵入。

2. 房事有节

治疗期间要严格禁止房事活动，平时也应加以节制，禁忌过度或不洁的性行为。

3. 少生优生

落实计划生育措施，杜绝多胎、多育，尽量减少宫颈损伤。

4. 注意避孕措施

加强避孕意识与措施，尽量减少多次人工流产，以保护阴道内环境。

5. 定期查体

定期查体与接受妇女病普查，及时发现宫颈炎等，并积极、尽早正规治疗。

十一、如何解除盆腔炎的烦恼

（一）盆腔炎是怎么回事

女性内生殖器官及其周围结梯组织、盆腔腹膜发生的炎症，称为盆腔炎。盆腔炎可分为急性盆腔炎和慢性盆腔炎。

女性盆腔生殖器官及其周围结缔组织和腹膜的急性炎症，称为“急性盆腔炎”。根据其病变部位的不同，分别称作急性子宫内膜炎、急性输卵管炎、输卵管积脓、输卵管卵巢脓肿、急性盆腔结缔组织炎、急性盆腔腹膜炎等。其初期临床表现与古籍记载的，“热人血室”、“产后发热”相似。

女性盆腔生殖器官及其周围结缔组织、盆腔腹膜发生慢性炎症性病变，称为慢性盆腔炎。临床根据病变特点及部位的不同，分别称为慢性输卵管炎、输卵管积水、输卵管卵巢炎、输卵管卵巢囊肿、子宫内膜炎、子宫肌炎、慢性盆腔结缔组织炎等。本病属中医的“带下”、“癥瘕”、“不孕”等范畴。

（二）盆腔炎是怎样形成的

女性的盆腔里除了结肠、膀胱等器官外，主要还存在子宫及其附件（包括输卵管、卵巢）。子宫由外向内依次为浆膜层、肌层及内膜层，这3层都有可能发生炎症，子宫内膜层的炎症就叫“子宫内膜炎”。在盆腔生殖器炎症中，比较多见的是输卵管炎，并因为它与卵巢邻近常因而浸润、波及卵巢，卵巢也同时发生炎症，统称之为“附件炎”。还因为生殖器官的炎症累及盆腔结缔组织与盆腔腹膜，从而也发生炎症。因此，盆腔炎形成主要与下列因素有关：

1. 经期保健不当

女性在经期免疫功能相对低下，若此时劳累过度、饮食不节、情绪刺激、寒暖失宜等，尤其使用不洁的卫生用品，给病原体侵入创造一定条件，创建了感染环境。

2. 产育之际调养失宜

产育之际体本已虚惫，如因产时调摄不当导致瘀露不尽、或胎盘残留、或分娩时胎膜早破等，致使病原体有逆行机会，造成子宫内炎症，并可对附件发生影响。

3. 过频的人工流产

妊娠足月临盆，其胎儿与胎盘等先后自然从体内排出，一般通过子宫收缩，宫腔组织逐步修复。若妊娠以后人为地采用药物或器械方法造成流产，且频繁怀孕，过频的人工流产重创子宫内膜，也常是盆腔炎形成的原因。

4. 不规范妇检或手术

不规范的妇科检查包括造影、阴道镜之类操作等，如果消毒不严、检查方法失当，均可引起逆行感染，能造成盆腔炎的发生。

5. 节育器放置不妥

为了计划生育，在子宫内放置节育环是一种比较理想的办法，但有少数妇女却并不适宜。因为无论什么成分、形状的节育环放在宫体内总是一种异物，倘放置太久、或者型号不合，常可诱发本病。

6. 房事不节

有些盆腔炎的感染是性生活未加节制，甚至产后或经期合房，致使细菌等病原体上行感染。更有某些不洁的性行为，某些性传播疾病造成盆腔炎。

盆腔炎实际上包括子宫、附件、盆腔腹膜和盆腔结缔组织在内的炎症。鉴于解剖和生理特征，中医认为本病多因产后或经期余血浊液不净，胞宫、冲任脉络空虚，邪热乘虚入踞，或手术损伤气血内伤脉络，湿热、邪毒内结阻滞气血，致瘀阻气滞，或于经、产之际调摄不当，寒邪凝泣气血，积聚成形。总是气血痹阻胞中，寒湿热毒踞结不散，病位在冲任、胞宫。中医认为热毒炽盛、湿热瘀结、气滞血瘀、寒湿凝滞、气虚血瘀、肾虚血瘀是其主要原因。

（三）盆腔炎有什么表现

盆腔炎包括子宫内膜炎、附件炎、盆腔脓肿和生殖器结核等病。实质上是指盆腔内生殖器官、盆腔周围结缔组织、盆腔腹膜等组织由于多种原因受细菌、病毒、支原体、衣原体等病原体侵袭，引起一系列炎症变化的疾病。按发病情况可分为“急性盆腔炎”和“慢性盆腔炎”。

急性发病者，临床常以发热恶寒，下腹疼痛，带下色黄、秽臭，腰骶酸楚，经行先期，量少夹块、淋沥不净等为主要表现，或伴恶心、呕吐、腹胀便秘等表现。慢性盆腔炎则大多由急性期治疗不当（或不规范）迁延而来，反复发作，临床常见腹痛绵绵，带多黏稠而腥臭，月经参差不定或经期发热等症状。急性盆腔炎还有可能引起弥散性腹膜炎、败血症，或因感染严重而发生休克，造成不良的后果。慢性炎症者也因久治不愈，给患者及其家庭带来很大痛苦。

（四）盆腔炎应做哪些检查

可酌情选择下列有关检查：

1. 妇科检查

可了解宫颈举痛或子宫压痛或附件区压痛等。

2. 三大常规检查

包括血常规：白细胞总数及中性粒细胞增高者，说明其有感染存在；尿常规：有时可见红细胞、脓细胞；白带常规：清洁度差，可见白细胞、脓细胞等，提示生殖系感染。

3. B 超检查

全面了解子宫、卵巢的大小、形态，有否占位等，并能从盆腔积液程度以提示盆腔炎症的状况。

4. X 线造影检查

经过碘油或泛影葡胺作子宫、输卵管造影，可进一步测知子宫、输卵管的炎症情况，是否有粘连存在。必要时还应考虑“诊刮”并做病理检查。

5. 内镜检查

通过腹腔镜或宫腔镜检查，直观宫腔或盆腔内炎症状态，了解充血、粘连情形，检查后视需要而行微创手术等。

（五）中医如何治疗盆腔炎

1. 中医辨证论治盆腔炎

（1）热毒炽盛证

主要表现：高热恶寒，甚或寒战，下腹部疼痛距按，口苦，口干渴欲冷饮，小便短赤，大便秘结，带下量多，色黄，或赤白相兼，质粘稠，或如脓血，味臭秽，月经量多，或淋漓不净；舌红，苔黄厚糙，脉滑数。

治法：清热解毒，化瘀止痛。

方药：解毒安宫汤（庞保珍编著《不孕不育中医治疗学》）

金银花　蒲公英　红藤　地丁　败酱草　薏苡仁　大黄　丹皮　冬瓜仁　元胡

（2）湿热瘀结证

主要表现：下腹部疼痛拒按，或胀满，热势起伏，寒热往来，胸闷纳呆，带下量多、色黄、质稠味臭秽，经量增多，经期延长，淋沥不止，大便溏或燥结，小便短赤；舌质红有瘀点，苔黄厚腻，脉弦滑。

治法：清热利湿，化瘀止痛。

方药：清利安宫汤（庞保珍编著《不孕不育中医治疗学》）

赤芍　丹皮　忍冬藤　红藤　败酱草　栀子　车前子　薏苡仁　大黄　枳壳

（3）气滞血瘀证

主要表现：少腹或腰腹部胀痛或刺痛，经期疼痛加重，经血量多有块，块下痛减，带下量多，婚久不孕；经前心烦，善叹息，乳房胀痛；舌体紫黯，有瘀斑、瘀点，苔薄白，脉弦涩。

治法：活血化瘀，理气止痛。

方药：柴胡逐瘀汤（庞保珍编著《不孕不育中医治疗学》）

柴胡　香附　枳壳　三棱　莪术　昆布　元胡　白术　当归　白芍

（4）寒湿凝滞证

主要表现：少腹冷痛，得温痛减，或坠胀疼痛，经期腹痛加重，喜热恶寒，月经错后，经血量少，色黯，带下淋沥；神疲乏力，腰骶冷痛，小便频数，婚久不孕；舌淡暗，苔白腻，脉沉迟。

治法：祛寒除湿，活血化瘀。

方药：暖宫逐瘀汤（庞保珍编著《不孕不育中医治疗学》）

小茴　艾叶　紫石英　肉桂　淫羊藿　巴戟天　当归　川芎　元胡　三棱　莪术

（5）气虚血瘀证

主要表现：下腹部疼痛或结块，缠绵日久，或痛连腰骶，经期加重，经血量多有块，带下量多；精神不振，疲乏无力，食少纳呆；舌淡暗，有瘀点、瘀斑，苔白，脉弦涩无力。

治法：益气健脾，化瘀散结。

方药：济气逐瘀汤（庞保珍编著《不孕不育中医治疗学》）

黄芪　人参　白术　赤芍　川芎　当归　三棱　莪术　水蛭

（6）肾虚血瘀证

主要表现：小腹冷感，少腹坠痛，腰酸如折，带下量多，质稀如水，头晕耳鸣，畏寒肢冷，小便频数清长，夜尿多，大便溏薄，舌质淡，苔薄白，脉沉迟。

治法：补肾助阳，活血化瘀。

方药：济肾逐瘀汤（庞保珍编著《不孕不育中医治疗学》）

巴戟天　菟丝子　杜仲　续断　香附　当归　三棱　莪术　水蛭

2. 可选用的药膳

（1）热毒炽盛证：银花莲子汤：配方：金银花30克，牡丹皮15克，莲子30克，白糖适量。制作：前两味水煎，去渣取汁，放入莲子再煎煮至熟烂，加适量白糖拌匀即可。用法：分早晚吃莲肉饮汤。

鸡冠马齿藕汁饮：配方：鲜鸡冠花（白）250克，鲜马齿苋250克，鲜藕汁250克，白砂糖适量。制作：前两味洗净，加水适量煎煮3次，每次20分钟，去渣取汁，文火浓缩后加入鲜藕汁，再浓缩至稠黏时，拌入白砂糖，拌匀晾干，装瓶备用。用法：每服20克，开水冲化饮服，每日3次。

（2）湿热瘀结证：马车败酱饮：马齿苋（鲜品）60克，车前草（鲜品）30克，败酱草（鲜品）30克。制作：将上三种草药洗净，人锅中，加水煎30分钟，去渣，取汁，加入红糖，分次温服。

（3）气滞血瘀证：化瘀止痛粥：配方：丹参20克，桃仁10克，薤白12克，香附10克，粳米100克，红糖适量。制作：将前四味煎沸29分钟，去渣留汁，放入粳米，将熟加少许红糖，煮成粥后即可食用。用法：早、晚餐分两次服食，每日1剂。

红花青皮茶：配方：红花10克，青皮6克。制作：青皮切丝，与红花同人沙锅，浸泡30分钟后，煎煮30分钟，去渣取汁。用法：代茶饮，频频饮用，或早晚2次分服。

（4）寒湿凝滞证：陈七饮（自拟）：配方：陈皮10克，生姜末30克，三七粉2克。

制作：将上三味放入沸水中即可。

用法：代茶饮。

（5）气虚血瘀证：参七鸡（自拟）：配方：生晒参 10 克，丹参 30 克，三七粉 2 克，乌鸡 1 只。制作：先宰杀鸡去毛和内脏，将人参、丹参、三七粉塞入鸡腹中，加入葱、姜、料酒、食盐等调料，隔水蒸熟即成。用法：分多次吃肉喝汤，或佐餐食用。

三七牛肉汤：配方：三七粉 1.5 克，山药 10 克，牛肉 100 克。制作：牛肉洗净切成小块，与三七、山药粉共炖成汤，加胡椒、姜、葱、酱油适量调味。用法：午、晚餐佐餐食用。每日 1 剂。

（6）肾虚血瘀证：牛膝复方酒（《太平圣惠方》）：组成：牛膝 120g，丹参、生地、杜仲、石斛各 60g，好白酒 1500g。制法用法：将上述五味药料共捣碎，放入瓷罐中，加入白酒浸泡，密封口，7 天即成，去渣留酒备用。每次服 30ml，每日 1～2 次。

3. 可用的外治法

外治盆腔炎的方法很多，主要是通过穴位的刺激、中药离子透入及温通经脉等，以达到祛瘀、通络、散结、止痛的功效。

湿热瘀结证：可用红藤、败酱草、蒲公英、三棱、莪术、生薏苡仁、大黄等药物。上药加水，浓煎 100 毫升，每天以适宜的温度直肠滴注 1 次。

4. 可口服的中成药

（1）热毒炽盛证：连翘败毒丸：口服。一次 6 克，一日 3 次。

（2）湿热瘀结证：花红胶囊：口服。一次 4～5 粒，一日 3 次。

（3）气滞血瘀证：血府逐瘀口服液：口服。一次 1 支，一日 3 次。

（4）寒湿凝滞证：桂枝茯苓胶囊：口服。一次 3 粒，一日 3 次。

（5）气虚血瘀证：止痛化癥胶囊：口服。一次 4～6 粒，一日 2～3 次。

（6）肾虚血瘀证：定坤丹：口服。一次半丸至 1 丸，一日 2 次（每丸重 10.8 克）。

（六）盆腔炎的预防

1. 注意经期保健

经期卫生必须重视，最好选择淋浴，选择卫生用品要慎重，防止致病菌逆行感染是关键。

2. 尽量减少或避免流产

做好计划生育，尽量避免或减少人工流产。

3. 杜绝不规范的检查

妇科检查与其他检查要规范，尽量到正规医院检查，避免或少做可能造成逆行感染的检查、手术。

4. 尽早诊治

腹痛剧烈时要防止病情恶化，及时去正规医院请专科医生诊治。

5. 定期检查宫内节育器

宫内节育器的放置对子宫是一种刺激，因此必须适当的定期做检查。

十二、不孕不育莫忧愁

1. 不孕症是一种什么样的病

女子婚后夫妇同居2年以上，配偶生殖功能正常，未避孕而不受孕；或曾孕育，未避孕而又2年以上不再受孕者称为不孕症。

不育与不孕不同。不育是指女方有过妊娠，但均以堕胎、小产、早产、死胎、死产而告终，未得活婴者。现也把男子不能生育称不育。

关于不孕的年限，现在各国未统一。我国中西医在过去均定为3年。1984年国际妇产科联合会将不孕标准改为2年。中国中西医结合学会妇产科专业委员会于1987年制定不孕的标准是：凡育龄妇女婚后2年，夫妇同居，性生活正常，男性生殖功能正常，未避孕而不孕者，称为原发性不孕症。末次妊娠后2年未避孕而不孕者，称为继发性不孕症。WHO定为1年。WHO的定义是指在有规律的不避孕的性生活一年后仍不怀孕者。

我国于1995年1月1日正式在全国各级各类中医院实施中华人民共和国中医药行业标准《中医病证诊断疗效标准》。现摘录如下：

（1）病名诊断标准　育龄妇女由于肾虚、肝郁、痰湿、血瘀等原因，导致冲任、子宫功能失调，结婚1年以上，或曾孕育后1年以上，夫妇同居，配偶生殖功能正常，而不受孕者，称为不孕症。

（2）诊断依据　①育龄妇女结婚1年以上，夫妇同居，配偶生殖功能正常，不避孕而未能受孕者，为原发不孕。曾有孕产史，继又间隔1年以上不避孕而未怀孕者，称为继发不孕。②排除生殖系统的先天性生理缺陷和畸形。

（3）证类诊断标准　①肾阳亏虚：婚后不孕，经行量少色淡，头晕耳鸣，腰酸形寒，小腹冷感，带下清稀，性欲淡漠，有时便溏。舌淡胖，苔白，脉沉细尺弱。②肾阴亏虚：婚后不孕，经行先期，量少色红，五心烦热，咽干口渴，头晕心悸，腰酸腿软。舌红少苔，脉细数。③痰湿内阻：婚后不孕，月经后期，量少色淡，形体肥胖，胸闷口腻。苔白腻，脉弦。④肝气郁滞：婚后不孕，月经不调，量或多或少，色紫红有血块，情志失畅，经前胸闷急躁，乳房作胀，行经少腹疼痛，苔薄白，脉弦。⑤瘀滞胞宫：婚后不孕，经行后期量少，色紫有块，小腹疼痛，临经甚。舌边或有紫斑，苔薄黄，脉弦或涩。

不孕是全世界共同关注的疑难病证，女性不孕并不是一个独立的疾病，而主要是许多妇产科疾病的一种结局或后遗症。例如先天子宫发育不良、生殖器畸形、月经病、带下病、癥瘕等均可以导致不孕。

不孕的发生关系夫妇双方。根据国内一些地区流行病学的调查，女方因素占50%～60%，男方占30%～40%，双方同时不能孕育占10%。不孕的发病率世界卫生组织统计各国不尽相同，一般地说，西方国家发病率较我国高。国内按上述标准统计，不孕发病率10%左右，亦有资料提出不孕发病率为10%～15%。

2. 不孕症的分类

（1）按夫妇两方面的原因分类

①女性不孕症　男方检查正常，由女方原因引起的不孕者。

②男性不孕症　女方检查正常，由男方原因造成的女方不孕者。

③男女双方性不孕症　由男女双方原因引起的不孕者。

（2）按曾否受孕分类

①原发性不孕　从未受孕者。《山海经》称“无子”，《千金要方》称“全不产”。

②继发性不孕　曾有过妊娠，未避孕而又2年以上不再受孕者。《千金要方》称“断绪”。

(3) 按预后情况分类

①绝对性不孕　夫妇一方有先天性或后天性解剖生理缺陷无法矫正而不能受孕者。

②相对性不孕　夫妇一方因某种因素以致生育能力降低，或妨碍受孕而经过治疗后能受孕者。

(4) 按生理病理特点分类

①生理性不孕　青春期、哺乳期、月经期等，由于生理特点而不能受孕者。

②病理性不孕　生理功能紊乱、炎症、性病、结核、子宫内膜异位症、肿瘤或其他器质性病变等，由于病理原因而引起的不孕者。

(5) 按病变属性分类

①功能性不孕　由于生殖神经内分泌功能失调而不能受孕者。

②器质性不孕　由于器质性病变原因而引起的不孕者。

(6) 按发病部位、因素分类

①按发病部位分卵巢性不孕、宫颈性不孕、子宫性不孕、输卵管性不孕等。

②按发病因素分内分泌失调（排卵障碍）、性功能障碍、炎症、肿瘤、免疫、理化、环境及精神心理因素不孕等。

(7) 按中医病因病机分类

分为肾虚、肝郁、痰湿、血瘀不孕等。

(8) 按先后天原因分类

由于先天性发育异常或遗传性疾病引起的不孕，称为先天性不孕。因后天的功能失调或生殖器官器质性病变所致的不孕，称为后天性不孕。

3. 世界卫生组织（WHO）女性不育简化调查中诊断分类

(1) 性功能障碍　诊断标准是没有生育期的知识。性生活次数少（每月≤2 次）。

(2) 高泌乳素血症　诊断标准是血清泌乳素水平反复升高的患者，并未证实有下丘脑-垂体区病变和无甲状腺功能减退。

(3) 下丘脑垂体区器质性病变　标准是蝶鞍异常。可能是垂体区或垂体内的肿瘤，包括泌乳素瘤或垂体外病变所导致的压迫，如脑膜瘤或颅咽管瘤。

(4) 闭经伴高卵泡刺激素　可能出现在原发闭经或继发闭经并提示卵巢衰退，但染色体核型正常。

(5) 闭经伴有足量内源性雌激素　可发生在原发或继发闭经并具有以下情况：①孕酮撤退试验阳性或未做；②雌二醇水平正常。

(6) 闭经伴有低内源性雌激素　可发生在原发闭经或继发闭经任何一种诊断中并具有以下情况：①孕酮撤退试验阴性或未做；②雌二醇水平低；③卵泡刺激素（FSH）正常；④甲状腺功能正常。

(7) 月经稀发　此诊断指有自然月经出血间隔36天至6个月之间，且病人不能列入其他诊断类型。

(8) 不规则月经和（或）排卵　诊断要求具有下列条件之一：①月经类型不规则；②月经规律或月经稀发，为非持续排卵；③或月经类型为月经频发但有持续排卵。

(9) 无排卵伴有规律　月经条件是月经规律或月经频发伴有持续无排卵。

第5~9项诊断必须伴有排卵功能失调，在没有找到任何病因学诊断时使用，需要具备下列情况：①无药物治疗史；②无全身疾病史；③无环境和职业因素；④无酗酒或使用药物过量；⑤泌乳素水平正常。

(10) 先天异常　包括染色体核型异常和盆腔检查、子宫-输卵管造影或腹腔镜检查有内生殖道异常。

(11) 双输卵管阻塞　标准是子宫输卵管造影或腹腔镜检查时证实双侧输卵管阻塞。

(12) 盆腔粘连　标准是造影提示盆腔粘连但必须由腹腔镜证实。

(13) 子宫内膜异位症　必须经腹腔镜证实才能诊断，然后按照美国生育学会的分类。

(14) 后天性子宫或宫颈病变　可能由于感染或刮宫术、剖宫产或子宫肌瘤切除术后引起的子宫变形。宫颈病变可能由于电烙术、锥形切除或环形活检术等引起。

（15）后天性输卵管异常　可能由于子宫输卵管造影或腹腔镜诊断任何一侧输卵管阻塞，或有输卵管异常但无阻塞。

（16）后天性卵巢病变　可用双合诊检查（或超声），但必须经腹腔镜证实。

（17）生殖器结核　应经子宫内膜活体组织或经血进行豚鼠接种培养而证实后记录此诊断。

（18）医源性原因　包括内科（药物）治疗引起的排卵功能失调，诊断需要：排卵状况的结论是持续无排卵或不持续排卵且有阳性药物治疗史。

（19）全身性原因　若以下各条可以作为诊断记载：①甲状腺功能异常；②有全身性疾病史者，排卵状况持续无排卵或非持续无排卵；③存在环境或职业的因素；④酗酒或用药过量。

（20）不能确立诊断（无腹腔镜检查）　当所有检查均正常但未进行腹腔镜检查，诊断需要有：①足够的阴道性交频率；⑦规律的月经；③证实持续排卵；④正常泌乳素水平；⑤正常内生殖器：⑥正常子宫腔：⑦双侧输卵管通畅；⑧未进行腹腔镜检查。

（21）交媾后试验不正常　仅作为男性或女性任何一方无异常时的诊断。

（22）原因不明的不育　除交媾后试验正常外，若排除了上述全部诊断标准可用这一诊断。

4. 女性不孕症的未来发展

未来女性不孕症的诊疗将逐渐由治疗为主的现状转变至预防不孕发病，同时更加关注职业、心理、环境等可控制因素对女性不孕的影响。不孕症治疗技术的研究也不仅停留在辅助生殖技术的改进，同时关注不孕治疗前的生活模式指导，控制如体重、饮食、吸烟、感染、用药等因素对助孕结局的影响。对现有 ARTs 监测系统的完善，后代安全性的队列研究等都将是未来女性不孕症领域关注的热点。

5. 不孕症的临床表现有哪些

不孕症病情复杂，造成的原因之多，因此表现不一。就中医辨证而言：①肾阳亏虚者可表现为：婚后不孕，经行量少色淡，头晕耳鸣，腰酸形寒，小腹冷感，带下清稀，性欲淡漠，有时便溏。舌淡胖，苔白，脉沉细尺弱；②肾阴亏虚者可表现为：婚后不孕，经行先期，量少色红，五心烦热，咽干口渴，头晕心悸，腰酸腿软。舌红少苔，脉细数。③痰湿内阻者可表现为：婚后不孕，月经后期，量少色淡，形体肥胖，胸闷口腻。苔白腻，脉弦。④肝气郁滞者可表现为：婚后不孕，月经不调，量或多或少，色紫红有血块，情志失畅，经前胸闷急躁，乳房作胀，行经少腹疼痛，苔薄白，脉弦。⑤瘀滞胞宫者可表现为：婚后不孕，经行后期量少，色紫有块，小腹疼痛，临经甚。舌边或有紫斑，苔薄黄，脉弦或涩。

6. 不孕症患者是否都有症状

临床发现不少不孕症患者，平时没有任何不适的表现，只是婚后 1 年以上，未避孕而未孕，但经过系统的检查可发现有输卵管阻塞、免疫性不孕症等情况的存在。因此，不孕症患者，应该到正规医院进行男、女双方的科学系统检查。

7. 不孕症是怎么诊断的

中华人民共和国中医药行业标准《中医病证诊断疗效标准》中关于不孕症的病名诊断标准：育龄妇女由于肾虚、肝郁、痰湿、血瘀等原因，导致冲任、子宫功能失调，结婚 1 年以上，或曾孕育后 1 年以上，夫妇同居，配偶生殖功能正常，而不受孕者，称为不孕症。

中医诊断可以根据中医的理论进行辨证论治即可。

西医诊断：可根据病情，适当选择输卵管通液、子宫输卵管造影、基础体温（BBT）测定、宫颈黏液检查、阴道脱落细胞检查、性激素测定、免疫检测、B 超监测卵泡发育、LH 试纸测定、腹腔镜、宫腔镜等检查明确其诊断。

8. 常用的输卵管检查方法是什么

常用的检查方法有：输卵管通液术、输卵管造影术。

（1）输卵管通液：输卵管通液检查可对输卵管是否通畅进行初步判断，并且还具有一定治疗作用。

输卵管通液是通过导管向宫腔内缓慢注入液体，约每分钟5ml，共20ml左右。医师根据注液阻力大小、有没有回流，以及注入液体量与患者的感觉，来判断输卵管是否通畅。若顺利注入20ml，无阻力，无回流，表示输卵管通畅；如注入5～10ml，即感阻力大，患者下腹胀痛，放松压力即回流达10ml，表示输卵管阻塞；注入时虽有阻力，但仍可继续注入，有少量回流，表示输卵管通而不畅。

输卵管通液术方法简便，不需要特殊设备，也没有明显副作用，而且费用低，注入含有抗生素与溶解纤维的药液还有治疗作用，可以重复操作，因此是目前最常用的、应用最广泛的输卵管检查方法。但是它也有缺点，因为输卵管是双侧的，如果有一侧通畅而另一侧不通畅时，注入药液时也可能没有阻力，药液通过通畅的那一侧进入腹腔，因而是无法判断是哪侧输卵管通畅或有阻塞，如果两侧输卵管都阻塞，则注入药液的阻力很大，却不知道阻塞在输卵管的哪一部位。而且，如果输卵管有痉挛的情况存在时，注入的阻力也会较大，会被误认为阻塞。

（2）子宫输卵管造影：常用的造影剂有两种：40%碘油（碘化油）与76%碘溶液（泛影葡胺）。使用前必须注意，应先做药敏试验，无不适反应后再进行造影。方法与输卵管通液术相似，但在X线机台上进行。用碘油的患者，在注药当时及24小时后各摄片1张；用碘溶液（泛影葡胺）造影者，应在注药中立即摄片，注入5～10ml时，即可显示出子宫及输卵管腔内的影像。

输卵管造影术检查一般安排在月经干净后3～7天进行，与输卵管通液术相同，造影前不能性交。造影前应先做碘过敏试验，便秘者宜在造影前服泻药或在造影前2小时做清洁灌肠，清除肠内容物，使摄片清晰。

造影前排尿，以免影响子宫的位置。其禁忌证有：①生殖器官有急性或亚急性炎症者；②严重心肺疾病；③碘过敏者；④正常分娩、流产或吸宫、刮宫后6周之内；⑤月经期或有子宫出血者。

输卵管造影的优点是，能显示子宫与输卵管腔内全部形态，能较准确地判断病变部位及通畅情况。在X线荧光屏及压力表的监视下，如果加大注入造影剂的压力，有可能扩开输卵管的轻度粘连，疏通输卵管，起到一定的治疗作用。但其缺点是，有极少数的患者可能伴发肺动脉油栓，就是造影剂进入血液，回流到心脏，再到肺，形成栓塞，严重的甚至危及生命。而且造影剂如为油剂，吸收速度较慢。若输卵管不通，长时间贮留在管腔内的造影剂可刺激局部，发生肉芽肿。如果注入造影剂的压力过高，还有导致输卵管破裂的可能。

9. 检测是否排卵的方法有哪些

（1）基础体温（BBT）测定：在月经周期中，随着不同时期雌、孕激素分泌量的不同，基础体温出现周期性变化。成年妇女排卵后，黄体形成并产生孕酮，刺激下丘脑的体温调节中枢，使体温上升0.3～0.5℃，至月经前1～2天或月经第一天体温下降。故正常月经周期，将每天测得的基础体温画成连线呈双相曲线，提示卵巢功能有排卵和黄体生成；而无排卵者基础体温呈单相体温。基础体温测定方法：每晚临睡前将体温表的水银柱甩至35℃以下，放在伸手就可拿到的地方，第二天清晨睡醒后，不说话，不起床，不活动，将体温表放在舌下，测口腔温度5分钟并记录，特殊情况如性交、感冒发热要注明，一般需连续测量至少3个月以上。

（2）宫颈黏液检查：宫颈黏液是宫颈腺体的分泌物，受雌、孕激素影响，正常育龄妇女宫颈黏液的理化性质呈周期性变化。在排卵期，雌激素使宫颈黏液稀薄、透明、拉丝长，黏液涂片出现典型羊齿植物叶状结晶。排卵后涂片见成排的椭圆体，提示在雌激素作用的基础上，已受孕激素影响，此时宫颈黏液转为黏稠、量少，形成宫颈黏液栓，阻止精子、细菌的进入。

（3）阴道脱落细胞检查：阴道上皮细胞受卵巢雌激素的影响，具有周期性变化，阴道鳞状上皮细胞的成熟程度与体内雌激素水平成正比，观察表、中、底层细胞的百分比，表层细胞的百分率越高，反映雌激素水平越高。而卵巢早衰患者的涂片出现不同程度的雌激素低落。

（4）性激素测定：为了解卵巢功能，一般性激素检查包括六项：卵泡刺激素（FSH）、黄体生成素（LH）、雌二醇（E2）、孕酮（P）、睾酮（T）、催乳素（PRL）。抽血时间的选择应在医师的指导下，了解卵巢功能基本状况宜在月经周期的第3天左右；检查排卵情况宜在月经周期的12～13天左右，月经周期较长者时间可以适当推迟；检查黄体功能宜在基础体温升高7天，大约为月经周期21天左右。

（5）B超监测卵泡发育：通过阴道B超直接监测卵泡的生长、发育，了解排卵情况，是现在临床最常用、最直观方法。

（6）LH试纸测定：一般排卵前24小时尿黄体生成素（LH）升高，患者于月经周期的第8～9天或在卵泡直径达14mm时开始，每日取晨尿测定，LH试纸测定阳性后24～48小时排卵。

以上检测卵巢功能的方法可以联合应用，综合分析卵巢功能。如BBT、宫颈黏液、B超监测、尿LH试纸测定联合，为临床医师掌握排卵时机提供了可靠的依据。特别是在人工授精、试管婴儿中更显示出联合应用的优越性。

10. 腹腔镜在不孕症诊断中的优点

腹腔镜是一种带有微型摄像头的器械。腹腔镜手术就是利用腹腔镜及其相关器械进行的手术：使用冷光源提供照明，将腹腔镜镜头（直径为3～10mm）插入腹腔内，运用数字摄像技术使腹腔镜镜头拍摄到的图像通过光导纤维传导至后级信号处理系统，并且实时显示在专用监视器上。然后医师通过监视器屏幕上所显示患者器官不同角度的图像，对患者的病情进行分析判断，并且运用特殊的腹腔镜器械进行手术。

微创手术是最大限度减少患者损伤的手术，腹腔镜技术就是一种微创手术，在现代妇科领域被称为“保存生命质量的手术”，已经广泛应用于妇科临床，在不孕症的诊断与治疗方面，有助于查明不孕原因并进行手术矫治，同时保存必要脏器的功能，减少损伤，缩短住院时间和迅速康复。

11. 宫腔镜在诊断不孕症中的优势

宫腔镜是一项新颖、微创性诊疗技术，是用于子宫腔内检查与治疗的一种纤维光源内窥镜，包括宫腔镜、能源系统、光源系统、灌流系统和成像系统；它利用镜体的前部进入宫腔，对所观察的部位具有放大效应，以直观、准确成为妇科出血性疾病及宫内病变的首选检查方法；宫腔镜能对病灶表面的组织结构进行细致的观察，并在直视下取材或定位刮宫，大大提高了对宫腔内疾病诊断的准确性。

宫腔是受精卵着床并赖以生长发育的场所，其病变可致不孕与流产。据医学研究文献报道，子宫性不育占女性不孕症的30% ~40%。宫腔镜能直接观察宫腔内情况，发现影响其生殖生育的宫内因素，并可在镜下直接手术治疗，矫治影响孕卵着床的宫内病变，提高、改善妊娠率。

12. 如何发现不孕症

目前，发现不孕症的途径大致有两个。一个是通过健康查体主动发现不孕症，也就是“人找病”。这是一种较好的方法，早期诊断，早期治疗，花钱少，疗效好；另外一种就是有了不孕症的表现，或因不孕出现了家庭不和睦的情况再去医院检查，这是“病找人”。虽不及“人找病”那样主动，但总比有了病不治强。提倡婚前查体，孕前科学适当的查体，利于优生，增进家庭和睦。

13. 生殖系统感染影响生育能力的预防

影响生育能力的生殖道感染包括下生殖道感染（外阴炎、阴道炎、宫颈炎）和上生殖道感染（主要包括子宫内膜炎、输卵管炎、输卵管卵巢囊肿、盆腔腹膜炎）。

预防：注意性生活卫生，尤其禁止经期性交、使用不洁月经垫，减少性传播疾病。对沙眼衣原体感染高危妇女筛查与治疗可减少盆腔炎性疾病发生率。及时有效治疗下生殖道感染，加强公共卫生教育，提高公众对生殖道感染的认识和预防感染的重要性。严格掌握妇科手术指征，做好术前准备，术中无菌操作，减少创伤，预防感染。及时治疗盆腔炎性疾病，防治盆腔炎性疾病后遗症的发生。

14. 人工流产影响生育能力的预防

避免人工流产，特别是避免重复人工流产，必须从源头上抓起，深入细致地做好避孕方法的宣传教育和知情选择，避免意外妊娠。其次是提高安全人工流产水平。严格遵循人工流产技术规范与手术过程的质量管理，处理好每个工作程序中的操作细节。术前充分评估，术中规范操作，术后观察随访。另外，要做好流产后计划生育服务，利用人工流产后病人与家属避孕需求愿望强烈，依从性较好的最佳时机，进行健康教育，做好流产后计划生育服务，促进流产后身体康复，减少再次暴露于非意愿妊娠、重复人工流产的风险。

15. 职业、生活环境因素影响生育能力的预防

加强职业防护，改善生活、工作环境，尤其要减少人为环境污染，加强有害因素监测。普及环境与生殖健康方面的知识。使人们知晓自己在生活与工作中可能接触到哪些环境有害因素，这些因素对健康，尤其是对生殖健康是否有不良影响；了解影响胎儿正常发育，导致先天缺陷与病残儿出生的原因不仅仅是遗传因素，环境因素也可成为先天缺陷的重要原因，而且由于环境因素所致的病残儿，比遗传病更为多见；了解环境因素对生殖健康与胎儿发育影响的基本知识及其可预防性，以及如何利用环境因素提高胎儿健康等。

16. 生活方式影响生育能力的预防

生活方式会影响生育力，对于青少年应注意养成良好的生活习惯。

（1）注意经期卫生：在月经期间要保持外阴清洁卫生，每天用干净的温水清洗外阴，避免坐浴，以防感染。月经用品必须清洁。要勤换卫生纸、巾。注意保暖，不要受凉（如淋雨、用冷水洗脚等）。按时作息，

保证足够的睡眠时间。自我调节情绪，保持好的精神状态。多吃有营养、易消化的食物，不要吃生、冷、酸、辣等刺激性强的食物。避免过度劳累与剧烈的运动，避免游泳。

（2）避免营养不良及营养过剩：营养不良可导致体格发育不良、性发育迟缓、免疫功能低下等；营养过剩导致的肥胖增加，给青少年带来极大的身心压力与成年疾病如高脂血症、糖尿病、冠心病等发生呈低龄化的隐患。对生育期妇女而言，体重对生育功能的影响极大，体重不足的妇女较难受孕；怀孕后患心脏、呼吸系统病、贫血、胎膜早破、早产、新生儿出生体重低的比例也较高。肥胖与生殖功能异常的关系复杂，肥胖导致的激素失调可以导致卵巢功能失调，不排卵而引起不孕。肥胖的妇女妊娠率较低，对治疗措施反应差，而且其孕期、产时及产后并发症如流产、妊娠高血压综合征、妊娠糖尿病风险较高，产程延长与难产者增加，新生儿并发症和死亡率也较高。存活的新生儿可能存在葡萄糖耐量降低。因此，肥胖妇女应通过合理减少饮食、适量增加运动等方式合理减轻体重，尤其是腹部的肥胖，设法在怀孕 3 个月前使体重稳定下来，以争取时间恢复维生素和矿物质水平；而体重不足的妇女应通过适量食用营养素丰富、富含维生素与矿物质的食物增加体重。

（3）戒除不良嗜好：戒烟、戒酒，最好不喝咖啡因。

（4）其他日常行为方式：禁止束腰、束胸，因为这些做法对身体与乳房发育是非常不利的。它使肺不能进行深呼吸，导致换气量减少。紧束乳房还会使乳头不能正常突出而内陷进去，给以后生育哺乳带来困难，甚至引起乳腺炎。建议戴大小合适、松紧适宜的乳罩，保护乳房。不穿高跟鞋，更重要的是青少年穿高跟鞋能引起骨盆与足骨变形。避免或减少日常不良情绪，特别对不孕患者而言，紧张、焦虑、犹豫的不良情绪可影响下丘脑 – 垂体 – 性腺轴功能，导致排卵功能障碍。

17. 医疗行为对生育能力伤害的预防

一些医疗行为如化疗药物的应用、放疗、盆腔手术和药物也会影响生育力。

（1）化疗、放疗：预防：①治疗前的生育力保护，尽量采用对生育影响小的方案；②卵巢组织的冷冻保存；③原始卵泡的冷冻保存；④卵母细胞的冷冻保存；⑤胚胎冷冻保存。

（2）剖宫产、阑尾炎手术、结肠炎外科手术：手术导致的生育力损害是依赖于解剖部位的，并不是所有的手术都会导致不孕。子宫输卵管造影显示外科手术后的生育力降低是由于粘连形成的输卵管不孕。

（3）药物：非甾体抗炎药可抑制排卵；对风湿疾病采用的免疫抑制剂及抗炎治疗可能影响受孕等。尽量避免应用影响生殖健康的药物。

18. 不孕症的中医辨证论治

（1）肾虚证

①肾气虚证

临床表现：婚久不孕，月经不调或停经，经量或多或少，色黯；腰膝酸软，精神疲倦，头晕耳鸣，小便清长；舌淡、苔薄，脉沉细，两尺尤甚。

治法：补肾益气，温养冲任。

方药：肾癸续嗣丹（庞保珍编著《不孕不育中医治疗学》）。

人参　白术　茯苓　白芍　当归　川芎　熟地黄　炙甘草　菟丝子　巴戟天　鹿茸　紫石英

②肾阳虚证

临床表现：婚久不孕，月经迟发，或月经后推，或经闭，经色淡暗，性欲低下，小腹冷，带下量多，清稀如水；或子宫发育不良；头晕耳鸣，腰酸膝软，夜尿多；眼眶黯，面部黯斑，或环唇黯；舌质淡黯，苔白，脉沉细尺弱。

治法：温肾暖宫，调补冲任。

方药：右归广嗣丹（庞保珍编著《不孕不育中医治疗学》）。

熟地黄　附子　龟甲　鹿茸　巴戟天　补骨脂　菟丝子　肉桂　杜仲　白术　山药　芡实　人参

③肾阴虚证

临床表现：婚久不孕，月经常提前，经量少或停经，经色鲜红；或经期延长，甚则崩中或漏下不止；形体消瘦，头晕耳鸣，腰酸膝软，五心烦热，失眠多梦，眼花心悸，肌肤失润，阴中干涩，性交痛；舌质稍红略干，苔少，脉细或细数。

治法：滋肾养血，调补冲任。

方药：左归螽斯丹（庞保珍编著《不孕不育中医治疗学》）。

当归　白芍　熟地黄　山茱萸　龟甲　鳖甲　紫河车　肉苁蓉　菟丝子　牡丹皮

（2）肝郁证

临床表现：婚久不孕，月经或先或后，经量时多时少，或经来腹痛；或经前烦躁易怒，胸胁乳房胀痛，精神抑郁，善太息；舌黯红或舌边有瘀斑，脉弦细。

治法：疏肝解郁，理血调经。

方药：开郁毓麟丹（庞保珍编著《不孕不育中医治疗学》）。

当归　白芍　白术　茯苓　牡丹皮　香附　川楝子　王不留行　瓜蒌　牛膝

（3）血瘀证

临床表现：婚久不孕，月经多延后，或周期正常，经来腹痛，甚或成进行性加剧，经量多少不一，经色紫黯，有血块，块下痛减。时经行不畅、淋漓难净，或经间出血。或肛门坠胀不适，性交痛；舌质紫黯或舌边有瘀点，苔薄白，脉弦或弦细涩。

治法：逐瘀荡胞，调经助孕。

方药：逐瘀衍嗣丹（庞保珍编著《不孕不育中医治疗学》）。

桃仁　红花　牡丹皮　赤芍　当归　延胡索　枳壳　三棱　莪术　昆布　香附

（4）痰湿证

临床表现：婚久不孕，多自青春期始即形体肥胖，月经常推后、稀发，甚则停经；带下量多，色白质黏无臭；头晕心悸，胸闷泛恶，面目虚浮；舌淡胖，苔白腻，脉滑。

治法：燥湿化痰，行滞调经。

方药：涤痰祈嗣丹（庞保珍编著《不孕不育中医治疗学》）。

半夏　茯苓　陈皮　甘草　苍术　胆南星　枳壳　生姜　柴胡　人参　黄芪　淫羊藿　巴戟天

19. 不孕症的中成药治疗

（1）肾虚证

①肾气虚证：五子衍宗片：口服。一次6片，一日3次。或滋肾育胎丸：口服。一次5克，一日3次，淡盐水或蜂蜜水送服。

②肾阳虚证：右归丸：口服，一次1丸，一日3次；或复方玄驹胶囊：口服，一次3粒，一日3次；或海龙胶口服液：口服。一次40毫升（2支），一日1～2次；或定坤丹：口服。一次半丸至1丸，一日2次（每丸重10.8克）。

③肾阴虚证：六味地黄丸：大蜜丸一次1丸，一日2次。

（2）肝郁证：逍遥丸：口服。一次6～9克，一日2次。

（3）血瘀证：血府逐瘀口服液：口服。一次1支，一日3次。或少腹逐瘀丸：口服。一次1丸，一日2～3次。

（4）痰湿证：三仁合剂：口服。一次20～30毫升，一日3次。或二陈合剂：口服。一次10～15毫升，一日3次，用时摇匀。

20. 不孕症的外治法

湿热瘀滞证：保妇康栓：洗净外阴部，将药栓置于阴道深部。每晚1粒。

21. 不孕症的药膳疗法

（1）肾虚证

①肾气虚证：羊脊骨粥（《太平圣惠方》）：羊连尾脊骨1条，肉苁蓉30g，菟丝子3g，粳米60g，葱、姜、盐、料酒适量。制法与用法：肉苁

蓉酒浸1宿，刮去粗皮；菟丝子酒浸3日，晒干，捣末。将羊脊骨砸碎，用水2500ml，煎取汁液1000ml，人粳米、肉苁蓉煮粥；粥欲熟时，加入葱末等调料，粥熟，加入菟丝子末、料酒20ml，搅匀，空腹食之。

②肾阳虚证：枸杞羊肾粥(《饮膳正要》)：枸杞叶250g（或枸杞子30g)，羊肉60g，羊肾1个，粳米60g，葱白2茎，盐适量。制法与用法：将新鲜羊肾剖开，去内筋膜，洗净，细切；羊肉洗净切碎；煮枸杞叶取汁，去渣。也可用枸杞叶切碎，同羊肾、羊肉、粳米、葱白一起煮粥。待粥成后，入盐少许，稍煮即可。每日早晚服用。

③肾阴虚证：生地黄鸡（《肘后方》)：生地黄250g，乌雌鸡1只，饴糖150g。制法与用法：鸡宰杀去净毛，洗净治如食法，去内脏备用；将生地黄洗净，切片，入怡糖，洞拌后塞人鸡腹内。将鸡腹部朝下置于锅内，于旺火上上笼蒸约2~3小时，待其熟烂后，食肉，饮汁。

（2）肝郁证：玫瑰花茶(《慢性疾病营养美味配餐图谱．性功能障碍》)：玫瑰1朵，蜂蜜15克。制法与用法：在玫瑰花盛开的季节，采其含苞待放者（干品亦可)，放入茶杯，开水浸泡，加盖5分钟；饮时调入蜂蜜，拌匀即成。代茶饮，最后连花吃下。

（3）血瘀证：三七蒸鹌鹑(《中医药膳与食疗》)：鹌鹑1只，三七粉1~2g，食盐、味精少许。制法与用法：将鹌鹑去毛及肠杂，洗净切块，用三七粉同置瓷碗中，加入食盐少许，上锅隔水蒸熟，调入味精即成。食肉饮汁。每日1剂，连服7~10天。

（4）痰湿证：陈苍荷叶茶(《常见慢性病营养配餐与食疗．性功能障碍》)：陈皮15g，苍术20g，荷叶30g，绿茶叶10g。制法与用法：①将陈皮、苍术炒香后切细，荷叶切成小块；②与茶叶混合均匀，铁盒密藏。每用10克泡白开水，当茶饮。

22. 孕前保健是怎么回事

孕前保健是20世纪90年代初，由世界各国学者提出的一个卫生保健新理念与卫生服务新模式。第二次世界大战结束后，人们的生活水平提高了，对卫生保健的需求也发生了变化。发展中国家的孕产妇死亡率与婴儿死亡率持续下降，许多国家与地区已经接近发达国家的水平。随着许多严重威胁人类健康的传染病逐渐被控制与消灭，当一个国家与地区婴幼儿死亡率下降到40‰左右时，胎儿与婴幼儿出生缺陷就成为影响婴儿死亡率的重要原因。我国在20世纪90年代初婴儿死亡率就下降到40‰。1990～1994年城市婴儿死亡原因中由出生缺陷造成的占到五分之一至四分之一（21%～28%）。世界各国科学家经过分析，得出的结论是：要从孕前开始，搞好育龄妇女的保健，最大限度地降低出生缺陷的发生，提高出生人口素质。

2007年2月，卫生部颁布了《孕前保健服务规范（试行）》。依据卫生部的要求，从我们国家城乡居民以及育龄妇女的实际情况出发，“孕前保健是以提高出生人口素质，减少出生缺陷和先天残疾发生为宗旨，为准备怀孕的夫妇提供健康教育与咨询、健康状况评估、健康指导为主要内容的保健服务”。孕前保健至少应在计划受孕前4～6个月进行。孕前保健的科学知识可通过各种形式的健康教育活动推广，借助孕前保健咨询服务也是进行推广的一种较好的方式之一。

23. 科学孕前保健好处接连不断　缺乏保健有了缺陷苦海无边

一些妊娠在非计划、无准备情况下发生，因为受孕时夫妇的健康状况、生活方式或心理状态未作适当的准备，所以，可能会影响受精卵的质量。受孕后3周起胚胎进入器官形成期，同时也是对各种致畸因素敏感期，但大部分女性要等到月经过期后1～2周甚至更晚才想到可能妊娠，有的在确诊怀孕之前已在无意中接受了有害因素。此外，目前认为减少先天畸形的一级预防措施也未能如期科学采用，如适当叶酸补充、某些疾病治疗药物的调整等。

孕前咨询可提高优生优育率，对夫妇的健康状况、生活方式、慢性病的治疗情况、遗传病资料等作出详细评估；指导健康的生活方式；提出适宜妊娠的最佳时机；可提醒夫妇避免在计划受孕前后接触对胚胎、胎儿有不良影响的因素，从不经意的伤害到有意的科学避免，可以降低先天缺陷与妊娠并发症；对慢性病者，可以给予合理治疗与适当改变治疗药物，改变对胎儿有害的治疗方法，尽量避免胚胎受影响及先天缺陷发生。

24. 科学孕前保健，从了解孕前保健内容开始

（1）健康教育与咨询

最好对夫妻双方同时进行健康教育，接待夫妻双方要热情，耐心并以科普的语言讲解孕前保健的重要性，介绍孕前保健服务内容与流程。通过询问、讲座与健康资料的发放等，为准备怀孕的夫妇提供健康教育服务。主要内容包括有关生理与心理保健常识；有关生育的基本知识；健康的生活方式、孕前与孕期科学的运动方式、合理饮食营养与环境因素对生育的影响等；出生缺陷与遗传性疾病的防治等。

（2）健康状况检查

通过咨询与必要的孕前医学检查，对准备怀孕夫妇的健康状况作出初步评估。针对存在的可能影响生育的健康问题，提出建议。

孕前医学检查包括体格检查、实验室与影像学等辅助检查，应在准备怀孕夫妇知情选择的基础上进行，同时对服务对象的隐私应严格保密。

①详细询问有关资料：询问年龄、身高、体重、既往史、婚育史、家族史、生活方式、饮食习惯、职业状况与工作环境、运动情况、社会适应能力、人际关系等有关妊娠与优生的问题，了解有无与妊娠有关的危险因素，如高血压、冠心病、糖尿病、甲状腺疾病等。

②男女生殖系统检查：包括妇科检查与男科检查。女性有无骨盆大小形态的异常，阴道检查有无阴道纵隔，宫颈、子宫大小有无异常，有无生殖器官炎症等。男性有无精索静脉曲张、隐睾、睾丸与附睾的大小、质地等。

③辅助检查：酌情进行血常规、血型、尿常规、精液常规、血糖或尿糖、肝肾功能、肝炎、结核病、TORCH、梅毒螺旋体、艾滋病病毒等感染、生殖道分泌物、宫颈细胞学涂片、心电图、胸部 X 线、妇科 B 超、男科 B 超等。必要时进行激素检查与染色体检查。遗传性疾病，如广东、海南、广西等地的地中海贫血、精神疾病等，应酌情进行专项检查。

（3）孕前健康生活方式指导

依据健康咨询与孕前医学检查结果对孕前夫妇的健康状况进行综合评估。遵循普遍性指导与个性化指导相结合的原则，对计划怀孕的夫妇进行孕前、孕早期与预防出生缺陷、优生优育的科学指导等。主要内容包括：

有计划、有充分准备后再怀孕。

尽量避免大龄生育。

合理膳食，适量增补叶酸、碘、铁、钙等营养素与微量元素；女方从孕前3个月始每日服用0.4毫克叶酸。

科学接种风疹、乙肝、流感等疫苗；对已感染病毒与传染性疾病情况及时采取适当措施。积极预防、科学筛查与治疗慢性疾病，尤其是传染病。

合理用药，避免使用可能影响胎儿正常发育的药物。

避免接触有毒有害物质（如放射线、高温、铅、汞、苯、农药等），避免密切接触宠物。

改变不健康生活方式，如吸烟、酗酒、吸毒等不健康生活方式。

调节情志，保持心理健康，解除精神压力，尤其注意预防孕期与产后心理问题的发生。

合理运动，宜选择科学的有氧代谢运动，增强体质。

对于有高遗传风险的夫妇，指导其做好相关准备、提示孕期检查与产前检查中可能发生的情况。

25. 您知道计划受孕前该做哪些准备吗

（1）择机而孕

①关于生育年龄的选择：目前我国婚姻法规定的结婚年龄，男方不得早于22岁，女方不得早于20岁，这是法定的最低年龄，并不是生育的最佳年龄。据统计，新婚夫妻若不采取避孕措施，约有80%以上妇女在婚后一年内会受孕。一般认为最佳生育年龄为女性24～29岁，男性25～35岁。女性24岁之后身体的发育已经完全成熟，体内心、肺、肾、肝等

脏器已经得起妊娠的“超重负荷”，内分泌系统与神经系统亦能更好地经受妊娠的考验。此年龄阶段生殖系统发育成熟，卵细胞的质量最高。骨盆韧带与肌肉弹性较好，已具备顺利分娩的良好条件。此外，24岁以上的女性，一般已完成学业，参加工作，有一定的生活经验，并具备一定的经济基础，有利于对婴儿的哺育。若过早生育，女方生殖器官与骨盆往往尚未完全发育成熟，妊娠、分娩的额外负担对母婴健康均为不利，也会增加难产的机会，甚至造成一些并发症或后遗症。且过早承担哺育子女的责任，会影响工作、学习等。但也应尽量避免过晚生育，一般女性不要超过30岁，因为年龄过大，妊娠、分娩中发生并发症（如子宫收缩乏力、产程延长、产后出血等）的机会增多，难产率也会增高。特别是在35岁之后，卵巢功能逐渐趋向衰退，卵子中染色体畸变的机会增多，容易造成流产、死胎或畸胎。不少资料均表明，35岁以上母亲所生子女中先天愚型患儿发病率明显增高。有人分析，假如对35岁以上的孕妇都进行产前诊断，并对确诊为先天愚型的患儿终止妊娠，则先天愚型患者的总数可减少30%～40%，若40岁以上的妇女均不生育，则先天愚型儿的出生率可降低10倍。总之，如能选择最佳年龄生育，充分利用这个时期生殖力最为旺盛的阶段，此期精子与卵子的质量较好，计划受孕容易成功，难产的机会也少，有利于优生优育，有利于母子健康。

②关于受孕季节的选择：不少学者建议选择夏末秋初受孕，第二年春末夏初分娩较为理想。因为夏秋受孕的妇女出生脊柱裂、无脑儿畸形的机会明显低于冬春季受孕者。据报道，受孕季节以7～9月份为最佳，经过10个月怀胎到第2年的4、5、6月份分娩最为合适。而且，早孕反应阶段正值秋季，已避开盛夏对食欲的影响，秋季蔬菜、瓜果供应齐全，容易调节食欲、增加营养，当进入易感风疹、流感等疾病的冬季时，妊娠已达中期，对胎儿器官发育的影响已减少，足月分娩时正是气候宜人的春末夏初，有利于新生儿适应外界环境，从而能良好地生长发育。但在实际生活中，还应从男女双方健康状况、工作与学习情况、经济条件等因素全盘考虑。

③关于避孕者受孕时机的选择：若采用口服避孕药避孕者，应停药；如放置宫内节育器避孕者，应在适当时间取出节育器。一般均要在停药或取器后6个月再受孕，以彻底消除药物的影响与调整子宫内环境。在此6个月内应改用其他避孕措施，如工具避孕法与自然避孕法。

（2）身体健康条件的准备

父母身心健康是优化下一代身体素质的基础。计划受孕应该在双方均处于精力旺盛、体体强壮、心情放松的条件下进行。在计划受孕前应征求相关专科医师的意见，因为疾病可能对妊娠与胎儿发育有不良影响，在治疗母体疾病时的用药也会影响胚胎与胎儿。另外，妊娠亦可会加重病情。

若夫妇双方或一方患有疾病均应考虑是否适合妊娠。任何一方患有传染性疾病，如病毒性肝炎、肺结核，或性传播性疾病等，在传染期均不宜受孕，必须治愈后再妊娠。女方如患有心脏病、高血压、肾脏病等均应做好孕前咨询，如病情较轻，可在医生指导下妊娠，定期产前检查。如心脏病病情较重，心功能在Ⅲ级或Ⅲ级以上；或曾有心衰史；风湿性心脏病有活动性风湿热、心房颤动、高度房室传导阻滞、肺动脉高压或感染性心内膜炎；先天性心脏病有肺动脉高压、明显发绀或感染性心内膜炎，以及心脏有活动性炎症者，则不宜妊娠。慢性肾炎有高血压与蛋白尿，或有氮质血症者则不宜妊娠。对有慢性疾患，如甲状腺功能亢进者，因其对胎儿有一系列不良影响，确诊甲亢后应待病情稳定1～3年再妊娠为妥，用药（抗甲状腺药物或放射性碘）期间不应妊娠，应采用避孕措施。糖尿病患者如伴有高血压、心电图示冠状动脉缺血、肾功能减退，或有增生性视网膜病变者不宜妊娠；轻度糖尿病患者以在病情控制稳定后妊娠为妥。

凡是夫妇双方之一有遗传病家族史，夫妇双方之一为遗传病或染色体病患者或携带者，女方年龄过大，有生过畸形儿、智力低下儿史，或有习惯性流产、死胎、死产等不良生育史等情况，均应在计划受孕前到正规医院找从事医学遗传学的专业人员或掌握一定遗传学知识的临床医师进行遗传咨询。通过科学分析发病的原因、遗传方式、子女患病的风险率等，对能否妊娠与妊娠后是否需进行产前诊断等进行指导。

孕妇患风疹病毒致畸早已被证实。幼时未患过风疹的妇女进入育龄期，由于体内风疹抗体水平低，没有抵御风疹感染的能力。为预防孕时感染造成的悲剧，在计划受孕前应采血作风疹抗体水平测定，如抗体水平低，应注射风疹疫苗，以提高机体抗体水平，增强免疫力，但切记风疹疫苗注射后一定要坚持避孕3个月以上再妊娠。

（3）采取健康的生活方式，避免不利因素的干扰

因为外界环境中的不良因素，往往会影响妊娠、胎儿的发育，甚至会降低精子、卵子的质量，所以，在计划受孕前3个月或更长时间内，应尽力排除下列不利因素的干扰，尽力创造一种良好的优生条件。

①傻吃——不良饮食习惯：有偏食习惯的要及时纠正，因为偏食易引起营养素缺乏而使不良妊娠结局的发生率增加；肥胖者要适当控制体重，因为肥胖者妊娠时并发糖尿病、高血压等危险性增加。近年的研究证明，孕前及孕初服用叶酸，可降低胎儿神经管畸形的发病率。因此，孕前适量多食含叶酸的食物如肝、肾、蛋等动物性食品与菠菜、芹菜、莴苣、橘子等蔬菜水果或适当加服叶酸片。

②海喝、瞎抽——烟酒危害：主动吸烟与被动吸烟均会影响胎儿的生长发育。酒精可通过胎盘进入胎儿体内，使胎儿发生酒精综合征，导致染色体畸变，造成畸形与智力低下等。因此，在计划受孕前夫妻双方均应戒烟戒酒。

③不良环境：在工作或生活的周围环境中，某些理化因素，如噪声、振动、高温、放射线等物理因素，铅、汞、镉、砷等金属，苯、甲苯、二甲苯等有机溶剂，氯化烯、苯乙烯等高分子化合物与某些农药等，均会不同程度的损伤生殖功能，包括造成月经异常、精子异常、不孕或生育能力下降、早早孕丢失、自然流产、死胎、死产、早产、新生儿出生缺陷等。若男女双方或一方既往曾接触过，或目前正从事可造成生殖损害的职业作业，应调离此工作岗位，且在孕前进行相应项目的检查正常

后，方可怀孕。

④生物因素：猫、狗可能传染弓形虫病，孕妇弓形虫病感染会导致流产、胎儿畸形与胎儿宫内发育迟缓。因此，受孕前即应停止接触猫、狗及其他家畜。家有宠物者，在计划受孕时，应将宠物寄养出去，或不养宠物，避免接触。

⑤药物致畸：治疗疾病或避孕等需要，正在应用某些可能有害于受孕的药物，或虽已停用但其作用尚未消失之前，均应避免妊娠。

⑥心理因素：工作学习上的紧张、经济上的拮据、家务安排上的困难，特别是夫妻感情不好、对生育意愿的分歧等社会心理因素均会影响优生优育。

26. 科学的受孕方法

夫妻双方掌握了受孕原理、选择好了受孕时机，又为计划受孕准备了各方面的有利条件，若要争取受孕计划能成功实现，必须先掌握一些科学的受孕方法。

“自然计划生育法”是根据妇女生殖系统正常的周期性生理变化，采用日程推算、基础体温测量与（或）宫颈黏液观察等方法，自我掌握排卵规律，鉴别“易孕阶段”和“不易受孕阶段”，通过择日性交，从而达到计划受孕或计划避孕的目的。其基本原理是卵子排出后一般只能存活12～24小时，精子在女性生殖道内通常只生存1～3天（最多为5天）。因此，一般说来，从排卵前1天至排卵后1天最易受孕，即称为“易孕阶段”。选择“易孕阶段”性交才有可能受孕。常用方法有3种。

（1）日程推算法：大部分妇女排卵发生于下次月经来潮前12～16天（平均14天）。日程推算法是根据以往12个月以上的月经周期记录，推算出目前周期中的“易孕期”和“不易受孕期”。以下公式可供参考：以往最短周期天数－19＝排卵前“不易受孕期”的末一天。次日即为“易孕期”的第一天。以往最长周期天数－10＝排卵后“易孕期”的末一天。月经周期过长、过短或不规则者不适宜用此法。

（2）基础体温测量法：正常妇女基础体温在月经周期中呈周期性变

化，一般排卵发生在基础体温上升前一天或由低向高上升的过程中。在温度处于升高水平的 3 天内为“易孕期”，从第 4 天起直至下次月经来潮前即为“不易受孕期”。体温升高幅度一般应为 0.3 ~0.5℃，若上升呈阶梯式，则必须连续 3 天都高于上升前 6 天的平均体温 0.2℃以上。

③宫颈黏液观察法：妇女宫颈黏液的性状会随着月经周期中不同阶段性激素的水平而有所变化。接近月经周期的中期，当雌激素水平逐步升高时，黏液会随之增多，并越来越薄，越接近排卵期，越变得清澈透亮，状似蛋清，且富于弹性，拉丝度高，阴部滑润感最明显。在出现这种黏液的最后一天称为“高峰日”，其前后 48 小时之间会发生排卵（“高峰日”大多相当于排卵日或排卵前一天）。这种排卵期的宫颈黏液对受孕颇为有利，能对精子起到保护、营养、增强活力、引导穿透等作用。出现阴部湿润感的阶段可认为是“易孕期”。

27. 孕期保健是怎么回事

孕期保健是指从妊娠开始到分娩前的整个时期，对孕妇的定期产前检查与心理上的指导，对胎儿宫内情况进行监护，指导孕期营养与用药，及时发现与处理异常情况，以保证对孕妇及胎儿的健康。

28. 科学孕期保健，从了解产前检查的时间与内容开始

（1）产前检查的时间

产前检查的时间应从确诊早孕开始，若首次产前检查未发现异常的孕妇于妊娠 20 ~28 周之间，每 4 周检查一次，妊娠 28 ~36 周之间，每 2 周检查一次，自妊娠 36 周后，每周检查一次。即首次产前检查、孕 20、24、28、32、36、37、38、39、40 周，各检查一次。对有高危因素的孕妇应酌情适当增加产前检查的次数。孕妇定期做产前检查的目的是为了掌握胎儿发育与孕妇健康状况，以便早期发现问题，及早纠正与治疗，使孕妇与胎儿能顺利地度过妊娠期，以提高出生人口素质，减少出生缺陷的发生。

(2) 首次产前检查的内容

应详细询问病史，进行全面的全身检查、产科检查与必要的辅助检查。

①病史

年龄：年龄过小易发生难产；35 岁以上的初孕妇易并发妊娠高血压疾病、产力异常、产道异常，且遗传病儿、先天缺陷儿增多等。

职业：若接触有毒物质的孕妇，应检测血常规与肝功能等。

计算孕周与推算预产期：预产期推算方法是按末次月经第一日算起，月份减 3 或加 9，日数加 7。若孕妇仅记住阴历末次月经第一日，应换算成阳历，再推算预产期。必须指出，实际分娩日期与推算的预产期，可以相差 1 ~2 周。如孕妇记不清末次月经日期或于哺乳期无月经来潮而受孕者，可依据早孕反应开始出现的时间、胎动开始时间、手测子宫底高度、尺测子宫长度加以估计。

月经史与既往孕产史：月经初潮、周期、经期、经量、有无腹痛。月经周期延长者的预产期则相应推迟。经产妇应了解有无难产史、死胎死产史、分娩方式与有无产后出血史，了解新生儿出生时情况。

既往史与手术史：尤其重点了解有无高血压、心脏病、糖尿病、结核病、血液病、肝、肾疾病、骨软化症等疾病，是否作过何种手术。

本次妊娠过程：了解妊娠早期有无早孕反应及其反应程度、病毒感染与用药史，胎动开始的时间；有无阴道流血、头痛、眼花、心悸、气短、下肢水肿等表现。妊娠早期有无病毒感染与用药史。

家庭史：主要询问家族有无高血压、双胎妊娠与其他遗传性疾病。

②全身检查

通过系统的全身检查，了解孕妇的发育、营养状况、身高、体重、步态、有无水肿；心、肝、肺、肾、脑等重要器官有无病变，乳房发育情况与乳头是否凹陷等；四肢有无畸形。了解孕妇的生命体征，观察体温、脉搏、呼吸与血压。一般为：体温 36.2 ~37.6℃，脉搏 60 ~90 次/分，呼吸 16 ~20 次/分，血压不应超过 18.7/12kPa（140/90mmHg）或与基础血压相比不超过4/2kPa（30/15mmHg），超过者应属病理状态。注重有无水肿情况，休息后水肿是否消失。妊娠晚期每周体重增长不应超过500克，超过者多有水肿或隐性水肿。

③产科检查

包括腹部检查、骨盆测量、阴道检查、肛门检查。

a. 腹部检查

视诊：注意腹形与大小，腰部有无妊娠纹、手术瘢痕与水肿等。

触诊：注意腹壁肌的紧张度，有无腹直肌分离，并注意羊水的多少与子宫肌的敏感程度。用四步触诊法检查子宫大小、胎产式、胎先露、胎方位以及胎先露部是否衔接。在做前三步手法时，检查者面向孕妇，作第四步手法时，检查者则应面向孕妇足端。第一步手法：检查者两手置于宫底部，了解子宫外形并测得宫底高度，估计胎儿大小与妊娠周数是否相符。第二步手法：检查者左右手分别置于腔部左右侧，一手固定，另一手轻轻深按检查，两手交替，仔细分辨胎背和胎儿四肢的位置。第三步手法：检查者右手拇指与其余四指分开，置于耻骨联合上方握住胎先露部，进一步查清是胎头或胎臀，左右推动以确定是否衔接。第四步手法：检查者左右手分别置于胎先露部的两侧，向骨盆人口方向向下深按，再次核对先露部的诊断是否正确，并确定胎先露部入盆的程度。

听诊：采用多普勒胎心听诊器于孕10周即可听到胎心音。胎心音在靠近胎背上方的孕妇腹壁上听得最清楚。枕先露时，胎心音在脐右（左）下方；臀先露时，胎心音在脐右（左）上方；肩先露时，胎心音在靠近脐部下方听得最清楚。

b. 骨盆测量：骨盆大小及其形状，是决定胎儿能否经阴道顺利分娩的重要因素，包括骨盆外测量与骨盆内测量。

骨盆外测量

髂棘间径：孕妇取伸腿仰卧位。测量两髂前上棘外缘的距离，正常值为23～26厘米。

髂嵴间径：孕妇取伸腿仰卧位。测量两髂嵴外缘最宽的距离，正常值为 25 ~ 28cm。以上两径线可以间接推测骨盆横径的长度。

骶耻外径：孕妇取左侧卧位，右腿伸直，左腿屈曲。测量第 5 腰椎棘突下至耻骨联合上缘中点的距离，正常值为 18 ~ 20 厘米。第 5 腰椎棘突下相当于髂嵴后连线中点下 1.5 厘米。此径线可以间接推测骨盆人口前后径的长度，是骨盆外测量中最重要的径线。骶耻外径值与骨质厚薄相关，测得的骶耻外径值减去 1/2 尺桡周径（指围绕右侧尺骨茎突及桡骨茎突测得的前臂下端的周径）值，即相当于骨盆人口前后径值。

坐骨结节间径或称出口横径：孕妇取仰卧位，两腿弯曲，双手抱双膝。测量两坐骨结节内侧缘的距离，正常值 8.5 ~ 9.5 厘米。也可用检查者的拳头测量，若其间能容纳成人手拳，则大于 8.5 厘米，即属正常。此径线直接测出骨盆出口横径的长度。若此径值小于 8 厘米时，应测量出口后矢状径。

出口后矢状径：为坐骨结节间径中点至骶骨尖端的长度。正常值为 8 ~ 9cm。出口后矢状径径值与坐骨结节间径值之和 > 15 厘米，表明骨盆出口无明显狭窄。

耻骨弓角度：正常值为 90^0，小于 80^0 为不正常。此角度可以反映骨盆出口横径的宽度。

骨盆内测量

对角径：为耻骨联合下缘至骶岬上缘中点的距离，正常值为 12.5 ~ 13 厘米，此值减去 1.5 ~ 2 厘米，即为骨盆人口前后径的长度，又称真结合径。真结合径正常值约为 11 厘米。若测量时，阴道内的中指尖触不到骶岬，表示对角径值 > 12.5 厘米。测量时期以妊娠 24 ~ 36 周、阴道较松软时进行为宜。

坐骨棘间径：测量两坐骨棘间的距离，正常值约为 10 厘米。

坐骨切迹宽度：代表中骨盆后矢状径，其宽度为坐骨棘与骶骨下部间的距离，即骶棘韧带宽度。若能容纳 3 横指（5.5 ~ 6 厘米）为正常，否则属中骨盆狭窄。

c. 阴道检查：

孕妇于妊娠早期初诊，均应采用双合诊检查了解子宫大小与孕周是否相符。如于妊娠 24 周以后进行首次检查，应同时测量对角径、坐骨棘间径与坐骨切迹宽度。于妊娠最后一个月内以及临产后，则应避免不必要的阴道检查。

d. 肛诊：

可了解胎先露部、宫颈容受与扩张程度、骨盆情况如：骶骨前面弯曲度、坐骨棘及坐骨切迹宽度以及骶尾关节活动度，且可结合肛诊测得出口后矢状径。

④胎儿健康状况评估

自我胎动监测：胎动是胎儿在母亲体内安危的重要标志之一。孕妇 18～20 周开始自感有胎动，夜间尤为明显，孕 29～38 周是胎动最频繁时期，接近足月略为减少。计数胎动是孕妇自我监护胎儿情况的一种简易手段。每日 3 次，早、中、晚取固定时间为好，每次计数 1 小时，将 3 次胎动数相加，再乘以 4 即为 12 小时的胎动总数。胎动一般每小时不少于 3 次，2 小时胎动次数大于 30 次为正常范围。如果 12 小时胎动少于 20 次，或每小时的胎动少于 3 次，或胎动次数较前日变化了 50% 以上，或胎动幅度较前日明显减弱则视为胎动异常，应及时去正规医院，找专科医生进一步检查，以便及时获得治疗。

超声检查：正常产前期间至少需做三次 B 超检查。孕 10～14 周进行第一次超声检查，此时主要进行遗传学超声检查，同时对一些大体结构畸形如无脑儿、联体儿等进行检测。孕早期最好不用阴道超声检查，以减少辐射；第二次超声检查为孕 20～24 周，应进行胎儿系统超声检查，此时为胎儿器官发育已基本完成，羊水量适中，超声图像清晰，是胎儿畸形筛查的最佳时间；第三次为孕 28 周至分娩前，此时应着重观察羊水量、胎盘、脐带情况，同时再对胎儿进行全面扫查。有异常者应酌情适当增加超声检查次数。

脐血流测定：目前胎儿脐动脉血流速度测定是产前监护胎儿宫内安

危，判定胎盘功能的主要方法之一，已广泛应用于产前胎儿监护。常用的指标有：收缩期最大血流速度/舒张末期最小血流速度比值（S/D）、阻力指数（RI）、搏动指数（PI）。以 S/D 值为主要指标，28 周后 S/D 应小于或等于 3.0 为正常值。

胎儿电子监护：胎儿电子监护包括无应激试验（NST）、缩宫素激惹试验（OCT）、胎儿生物物理监测（BPS）。通过胎儿电子监护，可以连续观察记录胎心率的动态变化，可以了解胎心与胎动及宫缩之间的关系，估计胎儿宫内安危情况，目前已成为孕妇产前检查的常规项目。一般从孕 34 周起每周一次，高危妊娠可酌情提前至孕 32 周。

胎盘功能的检查：通过胎盘功能的检查也可以间接了解胎儿在宫内的安危情况。胎盘功能的检查方法主要有：

孕妇尿中雌三醇测定：正常值为 > 15mg/24h，10 ~ 15mg/24h 为警戒值，< 10mg/24h 为危险值。也可用孕妇随意尿测雌激素/肌酐（E/C）比值，估计胎盘功能，E/C 比值 > 15 为正常值，10 ~ 15 为警戒值，< 10 为危险值。有条件者可测定孕妇血清游离雌三醇值，正常足月妊娠时临界值为 40nmol/L。如低于此值则提示胎盘功能低下。

孕妇血清胎盘生乳素（HPL）测定：采用放射免疫法，妊娠足月 HPL 值为 4 ~ 11mg/L。若该值在妊娠足月 < 4mg/L。或突然下降 10%，表示胎盘功能低下。

测定孕妇血清妊娠特异性糖蛋白（PSβ1G）：若该值于妊娠足月 < 170mg/L，提示胎盘功能低下。

胎动：如前述。

缩宫素激惹试验（OCT）：无应激试验（NST）无反应型者需作 OCT。OCT 阳性，提示胎盘功能低下。

阴道脱落细胞检查：舟状细胞成堆，无表层细胞，嗜伊红细胞指数（EI）< 10%，致密核少者，提示胎盘功能良好；舟状细胞极少或消失，有外底层细胞出现，嗜伊红细胞指数 > 10%，致密核多者，提示胎盘功能减退。

胎儿成熟度的检查：除了依据胎龄、宫高、腹围与 B 超测定胎儿大小外，还可测定羊水中下列项目以了解胎儿成熟度：

卵磷脂/鞘磷脂比值 >2 或测出磷脂酰甘油或泡沫试验阳性提示胎儿肺已成熟。

肌酐值≥176.8μmol/L（2mg/dl），提示胎儿肾已成熟。

胆红素类物质值：若用 OD_{450} 测该值 <0.02，提示胎儿肝已成熟。

淀粉酶值≥450U/L，提示胎儿唾液腺已成熟。

含脂肪细胞出现率达 20%，提示胎儿皮肤已成熟。

⑤辅助检查

孕早期：查血常规、血型、肝功能、肾功能、尿常规、阴道分泌物常规检查、肝炎病毒的检查、TORCH、梅毒螺旋体、艾滋病病毒等感染，心电图、TCT。10～14 周可行一阶段唐氏筛查（PAPP－A 和 β－hCG）。不能确定孕周或有其他异常情况时，应采用 B 超检查估算孕周，了解胚胎情况，必要时监测 β－hCG 变化情况。

孕中晚期：16～20 周可行二阶段唐氏筛查（AFP 和 β－hCG）。20 周以后有母儿血型不合可能的孕妇应每月监测血型抗体滴度与溶血素效价，孕 24～28 周行 50 克葡萄糖负荷试验，若出现高危情况，随时可酌情再作其他必要的检查。

（3）复诊产前检查的内容

①咨询前次产前检查之后，是否有特殊情况出现。

②测量血压、体重；检查有无水肿与其他异常；复查有无尿蛋白。

③复查胎位，听胎心率，软尺测子宫长度与腹围，判断是否与妊娠周数相符及有无羊水过多。必要时做 B 型超声检查。

④以科普的语言，进行孕妇卫生宣教，并预约下次复诊日期。

29. 孕期常见不适表现与对策

（1）消化道不适表现

孕早期胃灼热、恶心、呕吐者，酌情给予维生素 B_6 等；消化不良给

予维生素 B_1 10mg、干酵母 2～3 片、胃蛋白酶合剂 10ml，每日 3 次口服；皆可酌情中医辨证论治。

（2）下肢肌肉痉挛

肌肉痉挛常发生于小腿腓肠肌部，妊娠后期多见，常在夜间发作。下肢肌肉痉挛为孕妇缺钙的表现，可服用钙片 1 粒，每日 2 次。或每天喝牛奶 1 袋。

（3）下肢与外阴静脉曲张

下肢与外阴静脉曲张可因妊娠次数增多而加重。妊娠后期应尽量避免长时间站立，晚间睡眠时适当垫高下肢以利静脉回流。分娩时应防止外阴部曲张的静脉破裂。

（4）腰背痛

妊娠期关节韧带松弛，子宫增大向前突出，重心自然向后移，腰椎向前突，背伸肌持续紧张，因此，可有轻微腰背痛。腰背痛明显者，应及时查找原因，按病因治疗。必要时适当卧床休息与合理用药。

（5）便秘

妊娠期肠蠕动与肠张力均不同程度的减弱，且运动量减少，容易出现便秘。由于子宫与胎先露部的压迫，也会感排便困难，因此，应养成排便习惯，适当多吃含纤维素多的蔬菜、水果，或酌情合理用药，但禁用剧泻剂，以免导致流产及早产。

（6）贫血

妊娠后半期对铁的需要量增多，一般单靠饮食补充不够，应酌情给予铁剂，如硫酸亚铁 0.3g。每日 1～2 次口服以防贫血。已发生贫血，应查明原因，以缺铁性贫血最常见，治疗时给予硫酸亚铁 0.6g 或富马酸亚铁 0.2～0.4g。或中医辨证论治。

（7）痔疮

痔疮于妊娠晚期多见或明显加重。系因腹压增高与增大子宫的压迫，使痔静脉回流受阻及压力增高而导致痔静脉曲张所致。应多吃蔬菜，少吃辛辣食物，并注意生法保持大便通畅。如痔已脱出，可以手法还纳。

痔疮不适表现于分娩后可减轻或自行消失。

（8）下肢水肿

妊娠后期多有轻度下肢水肿，若经休息后消退，属正常现象。如水肿明显，经休息后不消退，应想到妊娠高血压综合征及其他合并症，应到正规医院，查明原因，针对病因科学治疗。另外，睡眠时适当取侧卧位，下肢稍垫高，水肿多可减轻。

（9）失眠

一些孕妇会出现难以入睡，且越到妊娠后期越明显，这是因为孕妇特别是初产妇，由于对妊娠的不安和对分娩的恐惧，形成心理负担加重，再加上接近产期时身体上的不适，以及一些自己不知如何处理的问题，诸多因素综合在一起，使孕妇精神紧张，情绪焦虑。因此，孕妇本人要注意调节情志，家人要体贴与关怀，对于稳定孕妇的心情与促进睡眠十分重要。必要时到正规医院，请专科医生科学诊治。

（10）仰卧位低血压综合征

在妊娠末期，若孕妇较长时间取仰卧位时，巨大的子宫压迫下腔静脉，使回心血量及心搏出量减少，可出现低血压。改为侧卧位后，使下腔静脉血流通畅，血压可随之恢复正常。

30. 注意孕期卫生，减少疾病发生

（1）调节情志，保持乐观

精神刺激可诱发流产和早产。母亲情绪的变化可直接激起自主神经系统活动的变化，并释放出肾上腺素及乙酰胆碱等化学物质，这些物质会经胎盘、脐带而达到胎儿，影响其发育。若长期的情绪应激会使胎动次数增加，胎儿出生后则常常有躁动不安、睡眠少或频繁哭闹等行为表现。因此，孕期应多听轻快悦耳的音乐，不可听刺激强的摇滚音乐，应看喜剧片，不看武打等惊险刺激片，应培养对养花、养金鱼等的兴趣爱好来分散不良情绪，陶冶情操。

（2）合理饮食

孕妇自然需要比普通人多的食物。孕妇的食物应该是多方面的，要

时时更换，不要单吃两三种食物，要食物多样化，荤素搭配，这样才能得到较多的维生素与矿物质等，才能营养均衡。

（3）适当睡眠与休息

妊娠期间更容易感到疲劳，因此，每天的睡眠要充足，时间可以因人而异，最好是晚上感到困倦时就入睡，早晨睡到自然醒来。睡眠不要过晚，一般10点以前要入睡。在条件许可的情况下，白天最好能午睡1～2小时。从睡眠姿势上来说，早期妊娠主要是采取舒适的体位，如仰卧位、侧卧位均可。此期胎儿在子宫内发育仍居在母体盆腔内，外力直接压迫或自身压迫均不会很重，因此，此期睡眠姿势不必很在意。但随着胎龄的增加，胎儿体积变大，子宫也增大，此时孕妇采取左侧卧位为宜。仰卧位可使增大的子宫压迫子宫后腹主动脉，影响子宫动脉的血流量，还能引起下肢与外阴部的静脉曲张。而右侧卧位使右侧输尿管受到挤压，以致尿液积滞，由于右侧的肾脏与邻近的升结肠与盲肠之间有淋巴管相通，因而肠道细菌侵入右肾的机会也较左肾为多，这样，就容易发生右侧肾盂肾炎。

（4）二便调畅

妊娠期容易便秘，特别平时已经有便秘习惯的人更易发生便秘。孕期中肾脏的工作增加了很多，因此，对它要特别注意保护。应该喝足够的水分，比没有怀孕时要适当多喝一些。不要吃或尽量少吃刺激性的食物，如蒜、辣椒、酒等。

（5）衣着以利于母子健康为好

一般从妊娠5个月以后，孕妇就需要穿特制的“孕妇服”了。孕妇服可酌情选用颜色明快、质地轻柔、容易洗濯的衣料，腹部宽松，腹围最大为99～110厘米，胸部与腹部为筒式，保温适度，穿脱方便。胸罩应该选用质地轻柔的宽带型，借以托住乳房，但不压迫它。袜子应该选用弹性大的，有利于血液循环，减少下肢与足部水肿，不宜使用窄紧的袜带。裤头宜选用纯棉的为好。孕妇不宜穿高跟鞋。鞋跟超过3厘米的高跟鞋会使孕妇重心不稳，容易跌倒，且会增加腹坠与腰酸等不适。皮鞋过于板脚，一般以布鞋、运动鞋为好，尺寸合脚，穿着舒服平稳。

（6）乳房卫生

妊娠后，乳房进一步发育长大，这就要求选择合适的胸罩来支持它，孕期不宜穿过紧的上衣，以免由于压迫乳房而妨碍其正常发育；应配戴合适的乳罩，防止乳房下垂。孕妇的皮脂腺分泌旺盛，乳头上常有积垢与痂皮，若强行清除可伤及表皮，宜先用植物油（麻油、花生油或豆油）涂敷，使之变软后再清除。有乳头内陷者，应每日用手指将乳头向外牵拉，以免哺乳时吮吸困难，有早产倾向者不宜使用此方法。

（7）科学洗澡

怀孕之后皮肤的功能加强，因为这时水分与废料的排泄增加了，所以此时必须更加保持皮肤清洁卫生。怀孕之后宜淋浴，一般不主张盆浴，因为孕期阴道内具有灭菌作用的酸性分泌物减少，体内的自然防御功能降低，盆浴会导致上行性感染。孕妇洗澡温度不宜太高，尤其是早孕的时候，温度对胚胎的发育是有影响的，水的温度应掌握在38℃以下。时间不宜太长。因为孕妇的汗腺是开放的，容易出汗，开放了以后，与外界热量交流的多了，再加上其本身的免疫力是相对低下的，洗澡时间长了容易感冒，每次的时间应控制在20分钟以内。应特别注意地面防滑。

（8）口腔护理

怀孕后由于性激素分泌增加，牙龈组织血管扩张，会导致血液淤滞，若口腔卫生保持不好，有利于细菌生长繁殖，容易患牙周疾病。怀孕期间的口腔卫生应该做得比平时更好，除了正常的一天三次刷牙外，最好每次吃东西后都漱口。在牙膏的选择上，应该尽量避免使用含有药物成分的牙膏、牙粉产品，一般合格的清洁牙齿的牙膏就可以了。

（9）房事有节

怀孕期间应合理安排性生活。怀孕头3个月与临产前2个月不宜性生活。孕早期会导致流产，临产前性生活会引起子宫收缩，容易导致早产、早期破膜、感染与增加新生儿死亡率。孕期应该减少性交次数，即使性交，应注意性交姿势，避免压迫孕妇腹部，性交动作要轻柔，切忌过于频繁与粗暴，且要注意性生活前后的清洁卫生。对有习惯性流产史、早产史、孕期有阴道流血、妊娠高血压综合征，以及妊娠合并心脏病、高血压和糖尿病者，在孕期应该避免性生活。

（10）谨慎旅行

多数孕妇在旅行时并没有出什么危险，但是在火车或船上出现临产情况的也不少见。因此，在孕期应当尽量避免长途旅行，一定要去时，也应尽量选择比较平稳的途径。

（11）戒烟戒酒

无论是主动吸烟还是被动吸烟，均对胎儿有危害，吸烟导致胎儿畸形、流产、低体重儿、早产发生率增高。孕前吸烟的妇女应戒烟，丈夫吸烟的应避免在孕妇前吸烟，丈夫也最好戒烟。

孕期应禁止饮酒。酒精对胎儿影响极大，有致畸作用，且可导致胎儿生长受限、胎儿酒精综合征。

31. 孕期营养

母体是胎儿热量与营养供给的唯一来源。妊娠期对各种营养素需要量均较非孕期增加。从妊娠的三个时期来说：妊娠早期（1～3个月）胎儿生长缓慢，体重平均每天增加1克。这段时期孕妇的营养需求与正常人相近或略增。妊娠中期（4～6个月），胎儿生长发育加快。平均每天增重10克，热能与各种营养素的需求相应增加。妊娠晚期（7～9个月），胎儿生长发育加快，尤以妊娠32～38周胎儿生长更加迅速。此时母体还需要贮备更多的营养素为分娩与产后哺乳做准备。因此，应特别注意孕中后期营养素的适当补充。只有保证供应足够而适当的热能与各种营养素，才能利于达到优生的目的。为此，妊娠期应特别注意合理膳食。合理膳食是指各种营养素的供给量足够，而且营养素之间的比例适宜。妊娠期的营养不仅关系到孕妇本身的健康，而且直接影响胎儿的体格发育与智力发育。若孕期营养不足可造成胎儿宫内发育迟缓，影响智力发育，且容易诱发妊娠并发症，如妊娠期高血压疾病、早产、胎膜早破、感染等。但孕期营养过剩则可能造成妊娠期糖尿病，胎儿过大增加难产率、手术产率与产后出血率，巨大儿成年后患肥胖、糖代谢异常、高血压等潜在因素。因此，妊娠期合理营养对保证孕妇与胎儿的身心健康、实现优生优育、提高人口素质有着十分重要的意义。

（1）推荐的孕期体重增加标准

①孕前体重正常，产后哺乳，孕期体重增加12公斤。孕中、后期每周增重400克。

②孕前体重正常，产后不哺乳，孕期体重增加10公斤。孕中、后期每周增重约350克。

③孕前体重大于标准体重的120%，孕期体重增加7～8公斤。孕中、后期每周增重约300克。

④孕前体重低于标准体重10%，孕期体重增加14～15公斤。孕中、后期每周增重500克。

⑤双胎孕期体重增加18公斤。孕中、后期每周增重650克。

孕期体重增加过多或过少对孕妇健康与胎儿生长均不利。孕期体重增加偏少可造成胎儿生长受限，围产期危险性增加。孕期体重增加过多则可造成胎儿头部过大引起头盆不称而导致产妇死亡危险性增加，因此，保证孕期体重适当的增加，对母子健康极为重要，合理膳食是保证合理营养的关键。

（2）热量

热量是能量之源。通过合理膳食摄入适当足够的热量对母子健康十分重要。尤其是怀孕中后期，胎儿生长速度加快，所需的热量就更多。有研究结果表明，膳食的热量摄入与新生儿体重密切相关，在营养补充试验中观察到热量摄人的增多能增加新生儿的出生体重。孕妇从妊娠中期至末期，基础代谢比正常人增加10%～20%，即在孕妇体力活动与平时相同的状态下，每日需增加100～300千卡。因此，孕期宜适当增加热量的摄入。

（3）蛋白质

人体各种组织组成均需要蛋白质。孕期孕妇本身组织增长与胎儿发育均需要摄人适量的蛋白质。丰富的氮储存可使孕妇产后功能恢复加快，防止产后贫血，且可刺激乳腺分泌，增加乳汁分泌量。孕妇孕期摄取蛋白质不足可导致胎儿脑细胞分化缓慢，影响智力，且出生后发病率与死亡率均增加。目前我国建议孕妇蛋白质供应量为妊娠中期每天增加 15 克，妊娠 7~9 个月每天增加 25 克。动物蛋白质为优质蛋白质，能提供最佳搭配的氨基酸，如肉类、鸡蛋、奶酪、鸡肉和鱼等。

（4）脂肪

胎儿的生长发育需要脂肪，脂肪能帮助脂溶性维生素吸收。胎儿发育期间，体内脂质的比重增长很快。在胎龄 20 周时脂质占体重的 0.5%，到出生时达 16%。在妊娠的最后 6 周，体内开始大量蓄积脂肪以备生产与哺乳期的需要。胎儿的神经系统发育也需要中性脂肪、磷脂与胆固醇。神经组织是脂肪含量与种类最多的组织。因此，应重视必需脂肪酸的适当供给。亚油酸、亚麻酸在体内能合成 AA（花生四烯酸）和 DHA（二十二碳六烯酸），而 AA、DHA 是胎儿、婴儿脑与视网膜的功能脂肪酸。对婴儿的视力与智力发展极为重要。目前推荐的孕期每日脂肪摄入量为 60~70 克/天。其中，必需脂肪酸（亚油酸、亚麻酸）3~6 克。脂肪来源主要是肉类食品与烹调油。

（5）维生素

①叶酸：叶酸是甲基转移酶的辅酶。参与同型半胱氨酸转化为蛋氨酸的代谢。参与血红蛋白、肾上腺、胆碱、肌酸的合成。孕期缺乏叶酸可造成流产、早产、巨幼红细胞贫血等。怀孕初期缺乏叶酸可造成同型半胱氨酸血症，影响胎儿早期心血管发育，增加母体血管疾病的危险。补充叶酸宜从计划怀孕或可能怀孕前开始适当补充。神经管的形成在妊娠的头 28 天。若缺乏叶酸即可发生畸形。孕期叶酸参考摄人量（DRI）600 微克/天，可耐受最高摄人量（UL）1 毫克/天。叶酸最重要的来源是谷类食品。

②维生素 A：维生素 A 可维持正常视力与上皮组织健康。若孕期缺乏维生素 A 可导致胎儿畸形、早产、宫内发育迟缓与低出生体重。目前

我国维生素A的营养素参考摄人量（DRI）900微克/天（3000IU/d），可耐受最高摄人量（UL）2400微克/天（8000IU/d）。维生素A主要存在于动物性食物中，如牛奶、肝等。

③维生素D：包括维生素D_2与维生素D_3。维生素D可促进钙的吸收与在骨骼中的沉积。若缺乏维生素D可使孕妇与胎儿钙代谢紊乱，胎儿骨骼发育异常。目前我国孕期维生素D的参考摄入量（DRI）是10微克/天，可耐受最高摄入量（UL）200微克/天，妊娠期间应适当多晒太阳。鱼肝油含维生素D量最多，其次是肝、蛋黄和鱼。

④维生素B_{12}：维生素B_{12}是体内的重要的甲基转移体，与叶酸共同参与同型半胱氨酸转化为蛋氨酸的代谢。若缺乏维生素B_{12}可造成神经系统与血管系统病变。世界卫生组织建议供给量为4pg/d。

⑤维生素B_1：维生素B_1缺乏能造成新生儿脚气病。孕期推荐摄人量（RNI）为1.5毫克/天。

（6）微量元素

①钙：胎儿需要钙构成骨骼与牙齿。成熟胎儿约积累30克钙。在孕早、中、晚期日均积累量分别为：7毫克、110毫克、350毫克。由于中国人饮食中钙含量普遍不足，母体内钙储存量也不多，孕期低钙供应可使母体骨密度降至同龄非孕妇女的85%。孕期缺钙可影响胎儿以及产后的泌乳。孕期钙参考摄入量（DRI）是1200毫克/天，可耐受最高摄入量（UL）2000毫克/天，可于妊娠4个月后适量服用钙剂。食物中牛奶、奶制品和鱼含钙量高，且容易吸收。

②铁：铁是构成血红蛋白的原料。铁缺乏可造成缺铁性贫血。孕期贫血是孕妇一种常见疾病。孕早期贫血与早产、低出生体重儿、胎儿与孕妇死亡相关。贫血影响心理、智力发育，导致行为改变，降低免疫、抗感染能力。孕期铁潴留量为1克。其中胎儿储铁30毫克，可满足出生后4个月的需要。中国营养学会推荐的铁参考摄入量（DRI）是35毫克/天，可耐受最高摄入量（UL）为60毫克/天，因铁很难从饮食中补充，因此，主张从妊娠4个月开始酌情适当口服硫酸亚铁0.3克或富马酸亚铁

0.2 克，每日一次。含铁丰富食物有猪肝、瘦肉、蛋黄等。

③碘：碘是甲状腺素的组成成分。怀孕后甲状腺功能旺盛，碘的需要量增加。孕妇缺碘可造成母亲甲状腺功能减退，也可造成胎儿甲状腺功能低下，从而引起以智力发育迟缓为标志的克汀病。我国推荐的孕期碘参考摄入量（DRI）是 200 微克/天，可耐受最高摄入量（UL）是 1000 微克/天，提倡在孕期适当服用加碘盐。

④锌：锌是体内多种酶的成分。参与热能代谢与蛋白质、胰岛素的合成。有研究资料表明孕早期严重缺锌可造成先天性畸形。我国建议孕妇锌供应量为 20 毫克/天。动物肝脏、花生、鱼、蛋、奶、肉等含锌丰富，可适当食用。

32. 孕期用药

药物可透过胎盘屏障直接作用于胎儿，也可通过母体间接作用于胎儿，若孕期用药不当可对胚胎产生不同程度的损害，包括流产、致畸、生长发育迟缓以及视听缺陷、行为异常等，而胎儿发育异常、致畸等又与药物的剂量、用药时间以及胎盘的通透性有关。但在整个妊娠期孕妇又难免使用药物，因此，孕期用药不仅要考虑药物对母体的不良反应，同时更须考虑药物对胎儿的影响。

（1）妊娠期药物代谢特点

事实上任何药物在母体血中只要有充分高的浓度均可透入胎儿组织。药物在胎儿的肝脏与脑部相对较多；胎儿缺氧时，脑血流量相对较多，药物相对更加集中。胎儿的肝肾功能发育不完善，因此，胎儿对药物的解毒能力极低，其药物排泄主要靠胎盘将药物转运回母体内。

（2）用药与胎龄

不同发育阶段的胚胎和胎儿对药物的敏感性不同。一般认为：受精后 2 周内孕卵着床前后，药物对胚胎的影响是“全”或“无”的。“全”表现为胚胎早期死亡造成流产，“无”则为胚胎继续发育不出现异常。受精后 3 ~ 8 周（即停经 5 ~ 10 周）为胚胎器官分化发育阶段，胚胎细胞开始分化发育，此时，受到有害药物作用后，即可产生形态上的异常而造成畸形，此期为“致畸高度敏感期”，因此，在这个时期若需用药，应高度警惕。如神经组织在受精后15～25日，心脏在受精后20～40日，肢体在受精后24～46日最易受药物影响。受精后第9周至足月是胎儿各器官生长发育、功能完善的阶段，但神经系统、生殖器官与牙齿仍在继续分化，尤其是神经系统的分化、发育及增生在妊娠晚期与新生儿期达最高峰，若在此期间受到药物不良作用后，仍可对上述三系统造成影响。对中枢神经系统的损害还可表现为宫内发育迟缓、低出生体重和功能行为异常等。妊娠晚期，胎盘变薄，有利于药物的吸收运输，此期，若服用磺胺类药物，可通过胎盘到胎儿体内蓄积，加重新生儿黄疸。庆大霉素在妊娠早期应用，不引起致畸作用，只有在妊娠后期，才有可能造成胎儿耳聋。

（3）药物对胎儿的危害性等级

美国食品和药物管理局根据药物对胎儿的致畸情况，将药物对胎儿的危害等级分为A、B、C、D、X5个级别：

A类　早孕期用药，经临床对照研究未见对胎儿有损害，其危险性极小。

B类　动物实验未见对胎仔有危害，但尚缺乏临床对照研究，或动物实验中观察到对胎仔有损害，但在早孕妇女的对照中并不能肯定其副作用。

C类　动物实验中发现对胎仔有不良影响，但在人类还缺乏充分证明或动物实验中亦缺乏充分的对照研究，药物仅在权衡对胎儿的利大于弊时给予。

D类　药物对人类胎儿有危害，但临床非常需要，又无替代药物，应充分权衡利弊后使用。

X类　对动物和人类均有明显的致畸作用，而且该药物对孕妇的应用，其危险明显地大于任何有益之处，这类药物在妊娠期禁用或将妊娠的妇女禁用。

总之，为了孕妇与胎儿的健康，孕妇如需用药必须在专科医生的指导下合理用药，切忌自己随意用药。

（4）妊娠期用药的基本原则

为降低药物对胎儿可能造成的不良影响，妊娠期用药必须十分慎重。应遵循以下基本原则：

①凡生育年龄妇女用药时需注意月经是否过期，若过期不来月经，应首先采用妊娠试验等排出怀孕，尤其是月经期已过，阴道内又有少量流血者，绝不要认为一定是来月经，应排除是否妊娠，孕妇在其他科诊治应告诉医生自己已怀孕和孕期，以免“忽略用药”。

②应在医生指导下合理用药，不要擅自使用药品，避免不必要的用药。

③妊娠早期若病情允许的情况下，则尽量推迟到妊娠中、晚期再用药。

④参照美国食品和药物管理局（FDA）拟订的药物在妊娠期应用的分类系统，在不影响治疗效果的情况下，选择对胎儿影响最小的药物。

⑤新药与老药同样有效时，应选用老药。

⑥对于病情危重的孕妇，虽然有些药物对胎儿有影响，但应充分权衡利弊后应用，依据病情随时调整用量，及时停药，必要时进行血药浓度监测。

33. 妊娠期科学运动训练

（1）妊娠期科学运动训练的好处

①增强心脏功能：妊娠使心脏负担加重。通过科学运动增强心脏功能，就能保证供给胎儿充足氧气，有利胎儿发育，并减缓怀孕期间出现的心跳气短，呼吸困难，下肢水肿等不适。

②增强肌肉与骨骼力量：科学运动能使全身的肌肉血液循环得到改善，肌肉组织的营养增加，使肌肉储备较大的力量。增强的腹肌，能防止因腹壁松弛造成的胎位不正与难产。腹肌，腰背肌与骨盆肌得到锻炼，将为日后顺利地自然分娩创造有利条件。

③可增强神经系统功能：这能帮助母体各个系统在妊娠期间发生一

系列适应性变化，更能有效地利于工作。

④科学运动可增强体质，减少疾病的发生。

（2）妊娠期科学运动训练的主要目的

孕期运动训练的主要目的是为了增强与分娩关系密切的腹直肌及后背相应肌肉的肌力，增加盆底肌肉的活动。

（3）妊娠期运动训练的原则

孕期科学运动训练的原则是适量适度。所谓适度，是以运动不令孕妇感到疲倦为标准。孕期适当的活动有利于优生，也能减少孕妇孕期不适的反应。如果活动量太小，会使胃肠的蠕动减少，引起食欲不振，消化不良，便秘等，对母婴健康不利。因此，孕妇应该适当科学运动，避免一味休息。但要避免高强度的体力劳动，这会使孕妇过度疲劳，容易造成流产。应避免抬举重物与会导致受伤的任何劳动，以免造成流产及早产。

若孕妇平时不喜爱运动，妊娠后只要每天做 10 分钟的体操并步行半小时即可，避免过度运动影响胎盘血液供给，对胎儿不利。如果孕妇原来就一直习惯于从事某项运动，妊娠期间可以在绝对避免高强度及过量运动的前提下继续这些活动。一般情况下，以步行、游泳、骑自行车等运动方式比较适宜。在妊娠早期，孕妇可参加一些不剧烈的活动，如骑自行车、跳交谊舞等。到妊娠中晚期，则应选择一些节奏缓慢的运动项目，如打太极拳、散步等。散步可以提高神经系统与心肺等脏器的功能，促进新陈代谢，并且可以使腿肌、腹壁肌、胸廓肌、心肌加强，是适合在整个孕期进行的运动。

（4）运动注意事项

运动时除应掌握上述原则外，还应注意选择好运动的地点与时间。如条件许可的情况下，尽可能到花草茂盛，绿树成荫的地方，这些地方空气清新，氧气浓度高，尘土与噪音均相对较少，对母体与胎儿的身心健康大有裨益。雾霾天气不要出去运动。运动时不要空腹，运动中适量饮水，如果出现不适感应及时停止。孕妇如在孕期已有不适，或有呼吸急促、头晕、心率快、发热等情况不宜锻炼。有合并症、并发症等时应遵医嘱。妊娠期应特别注意用洗脸盆洗过衣服后，急用力扭身泼水，用力上举晒被褥等不自觉的扭腰、急用力活动。

34. 孕妇学校

孕妇学校是孕期保健中必需的一个组成部分。通过开设孕妇学校，向广大的孕妇及家属宣传孕期、分娩、产褥期、母乳喂养、新生儿护理等科学知识，让准妈妈、准爸爸们掌握围产保健知识与注意事项，提高自我监护的能力，使她们在了解相关知识后能够更好地度过孕期。各地孕妇学校的授课内容大同小异。主要内容有：

（1）孕期健康教育

指导孕妇正确推算预产期；孕期中何时检查与检查的次数；需要检查的项目有哪些以及做相关检查的必要性；孕期母体变化；孕期营养和卫生；正确监测胎儿的方法；孕期常见不适表现的护理方法。

（2）产时健康指导

分娩方式是如何选择的；产房的环境是什么样的；初产妇分娩大约需要多长时间；决定分娩的因素是什么，分娩的先兆有哪些，什么样的情况下来医院，来医院生孩子需要带哪些东西；分娩过程中如何帮助自己达到自然分娩的目的；参与陪产的丈夫在产房中都做些什么？介绍各种分娩镇痛的方法及利与弊；自然分娩与剖宫产对母儿的影响等。

（3）产后健康教育

分娩后产妇的身体有何变化；正常的恶露是什么样的；分娩后子宫的变化和恢复；怎样预防乳头皲裂以及发生后如何护理乳房；怎样才能保证乳汁分泌充足，又不影响妈妈的休息；个人卫生如何注意；月子中的营养平衡；生完小孩什么时候夫妻可以过性生活。

（4）新生儿常见问题与护理

新生儿的正常的生理表现；新生儿出现黄疸怎样观察和护理；宝宝的脐带如何护理？怎样预防新生儿红臀发生等。早吸吮的好处；喂奶时怎样判断新生儿正确的含接了乳头；如何给宝宝洗澡等科学知识。

（5）准爸爸学习班

丈夫如何结合妻子孕期的生理、心理变化而给予妻子更多的帮助、支持，如何避免有害因素的伤害；如何参与到孕期、产时、产后的保健中来，协助妻子顺利分娩、如何护理新生宝宝等科学知识。

总之，通过孕妇学校进行孕期健康教育，可以消除孕妇对妊娠分娩的不正确看法与不必要的顾虑，增强孕妇信心，有效地预防出生缺陷，预防孕期并发症，提高自然分娩率，降低难产率、剖宫产率，提高了母乳喂养成功率，促进了新生儿的健康发育。

十三、围绝经期是养生保健的关键期

（一）围绝经期与围绝经期综合征是怎么回事

世界卫生组织人类生殖特别规划委员会于1994年废除长期应用的“更年期”这一术语；推荐用“围绝经期”一词，并对下述各词作了阐述。

绝经：指妇女一生中的最后一次月经。只能回顾性地确定。绝经是卵巢功能的真正衰竭，以至月经最终停止。

绝经前期：指卵巢有活动的时期，包括自青春发育至绝经，也就是绝经前的整个生育期。

绝经过渡期（menopausal transition）：指绝经前的一段时期，即从生育期走向绝经的一段过渡时期，包括从临床特征、内分泌学及生物学开始出现绝经趋势的迹象（即卵巢功能开始衰退的征兆）一直到最后一次月经。

围绝经期：指妇女绝经前后的一段时期；包括临床特征、内分泌学及生物学开始出现绝经趋势的迹象（40岁左右），也就是卵巢功能衰退的征兆，一直持续到最后一次月经后一年。此期起点模糊，不易确定；终点明确。

绝经后期：指自人生中最后一次月经以后一直到生命终止这一整个时期。

分类：有自然绝经和人工绝经。自然绝经指卵巢内卵泡生理性耗竭所致绝经。自然绝经的卵巢功能丧失是逐步过程：90%妇女先经历月经不规则的绝经过渡期，然后月经停止；仅10%无不规则月经的经历而突然月经停止。多数国家调查表明，妇女绝经的平均年龄为50岁左右；卵巢功能衰退开始于39～51岁（平均46岁），绝经过渡期经历2～8年（平均5年）；人工绝经包括手术切除双侧卵巢或放射疗法使卵巢功能永久性丧失所致绝经。人工绝经将引起卵巢功能的急性丧失。

围绝经期妇女只有少部分能通过神经内分泌的自我调节达到新的平衡而无自觉症状。

围绝经期综合征是指妇女在绝经前后的一段时期内出现月经紊乱、烘热汗出、五心烦热、头晕耳鸣、心悸失眠、烦躁易怒、腰酸骨楚、皮肤麻木刺痒或有蚁爬感、记忆力下降、浮肿便溏甚或情志异常等与绝经有关的症状。是因为女性绝经前后性腺发生退行性改变（包括绝经前因手术切除双侧卵巢或放射治疗后破坏双侧卵巢），使下丘脑——垂体——性腺轴之间的平衡制约关系紊乱，进而导致机体自主神经功能紊乱、性功能障碍的病理改变所致。

围绝经期综合征是围绝经期妇女的常见病，其发病率为85%左右，其中60%的病人有潮红潮热感，70%～80%的患者有月经不调，并伴有不同程度自主神经系统功能紊乱为主的症状，但症状较轻，一般不影响日常生活和工作，只有10%～30%的人可出现严重症状，不能坚持正常的工作和生活，生活质量明显降低，需要积极治疗。以上病人有的症状持续时间较短，可以自我控制，有些则反复出现症状长达5～10余年。围绝经期是女性由成年进入老年的转折点，也是妇女易发病的“多事之秋”。

中医学历代医籍中原无围绝经期综合征相应的病名，未见有关本病的专题论述，但对绝经的年龄界限及本病的病因病机、临床表现等亦多见记述。如《素问·上古天真论》曰：“七七任脉虚，太冲脉衰少，天癸竭，地道不通，故形坏而无子也”，东汉·张仲景《金匮要略·妇人杂病脉证并治》谓：“妇人脏躁，喜悲伤欲哭，象如神灵所作，数欠伸……”等。《女科百问》云：“妇人卦数已尽”、“七七则卦数以终，终则经水绝止，任脉虚衰，天癸绝”。《妇人良方》言：“况男子六十四岁而精绝，女子四十九岁而断精”。明确指出了女子四十九岁是肾气由盛至衰，天癸由至到竭一个分界线。明代《景岳全书·妇人规》：“妇人于四旬外经期将断之年……当此之际，最易防察。”张景岳认为：“渐见阻隔经期不至者，若气血平和，素无他疾，此因渐止而然，无足虑也，若素多忧郁不调之患，而见过期阻隔，便有崩决之兆”。认为此期因肾气渐衰，冲任脉虚，天癸将绝，若妇女禀赋虚弱，不能耐受这一过渡阶段，则必然导致诸多疾病之发生，因而此期是疾病的高发阶段，故“最易防察”。《傅青主女科》指出：“夫妇人至五十岁之外，天癸匮乏，原易闭关守寨不宜出阵战争，苟或适与不适，草草了事，尚不致肾火大动，倘与酣浪战机如少年之好合鲜，血室大开，崩决而坠矣”。更立有“年老血崩”这一专节，强调妇女在此期调摄房室，固护肾气的重要性。竹林寺僧人在《萧山竹林寺女科》中分别论述了“四十四五经证”、“四六四七经证”、“四九五十经证”等绝经前后的相关症状。对妇女在绝经前后出现的诸类症状，依其临床表现的侧重不同，将其归属于中医学的“心悸”、“失眠”、“眩晕”、“头痛”、“脏躁”、“浮肿”、“崩漏”、“月经过多”等范畴进行辨证施治。但直到1963年，著名中医妇科专家、原成都中医学院妇科教研组组长、附属医院副院长卓雨农根据历代医籍述说，结合临床实践，临终前献出《经断前后诸症》一文，得到同行公认，于1964年纳入全国高等中医院校《中医妇科学》第2版教材中，并改名为“绝经前后诸证”这一病名。以后又有不同的医家对此做过相关论述。如现代妇科专著《哈荔田妇科医案医话选》、《裘笑梅妇科临床经验选》、《百灵妇科》等对本病均有专篇论述。围绝经期综合征属于中医学“经断前后诸证”的范畴。

（二）中医认为围绝经期综合征的原因是什么

中医学认为，月经、生殖与肾关系极为密切。《素问·上古天真论》曰：“女子七岁，肾气盛，齿更发长。二七天癸至，任脉通，太冲脉盛，月事以时下，故有子；……七七任脉虚，太冲脉衰少，天癸竭，地道不通，故形坏而无子也。”明确指出肾通过冲任二脉司调月经与生殖，肾气主宰着人体的生长、发育、衰老过程。女性到了青春期，体内会产生一种促进人体生长发育和生殖作用的物质“天癸”，继而月经潮之有时，而有生育功能。进入绝经前后，肾精亏虚，冲任二脉逐渐亏少，天癸将竭，精气、精血不足，月经渐少以至停止，生殖能力降低以至消失，这是妇女正常生理的衰退过程。在这种特殊的生理状态下，导致围绝经期综合征的发病机制常与下列因素有关。

1. 肾虚是根本病机

肾为先天之本，藏元阴而寓元阳，静顺润下，为“五脏六腑之本、十二经脉之根”。《景岳全书》强调：“五脏之阴气非此不能滋，五脏之阳气非此不能发。”说明肾气对人体各脏腑、组织、经络的濡养和温煦作用是十分重要的。妇女在绝经前后，机体由健康均衡逐步向衰老过渡，随着肾气日衰，天癸将竭，冲任二脉逐渐亏虚，精血日趋不足，肾的阴阳易于失调，进而导致脏腑功能失调。部分妇女通过脏腑之间的调节能顺利渡过这段时期。不少妇女由于体质较弱，以及产育、疾病、营养、劳逸、手术创伤、社会环境、精神因素等方面的差异，不能适应与调节这一生理变化，导致肾气衰退过早、过快、过甚，出现一系列脏腑功能紊乱、阴阳平衡失调的证候。如肾阴不足，阴虚内热，则出现潮热面红、烘热汗出、五心烦热等症；肾阴虚精亏则出现头晕耳鸣、腰膝酸软、脚跟作痛；阴虚血燥则肌肤失润，阴部干涩失荣，血燥生风则皮肤感觉异常，或麻木、或瘙痒、或如虫爬；肾气不足，冲任失固则月经紊乱，或提前量多，或崩中漏下；肾与膀胱相表里，肾气虚故可导致膀胱不约而见小便频数清长，甚则不禁。肾阳衰微，脏腑经脉失养，气化失常，水液泛滥，则见浮肿、泻下、带下量多、腰背冷痛等症。亦可由肾阴损及肾阳或肾阳损及肾阴，出现阴阳俱虚之证。综上所述，本病的病因病机主要责之于肾，肾虚为致病之本。肾虚又分肾阴虚或肾阳虚，日久则致阴阳两虚。本病以肾虚为主，但临床以肾阴虚或肾阴阳两虚居多。姚寓晨在综述诸多医家的论点后提出，本病肾虚特点有三：一则以肾虚为主，本病以阴阳为纲进行辨证，阴虚型较阴虚兼阳虚型明显为多，此可能与其经、孕、产、乳以血为用而数脱于血的生理特点有关；二则阴虚、阳虚且有偏颇侧重，然常同时并存，此源于肾为阴阳水火之宅；三则此期阴阳极易失衡，其临床特征表现为烘热、畏寒相继出现，以及对药性寒温尤为敏感，此为其阴虚阳虚同时并存的特点所决定的。

2. 肾虚导致多脏病理改变

人体的自然盛衰过程由肾气所主，肾气为五脏六腑之本，也是维持阴阳之根本。"五脏之阴气非此不能滋，五脏之阳气非此不能发"（《景岳全书·命门余义》）。肾主生殖，对"精髓、骨、脑、齿、腰脊、前后二阴、髀股、足跟、足心所生病"（《医方类聚》）均有影响。罗元恺主编《实用中医妇科学》认为本病的核心病机是肾衰阴虚，兼及心、肝、脾脏失调。妇女在围绝经期，生理上随着肾气的衰减，天癸衰少，精血日趋不足，肾的阴阳失衡，故在此年龄阶段或早或迟地出现某些与肾生理变化有关的现象，如月经紊乱至绝止，颜面憔悴，头发开始斑白，牙齿易碎裂，易倦怠乏力，情绪易波动，健忘少寐等，体质健康的妇女常可自身调节逐渐适应，但部分体弱妇女则易受到内外因素的影响，以致肾的阴阳失衡，或偏于肾阴虚，或为肾阳虚，甚则阴阳俱虚。肾气既乏，无以济心、养肝、资脾、益肺、聪耳、壮骨、健髓、营脑，又可引起心肾不交，肝阳上亢，脾肾两虚，清窍失养，以致出现骨质疏松、反应迟钝、胸闷心悸等病变，导致一系列相关的围绝经期诸症。

（1）心肾不交：肾藏精主水，心属火主血脉，心血畅旺，肾精充沛，心肾相交，水火互济，阴阳平衡，则身心健康。如果出现肾阴精亏虚，则一切病因均可进一步导致心肾两脏的阴虚；肾水虚不能上济心火，心火独亢，导致心火亢甚的证候。

（2）肝肾阴虚：肾主藏精，肝主藏血，精血同源，相互滋生，肝肾乙癸同源。若肾阴不足，精亏不能化血，水不涵木，导致水亏肝旺，肝肾阴虚，肝失柔养，肝阳上亢，出现肝火旺盛诸证候。

（3）肾虚肝郁：女子以血为主，以气为用，月经、带下直接或间接地损耗血液，故前有“女子不足于血有余于气，以其数脱血也”之谓。由于不同于男子的“血少气多”的生理病理特点，故“气郁”发病甚为多见。气（肝）郁者，与肝有关，肝体阴用阳，用阳不及，气机不得舒达升散，故致气郁。用阳不及，还在于肝之体阴不足。肾阴不足，水不涵木则导致肝之体阴不足。《刘奉五妇科经验》中直接指出肝脏是生老病死调节的枢纽，妇女围绝经期综合征属肝脏病变。

（4）脾肾阳虚：肾藏精，为先天之根，脾化血，为后天之本。先天滋后天，肾精靠脾化生的水谷之精以滋养；后天养先天，脾气赖肾中阳气以温煦。若肾虚阳衰，温煦不足，火不暖土，可出现脾肾阳虚诸证。

3. 肾虚夹湿痰瘀

围绝经期妇女肾气日衰、正气不足，易受环境、饮食、情绪等因素影响，损伤脾阳，导致脾失健运、湿邪停聚。妇女围绝经期妇女肾气逐渐衰退而易致阴阳平衡失调，肾阳不足则蒸化无力、水不化气、停蓄为痰饮，阴液不足则精亏血耗、津液留滞、瘀滞为瘀血，肾虚夹“湿”、“痰”、“瘀”互结，终成本病。

围绝经期综合征主要临床表现以虚证多见，即使有实证出现，也是本虚标实。根据妇女“阴常不足，阳常有余”的特点，又以肾阴虚居多。

（三）西医认为围绝经期综合征的原因是什么

1. 卵巢功能减退是引起本病的主要原因

围绝经期综合征其基本病理是卵泡功能明显衰退。首先表现为卵泡发育不全不能排卵，黄体不能形成或形成不良，孕激素分泌减少。孕激素的不足，可导致雌激素失去拮抗影响，从而可引起子宫内膜增殖，导致功能失调性子宫出血。若血液中雌激素含量锐减，直至减少到不能刺激子宫内膜时，则月经由稀发到停止。绝经前后妇女的低雌激素血症几乎是围绝经期症状的基础。

由于雌激素与孕激素锐减，血中含量降低，使正常的下丘脑－垂体卵巢轴之间平衡关系发生变化，雌激素对垂体的反馈抑制作用减弱，引起下丘脑和垂体功能亢进，表现为促性腺激素——促卵泡激素（FSH）与促黄体生成激素（LH）分泌增多。这种内分泌变化影响了自主神经中枢，涉及下丘脑释放激素和神经介质（如抑制素、催乳素、儿茶酚胺激素等），干扰大脑皮质及影响其支配下的各脏器功能，而出现一系列自主神经功能失调症状。现代研究认为每一个妇女全身有400多个部位的组织与器官的细胞膜上有雌激素受体，当雌激素减少时，这些组织与器官就会发生退行性变或代谢上的变化。最近的资料证实，性腺甾体激素与许多神经多肽及神经递质之间复杂的相互作用是导致自主神经系统症状和精神症状发生的基础。

2. 体质、健康状况、社会环境与精神神经因素

围绝经期综合征的症状是否发生及其轻重程度，除与内分泌功能状态有密切关系外，还与个人体质、目前健康状况及社会家庭环境变化、精神神经因素等密切相关。近年来在神经介质（血清素、多巴胺等）方面的研究，提示大脑皮层通过神经介质，对下丘脑活动起重要的调节作用，而且对机体的行为活动与情绪均有显著的影响。故围绝经期综合征的发病是生理变化、神经内分泌、社会文化因素互相作用的结果。

（四）围绝经期综合征的表现是什么

围绝经期综合征的症状可归纳为以下几方面：

1. 血管缩舒功能失调

自觉症状为潮热。约有85%左右的绝经前后妇女主诉有潮热感，常突然发作，开始多在睡眠将醒时发作，以后可在白天的任何时间出现，每次持续几秒钟或几分钟，一般持续1～3年，10%～20%的妇女甚至可持续终身。

2. 心血管系统表现

围绝经期妇女心血管功能有明显的改变，绝经期前后妇女动脉粥样硬化的进程明显比男性加快，常表现为心悸、头晕、头痛、耳鸣等。

3. 神经系统表现

从绝经前期开始，妇女情绪变化很大，常易激动，焦虑，烦躁，多泪，过度自信或自卑，不能摆脱烦恼，消沉，多疑，失眠，头痛，记忆力减退，注意力不集中，重者对生活失去信心和兴趣，甚至可产生轻生念头。

4. 月经及生殖系统变化

月经周期紊乱，周期延长，经期缩短，经量减少；或经期延长，经量增多；或过早绝经等。性器官逐渐萎缩，第二性征逐渐消失，性功能减退，阴道分泌物减少，性交不适或疼痛，外阴瘙痒。

5. 骨及关节症状

骨质疏松。骨质疏松的临床表现：肌肉痛，腰腿痛，颈背痛，夜间抽筋，身高减低，关节变形，脊柱弯曲，驼背等。

6. 泌尿系统表现

应力性尿失禁，尿频尿急或尿痛，或感下腹部不适等。

7. 皮肤、乳房的变化

皮肤干燥、瘙痒、弹性减退，搔后易患神经性皮炎；皮肤感觉异常，如麻木、温度低、蚁走感、针刺感、虫爬感；色素沉着亢进，出现老年色素斑；口鼻腔黏膜干燥及眼结膜干涩。乳腺萎缩、松懈等。

本病无特异性体征。随着年龄的增长，第二性征可有不同程度的变化，并出现一系列老龄化体征。

（五）围绝经期综合征的并发症是什么

围绝经期综合征常见的并发症主要有冠心病、骨质疏松性骨折、精神病。

（六）围绝经期综合征需做哪些实验室和其他辅助检查

1. 血清促卵泡激素（FSH）与促黄体生成激素（LH）测定

正常月经周期血浆中 FSH 为 5～10mlU/ml，LH 为 5～25mIU/ml。绝经后 FSH 增加 20 倍，LH 增加 5 倍～10 倍，约为 60～250mlU/ml，故绝经后 FSH/LH > 1，绝经前 < 1。

2. 血清雌二醇、雌三醇测定

正常月经周期中，血清雌二醇在卵泡早期为 50ng/ml，高峰达 350ng/ml。绝经后周期性变化消失，雌二醇平均水平为 13～25ng/ml；雌三醇水平不低于 20ng/ml。若雌二醇、雌三醇低于上述水平即可考虑为绝经期。

3. 心电图和血脂检查

绝经期前后的妇女动脉粥样硬化的进程比男性明显加快，血胆固醇增高，主要是 β－脂蛋白、前 β 脂蛋白比例更大，但 α－脂蛋白无明显改变，血压升高；心电图有类似缺血表现，常见 S－T 段下降或（和）T 波低平或倒置；可出现二联率、三联率。

4. B 超检查

有阴道不规则出血的围绝经期妇女，应进行 B 超检查，以排除生殖系统器质性病变。

5. 骨密度检查

对伴有腰痛、骨骼酸痛、骨折的围绝经期妇女应作骨密度检测，包括：双能 X 线骨密度检测（DEXA）、定量超声骨密度检测（BUA）、单光子骨密度检测（SPA）等，以骨密度仪所检测的骨密度值为主要依据。

6. 妇科特殊检查

（1）宫颈刮片检查　对每一个围绝经期综合征患者，均常规进行宫颈刮片的防癌涂片检查，以早期诊断恶性病变。

（2）阴道细胞学检查　了解体内雌激素水平。一般用成熟指数表示（底层＼中层＼表层）。绝经后，阴道细胞学检查连续显示高的雌激素水平（成熟指数5/80/15），则提示可兼有其他病变（如子宫肿瘤、乳腺肿瘤等）。

（3）子宫内膜活检或分段诊断性刮宫　围绝经期综合征患者因不规则阴道流血、流液就诊时，应作分段诊断性刮宫，所得标本送病理科检查。

（4）宫腔镜检查　对反复不规则阴道流血的妇女，可通过宫腔镜检查，以排除子宫内膜炎、子宫黏膜下肌瘤、子宫内膜息肉、子宫内膜癌及宫颈癌等。

（七）围绝经期综合征的诊断要点是什么

1. 病史

发病年龄多在45～55岁之间，若40岁以前发病者，应考虑卵巢早衰。注意发病前有无工作、生活的特殊改变，有无精神创伤，放射治疗或双侧卵巢切除手术等。

2. 表现

烘热、汗出、情绪变化是最早出现的典型特异性症状。阵发性烘热常常从胸部开始，潮水般的热流涌向胸、颈至头部，脸颊潮红、随后额部、胸部可渗出冷汗，汗出热退，这个过程持续时间长短不一，短者数秒，长者数分钟，每日发作次数没有规律性；情绪改变表现为烦躁易怒，易激动，或无故悲伤啼哭，不能自我控制；此外，尚有头晕头痛、腰背酸痛、心悸失眠、月经紊乱等。晚期症状则有阴道干燥灼热、阴痒、尿频急或尿失禁、皮肤瘙痒等症状。

3. 检查

（1）实验室检查　阴道脱落细胞检查显示雌激素水平不同程度地低落，血清垂体促卵泡激素（FSH）水平增高而雌二醇（E_2）水平下降对本病的诊断有参考价值。

（2）诊断性刮宫　出现月经紊乱，应作诊断性分段刮宫组织物送病检，以排除器质性病变。

（3）妇科检查　绝经后可有阴道、子宫不同程度的萎缩，宫颈及阴道分泌物减少。

（4）骨密度检测　围绝经期或绝经后妇女表现腰背疼痛、骨骼酸痛需做骨密度检测，骨密度值降低（与当地同性别的峰值骨密度相比，减少 25% 以上为骨质疏松症）。

（5）心电图检查　出现心血管症状者应做心电图，注意排除心血管系统的器质性病变。

（6）彩色 B 超检查。

（八）围绝经期综合征应与哪些疾病鉴别

围绝经期亦是高血压、动脉硬化、冠心病、颈椎病、肿瘤等疾病的高发期。除了有围绝经期综合征症状外，往往会并见其他老年病，临证时应详细了解病情，以免误诊或漏诊他疾。如有内科疾患等，应分别处理，勿延误病情。

1. 不规则子宫出血

对不规则子宫出血的患者，当按阴道出血症状鉴别诊断处理，尤其要排除妇科肿瘤引起的出血，必要时可采用子宫内膜活检或分段诊断性刮宫、B 超检查等以明确诊断。

2. 眩晕、耳鸣

严重者当与梅尼埃病鉴别。该病的特点是：突然发作的剧烈眩晕，伴恶心、呕吐、视力减退与耳鸣；发作时有规律性、水平性的眼球震颤，并有明显的缓解期。前庭功能试验减弱或迟钝，电测听力可有重震现象。

3. 围绝经期高血压应与下列疾病鉴别

（1）皮质醇增多症（柯兴综合征）　本病以青壮年多见，可出现高血压月经紊乱，骨质疏松，肥胖等症状，实验室检查：24 小时尿 17 - 酮类固醇、17 - 羟皮质类固醇增高。

（2）原发性高血压鉴别　围绝经期综合征高血压多不稳定，波动明显，主要为收缩压增高明显，而原发性高血压多持续升高，一般在围绝经期前有高血压史。

（3）假心绞痛

围绝经期可出现“假性心绞痛”症状，应和心绞痛鉴别，而实际上鉴别较为困难。心绞痛发作时可有心电图描记异常，典型者 S - T 段下降或 T 波倒置，用硝酸甘油含化，症状可缓解。而围绝经期综合征患者胸闷、胸痛时服用硝酸甘油无效。

（4）甲亢

潮热、汗出等应和甲状腺功能亢进患者所出现的类似症状鉴别。

（5）骨质疏松症

围绝经期骨质疏松症当与发生在围绝经期的皮质醇增多症、蛋白质缺乏性骨质疏松症鉴别。一般通过病史和实验室检查可协助诊断。

（6）关节与肌肉痛

①增殖性关节炎（又称肥大性关节炎）　此病好发于 40 岁以上，绝经期尤易罹患。受累关节多为负重大关节，患病关节活动不灵、关节酸胀作痛，活动时出现摩擦音，触诊时可发现关节边缘有增生的骨质凸起。病变累及脊椎者，X 线检查见关节边缘呈唇状增生或骨刺形成。

②晚发型类风湿关节炎　常发生于 45 ~ 60 岁，主要表现为全身关节受累，尤以小关节明显，类风湿因子检查为阳性。

③腰肌劳损　有外伤史或长期劳动史，休息后好转，活动后疼痛加重。

④风湿性多发性肌痛症　多发生于 50 岁以上，颈、背、肩岬、骨盆等处肌肉疼痛，僵硬，血沉加快，可有不同程度的贫血。

（7）精神、神经症状

主要当与围绝经期精神病鉴别。临床上要鉴别围绝经期精神病或与围绝经期综合征的精神、神经症状亦是容易的。如有用雌激素治疗作观察，若症状明显改善，多属围绝经期综合征的症状。

（8）尿道感染

在围绝经期出现尿道症状，主要应与尿道感染鉴别。

由于绝经前后诸症表现多端，加之“异病同症”现象，很难作出鉴别，因此临床对年过40岁的患者主诉某些症状时，不可贸然诊断为“围绝经期综合征”或其他疾病，当详细了解病史，分析症状，辅以必要的检查，进行本病的诊断与鉴别诊断，从而辨病辨证论治。

（九）围绝经期综合征的中医养生保健原则是什么

目前，我国进入围绝经期妇女的人数逐渐增多，故做好围绝经期妇女的养生保健工作，使她们顺利地渡过围绝经期，有其重要意义。本病除中医辨证施治外，对生活起居、精神情志等方面的自我调节等养生保健十分重要。为此，从“治未病”角度提出如下养生保健原则，可望达到围绝经期妇女避免出现本病而在无症状中顺利渡过围绝经期，或已出现围绝经期综合征者使其症状较轻、少有或无变证。

1. 未病先防

（1）补肾延衰　女性进入围绝经期，肾气渐衰、冲任亏损、天癸将竭、精血不足，阴阳失去平衡，故出现肾阴不足、阳失潜藏，或肾阳虚衰、经脉失于温养等阴阳失调之象。虽然人的最终天癸竭绝、精血不足是一种不可逆转的生理现象，但通过“治未病”，以补肾、调理阴阳为主，使病人延衰与安然度过这一特殊生理时期是其目的，也是行之有效的。

（2）精神内守　人一旦进入围绝经期，或欲将进入围绝经期，由于肾气渐衰，体内雌激素水平在下降、有规律的月经已停止或是发生紊乱、女性特征逐渐减少，各种应激能力减弱，社会地位可能改变，凡此一系列的变化将带来情绪不稳定，甚至产生悲观、失望情绪。对此，每个妇女在将进人围绝经期必须有足够的精神准备，家庭、社会、医生均应鼓励她们，重新调整精神状态，对未来充满希望和憧憬，保持心情舒畅，顺利地渡过围绝经期。

2. 病后调养

（1）节欲避劳　中医认为，妇女进入围绝经期产生一系列症状皆由肾气虚损所致，故平素避免房劳过度、恬淡虚无，有助于固秘肾精、保护肾气，从而减轻围绝经期综合征的症状。

（2）因型施养　轻型围绝经期综合征患者，注意适当休息，合理安排起居、饮食，保持心情舒畅，避免情志太过，即能渡过此特殊生理时期。重型围绝经期综合征患者，首先要对患者耐心解释，使其树立克服疾病的信心；其次是积极配合治疗，坚持系统治疗，不能症状稍减，即停止治疗，特别是要交待其家属，要督促患者主动配合医疗；对于病人出现的焦虑、抑郁、偏执状态，医生及家属均应采取同情及宽容态度，要劝解开导患者，并给予心理安慰，并配合药膳食疗、气功保健等疗法，使病情趋于缓解。

3. 既病防变

积极治疗围绝经期综合征，并定期体检，预防与治疗和围绝经期密切相关的骨质疏松、高血压、冠心病等慢性病。

补肾固本为主要治法，补后天以养先天；调心、调肝为标；化瘀利湿祛痰相辅。

（十）围绝经期的生活起居养生保健

针对围绝经期妇女日常生活中各个方面进行科学安排及采取一系列养生保健措施，达到延衰或平稳过渡的目的。

1. 起居有常

《素问·上古天真论》指出：“饮食有节，起居有常，不妄作劳，故能形与神俱，而尽终其天年，度百岁乃去。”故围绝经期妇女保健需要注意劳逸结合，避免精神过度紧张与不良刺激；加强体育锻炼，如步行、练太极拳与气功等，改进全身血液循环与神经系统的调节；饮食要选容易消化的富于营养的食物，多吃蔬菜水果，少吃含动物脂肪的东西，防止发胖。养成良好的生活习惯，可安排一个一周作息表，包括睡眠、活动、吃饭、工作、运动、娱乐、学习等。只要身体状况好，就应从事正常的工作；居住环境安静舒适，室内适当通风，保持空气清新，房间整洁有序，这些有利于人心情舒畅，增进健康；居室床的高度要适当，以方便上下床，避免跌倒。楼梯、地板均勿太滑，酌情用防滑地毯，楼梯要有坚固扶手。楼梯的照明要好，楼梯或通道上不要放置妨碍行动的物品。浴室内放置防滑垫子。冲洗外阴及洗脚设备要考虑适合性。夜间外出应携带可发出荧光的物品或照明灯，过街要注意红绿灯。养成规律排便的习惯。

2. 劳逸结合

唐·孙思邈《备急千金要方·道林养性》云："养生之道，常欲小劳，但莫疲及强所不能堪耳"。古人主张劳逸"中和"，有常有节。实践证明，劳逸适度对围绝经期妇女养生保健起着重要作用。故在工作上要有张有弛，不可过劳；要根据个人体质、居住环境、性格爱好等，选择适合自己的锻炼项目；在体育锻炼中，做到循序渐进、量力而行、持之以恒。注意劳逸结合，保证充足的睡眠，中午最好有半小时的午睡；适当参加体育活动，如步行、打太极拳、跳扇子舞等；家务活可选择整理房间、清洗小件衣服等劳动量较小的事。这些均有增进气血流通、舒筋活络、增强抗病能力的功效，并可减轻围绝经期综合征症状。

3. 衣着适体

清·曹庭栋《老老恒言·衣》曰："惟长短宽窄，期于适体。"围绝经期妇女衣着宜宽松合体，可使气血流畅。如棉布类衣服透气性好，利于皮肤的健康，应常穿，尤其内衣最好采用棉布。关注天气预报，根据季节天气变化及时增减衣服。元·丘处机《摄生消息论·春季摄生消息论》云："春季天气寒暄不一，不可顿去棉衣。老人气弱骨疏体怯，风冷易伤腠理，时备夹衣，温暖易之一重，渐减一重，不可暴去。”《老老恒言·燕居》亦谓：“绵衣不顿加，少暖又须暂脱。”故穿衣不宜过暖过寒，否则反倒容易受邪致病。因为衣服过暖或过寒，则机体缺乏耐受风寒的能力，而使抗邪防病之力减弱。对于部分对寒热的反应过于敏感的围绝经期妇女，又当尽量注意及时添减衣物，以免风寒暑湿之侵，小心调摄。鞋底不要太光滑，最好有防滑的条纹。

（十一）围绝经期的精神情志养生保健

对于围绝经期的妇女，有一部分通过实验室检查表明并无器质性病变，但激素水平的变化可造成心理变化，引起心理不适与情绪容易变动。围绝经期综合征患者雌激素减少只是基础，很多围绝经期妇女由于社会竞争日益激烈、不良的工作环境以及家庭关系紧张等因素而导致精神压力和心理负担过重，情绪的变化会伴随一系列生理、生化的改变。故对于围绝经期妇女、围绝经期综合征患者，应采取精神情志养生保健方法，或心理咨询，或心理治疗，及时消除不良情志情绪，使其以乐观的态度对待生理上的变化或是症状，提高心理健康水平和生存质量，安全顺利度过围绝经期。如徐侠应用中药更年方结合心理干预治疗更年期焦虑患者80例，随机分为两组，综合治疗组（中药更年方结合心理干预治疗组）40例，总有效率97.1%；中药更年方组40例，总有效率88.6%，两组比较有显著性差异（$P<0.01$），提示心理干预应得到足够的重视。

1. 喜乐平和

《管子·内业》云：“凡人之生也，必以其欢。忧则失纪，怒则失端。忧喜悲怒，道乃无处。”故妇女进入围绝经期，应根据自己的具体情况，自行选择兴趣爱好，寻找乐趣。元·邹铉《寿亲养老新书》曰：“养老之法，凡人平生为性，各有好嗜之事，见即喜之。”“读义理学，学法贴字，澄心静坐，益友清谈，小酌半盅，浇花种竹，听琴玩鹤，焚香煎茶，登城观山，寓意奕棋。”或者居家整理房间，祖孙同乐等等。通过这些方法，寻求自己的快乐，培养开朗的性格，这对妇女顺利渡过围绝经期或延衰是非常有益的。

2. 忌怒避惊

《老老恒言·戒怒》云："人借气以充身，故平日在于善养。所忌最是怒。怒气一发，则气逆而不顺，窒而不舒，伤我气，即足以伤我身。"怒伤肝，怒气填胸还可伤心、伤胃、伤脑、伤脾。故应尽力戒怒。部分妇女对于围绝经期综合征一系列症状惊恐万分，害怕自己患有绝症。剧烈的惊恐，可使人体的气机逆乱、心神失守、阴阳离散，轻则患病，重则危及生命，故应尽力戒惊。

3. 知足常乐

围绝经期综合征所表现的忧愁、悲哀，多来自于自身的生理功能衰退、环境与地位的改变，以及享受方面贪欲太多等。此时生理改变应顺其自然，对于地位的高低、生活享受等应该知足，知足才能乐。不知足则妄想，妄想不成则悲哀忧愁、郁郁不乐，久则成疾。《灵枢·本神》说："忧愁者，气闭塞而不行。"《道藏·彭祖摄生养性论》道："积忧不已，则魂神伤矣。"忧悲不仅耗气，且伤神，故当去除。尤其围绝经期妇女必须培养"知足者常乐"的思想，足而生乐，乐而生喜，喜则气和，和则养人，焕发精神，则身心健康。

4. 恬淡虚无

"恬淡虚无"乃《黄帝内经》养生经典。摒弃杂念、少思虑，宁静淡泊，心神平安，则真气内存，可预防疾病、延年益寿。围绝经期是妇女不可逾越的生理阶段、人衰老的必然生理过程，不必忧心重重，而应保持思想清静、愉快地顺应其自然的生理变化，《素问·上古天真论》曰："处天地之和，从八风之理，适嗜欲于世俗之间，无恚嗔之心，行不欲离于世，举不欲观于俗，外不劳形于事，内无思想之患，以恬愉为务，以自得为功，形体不敝，精神不散，亦可以百数。"发挥人的意志作用，重视精神的调养，既是养生防病、预防早衰的重要原则，也是内因为主的学术思想在养生学说中的体现。俄国著名生理学家巴甫洛夫云："一切顽固沉重的忧郁和焦虑，足以给各种疾病大可方便之门。”

（十二）围绝经期的食疗药膳养生保健

食疗药膳，既可养生，又可治病，对围绝经期妇女顺利渡过特殊生理时期和减轻围绝经期综合征症状，均有益处。宋·陈直《养老奉亲书》曰：“高年之人真气耗竭，五脏衰弱，全仰饮食以资气血。”

1. 合理搭配

研究表明，我国大多数围绝经期妇女的饮食结构不够合理，尤其是缺乏奶制品和豆类食品的摄人。应以《素问·脏气法时论》之“五谷为养，五果为助，五畜为益，五菜为充，气味和而服之”，才能“补益精气”，确保人体的需要。

妇女围绝经期阶段身体器官开始走向衰老、免疫能力下降，这时一定要帮助患者调整饮食结构、制订营养食谱，以满足患者身体所需，以高蛋白、高维生素、高钙、低脂肪、低糖、低热量食物为宜。譬如围绝经期妇女初期可能出现月经不调、月经量时多时少，再加上女性本身的生理特点，可能会出现贫血现象，间或会出现思考能力和记忆力下降的现象。此时尤其要注意多食用一些含铁丰富的食物如猪肝、海带、黑木耳、鸡、鱼、牛肉、蛋、紫菜、菠菜、芝麻、红枣、山药、豆类等；同时要注意多食用一些含维生素 C 丰富的蔬菜与水果，将有利于提高铁的吸收率。另外，女性围绝经期很容易出现缺钙，因此在平常饮食中要适量多食用一些含钙丰富的食物如乳类及其制品、豆类及其制品以及虾皮、海带、核桃仁、香菜、菠菜等食物；为了提高钙的吸收率，可适当补充维生素 D。可多配些薯类食品，以防便秘。每天不能超过 6g 盐，避免高盐饮食，注意适量补充钾和钙，可每天早晨和睡前饮一杯热鲜牛奶。多吃绿色或黄色的各种蔬菜、水果。

值得一提的是现代植物性雌激素研究发现可用大豆异黄酮缓解妇女围绝经期综合征。有学者认为，西方妇女的围绝经期发生的时间较东方女性早，其主要原因是东方女性所吃的大豆中含丰富的具有雌激素样作用的物质——大豆黄酮类植物性雌激素，可以补充体内分泌不足的雌激素，从而延缓围绝经期综合征的发生与减轻症状。

2. 食饮有节

《内经》提出“食饮有节”的养生保健方法，以维护脾胃纳运功能正常，保证气血生化有源。孙思邈强调“食不过饱”，认为合理的饮食是保持健康的必要条件，“安身之本，必资于食”，食物合理搭配，才能使人体得到各种不同的营养、满足各种生理功能的基本要求。由于基础代谢率随着年龄上升而下降，停经后代谢下降的速率会更快，加之围绝经期后妇女活动量大大减少，故进入围绝经期后容易出现热能摄人过剩而影响健康的问题。摄人热能过多势必导致肥胖与高血脂而诱发冠心病。《吕氏春秋·季春纪》之“食能以时，身必无灾，凡食之道，无饥无饱，是之谓五脏之葆”说的就是这个意思。

3. 食疗药膳

《备急千金要方·食治》指出：“君父有疾，期先命食以疗之；食疗不愈，然后命药”，提出食治与药治同样重要，而且推荐首选食疗药膳。

中医的精髓就是整体观念，辨证论治。同样食疗药膳亦应辨证施膳。

(1) 肾阴虚证

主要表现：绝经前后，月经紊乱，月经提前量少或量多，或崩或漏，经色鲜红；头晕目眩，耳鸣，头部面颊阵发性烘热汗出，五心烦热，腰膝酸疼，足跟疼痛，或皮肤干燥、瘙痒，口干便结，尿少色黄；舌红少苔；脉细数。

治法：滋养肾阴，佐以潜阳。

药膳配方：

①蒸杞甲鱼(《中医药膳与食疗》)

原料：甲鱼 1 只，枸杞子 15g。

做法：先将甲鱼去内脏洗净，再将枸杞子放入甲鱼腹内，加葱、姜、蒜、盐、糖等调料少许，放锅上清蒸，待熟后食肉饮汤。

功能：滋补肝肾。甲鱼益气补虚，滋阴养血，枸杞子性味甘平，滋肝益肾。故凡肝肾亏损，阴虚内热，虚劳骨蒸等，可作补虚食疗之品。

②枸杞炒肉丝(《中医药膳与食疗》)

原料：枸杞子30g，瘦猪肉100g，青笋30g，猪油、食盐、味精、酱油、淀粉各适量。

做法：先将肉、笋切成丝，枸杞子洗净，将锅烘热，放入猪油烧热，投入肉丝和青笋爆炒至熟，放入其他佐料即可。一日一料。

功能：滋补肝肾。枸杞子滋肝益肾，青笋味苦寒平，利五脏，补筋骨，开膈热，通经脉，明眼目，利小便。故凡肝肾阴虚，头晕耳鸣，胸膈烦热，小便不利者，皆可作辅助食疗。

③生地黄精粥(《中医药膳与食疗》)

原料：生地30g，黄精（制）30g，粳米30g。

做法：先将前两味水煎去渣取汁，用药汁煮粳米为粥，早晚服。食时可加糖少许。

功能：滋阴清热，补气养血。生地甘寒，滋阴清热，黄精甘平，补中益气，润心肺，安五脏，填精髓，助筋骨。凡诸因所致阴阳气血不足者，都可服食。

④鲜百合汤(《中医药膳与食疗》)

原料：鲜百合50g，枣仁15g。

做法：先将百合用清水浸一昼夜，枣仁水煎去渣取汁，将百合煮熟，连汤服用。睡前服之为宜。

功能：清心滋阴安神。百合清心安神，养脏益智，枣仁养心安神。本品补益而兼清润，补无助火，清不伤正。内有虚火之人宜食之。

⑤燕窝汤(《中医药膳与食疗》)

原料：燕窝3g，冰糖30g。

做法，取燕窝放入盅内，用50℃的温水浸泡至燕窝松软时，出盆沥干水分，撕成细条，放入干净的碗中待用。锅中加入清水约250g，下冰糖，置文火上烧开溶化，撇去浮沫，用纱布滤除杂质，倒入净锅中，下燕窝，再置文火上加热至沸后，倒入碗中即成。

功能：生津养血。燕窝甘平，养阴滋液，润燥泽枯，生津益血，与冰糖煮汤，为养阴益血补虚之佳品。

（2）肾阳虚证

主要表现：经断前后，经行量多，经色淡黯，或崩中漏下；精神萎靡，面色晦黯，腰背冷痛，小便清长，夜尿频数，或面浮肢肿；舌淡或胖边有齿印，苔薄白，脉沉细弱。

治法：温肾扶阳。

药膳配方

①附片鲤鱼汤(《中医药膳与食疗》)

原料：制附片15g，鲤里1条（500g）。

做法：将鲤鱼去鳞杂，洗净待用。用清水煎煮附片1~2小时，取汁去渣，再用药汁煮鲤鱼，待鱼熟时，加入姜末、葱花、盐、味精等调味品。食之。

功能：温肾利水。鲤鱼甘平，能利小便治诸水肿，附片温肾阳，祛寒止痛。故凡肾阳虚弱，腰膝酸冷，大便溏薄，面目浮肿者，皆可用之。

②二仙烧羊肉(《中医药膳与食疗》)

原料：仙茅15g，仙灵脾15g，生姜15g，羊肉250g，盐、食油、味精各少许。

做法：先将羊肉切片，放砂锅内入清水适量，再将仙茅、仙灵脾、生姜用纱布裹好，放入锅中，文火烧羊肉烂熟，入佐料即成。食时去药包，食肉饮汤。

功能：温补肾阳。二仙温肾阳；羊肉性甘温，有补益精气的作用。全方既能温阳散寒，又健脾益气。凡下焦虚寒者即可服食之。

③枸杞羊肾粥(《中医药膳与食疗》)

原料：枸杞子30g，羊肾2对，羊肉250g，葱1茎，五味佐料适量，粳米50g。

做法：将羊肾去膜洗净，羊肉切块。枸杞子、羊肾、羊肉并入佐料，放入锅中同煮汤，或下米成粥。晨起作早餐食用。

功能：补肾助阳，填精益髓。枸杞子滋肾填精，羊肉甘热，补虚劳，益气血，加入羊肾旨在补肾助阳。凡大病、久病、五劳七伤而引起的腰膝酸软、神疲乏力者，即可服食此粥，以促其早日康复。

④虫草全鸭(《中医药膳与食疗》)

原料：冬虫夏草 10g，老雄鸭 1 只，绍酒 15g，生姜 5g，葱白 10g，胡椒粉 3g，食盐 3g。

做法：将 8 ~ 10 枚虫草纳入鸭头内，再用棉线缠紧，余下的虫草同姜、葱等一起装入鸭腹内，放入篮子中，再注入清汤，加食盐、胡椒粉、绍酒调好味，用湿棉纸封严篮子口，上笼蒸约 1.5 小时至鸭熟即可。

功能：温补肾阳。对肾阳不足，又兼肺气不足，症见腰膝酸软，神疲体弱者，有增加营养和辅助治疗的作用。

（3）肾阴阳俱虚证

主要表现：经断前后，月经紊乱，量少或多；乍寒乍热，烘热汗出，头晕耳鸣，健忘，腰背冷痛；舌淡，苔薄，脉沉弱。

治法：阴阳双补。

药膳配方

二仙炖羊肉（庞保珍经验方）

原料：仙茅 15g，仙灵脾 15g，巴戟天 15g，枸杞子 15g，续断 10g，当归 15g，盐黄柏 5g，盐知母 5g，生姜 15g，葱 15g，胡椒粉 3g，羊肉 250g，盐、香油、黄酒、味精各少许。

做法：先将羊肉切片，放砂锅内入清水适量，再将仙茅、仙灵脾、当归、盐黄柏、盐知母纱布裹好，放入锅中，文火烧羊肉烂熟，人佐料即成。食时去药包，食肉饮汤。

功能：温补肾阳。二仙、巴戟天、枸杞子温肾阳；当归养血和血；知母、黄柏滋肾坚阴；羊肉性甘温，有补益精气的作用。全方共奏阴阳双补之功。

（十三）围绝经期的按摩养生保健

养生保健按摩疗法多以自我按摩为主。简便易行、行之有效。常见的较有代表性的保健按摩如干沐浴法（洗头揉法）、眼保健功（熨目）、摩耳、按双眉、捶打、摩腹、捏脊、摩涌泉等，现仅举捏脊法予以介绍。

捏脊法最早见于晋·葛洪《肘后备急方》："拈取其脊骨皮，深取痛引之，从龟尾至顶乃止，未愈更为之。"文中的捏脊骨皮即后世之捏脊法，同时从文中可知捏脊法的最早运用是治疗成人腹痛。背部之督脉"上贯心"、"入属于脑"，而心主神志、脑为元神之府，故督脉与神志关系密切；各脏腑的背俞穴均分布在背部膀胱经上。捏脊法通过对督脉及五脏背俞穴的刺激，可达到调整阴阳、调和气血、恢复脏腑功能的作用，从而使"阴平阳秘，精神乃治"。围绝经期综合征初期多为肝肾不足，日久累及心脾胃，表现为多脏腑功能失调。故采用捏脊法上下捏拿，通过双向良性调节作用，有平衡调理脏腑功能，能很快改善围绝经期综合征患者的睡眠质量等。

（十四）围绝经期的运动养生保健

围绝经期妇女除体内激素水平下降及家庭自身原因外，运动不足也是引起围绝经期综合征的原因之一，江雪芳等研究得出结论：治疗围绝经期综合征除药物治疗外，改变生活方式如增加体育运动可降低或减轻围绝经期综合征的发生、降低骨关节疼痛，从而提高围绝经期妇女的生活质量。国内外学者对运动疗法进行了大量研究和观察，发现有氧运动可以促进激素分泌、促进钙吸收、促进骨的形成。如陈衡等将围绝经期妇女 120 人随机分为康复组与对照组各 60 人，康复组给予有氧运动、补钙、饮食调节等综合康复治疗，对照组给予补钙及饮食调节，疗程 2 年，观察两组治疗前后腰椎骨密度的变化。结果康复组治疗后腰椎骨密度比治疗前增高，康复组腰椎骨密度比对照组显著增高，对照组腰椎骨密度比治疗前明显降低，得出结论：运动疗法能有效地防治更年期妇女骨质疏松症。故围绝经期妇女应在可能的条件下多参加一些适当的体育和文娱活动，如散步、打太极拳、练健美操、跳迪斯科、跳交谊舞、短途旅游，或唱歌，或戏曲表演，或抚琴、下棋、书法、绘画等多种形式。

（十五）围绝经期的房室养生保健

1. 节欲保精

中医学认为，肾为先天之本、主藏精。明·虞抟《医学正传》曰："肾气盛则寿延，肾气衰则寿夭。"对女性而言，肾精还是产生月经和孕育胎儿的根本，肾对生殖功能的调节是通过肾——天癸——冲任——胞宫轴来进行的，肾主宰着"肾——天癸——冲任——胞宫"之间的协调。故通过保养肾精的方法可以增强机体的性功能，延缓性衰老，治疗包括围绝经期综合征在内的性功能障碍。《内经》强调"慎房事"。孙思邈则曰："人年二十者，四日一泄，三十者，八日一泄，四十者，十六日一泄，五十者，二十日一泄，六十者，闭精不泄，若体力犹壮者，一月一泄，凡人气力超过人者，亦不可抑忍，久而不泄，致生痈疽。"故行房次数应根据年龄、体质、精力和性的要求不同而有所差异。现代研究认为女性的衰老与性关系密切，老年人体内性激素分泌的减少是引起衰老的一个重要因素，性激素水平的正常与否直接关系到衰老进程的发展。日本东京大学医学博士朝辰正德的研究表明，性激素的旺盛是延缓衰老的物质基础。适度和谐的性生活，不仅有助于防止脑老化，而且可以减少其身心疾病发生的可能，它能够促使机体内巨噬细胞和抗干扰素的活力增强，避免和防止某些癌症的发生，比如减少女性乳腺癌、男性前列腺癌的发病率。

2. 和谐适度

和谐、适度的性生活能够增进夫妻间的情爱，能巩固婚姻关系、促进家庭和睦，有利于夫妻的身心健康，也有利于减轻围绝经期综合征的症状。女性到了多事之秋的围绝经期后，生理上往往要发生一种根本性的转变，即内分泌腺——卵巢的功能日益衰退，卵巢分泌的雌激素逐渐减少，阴道分泌物减少而变得干燥萎缩，容易发生萎缩性阴道炎、外阴

炎、外阴瘙痒、性交疼痛等现象。故不少围绝经期女性对性生活发生厌恶。为了顺利渡过围绝经期、为了减轻围绝经期综合征的症状，妇女还应有适当的性生活，绝不能禁欲。当然，出现性冷淡、性欲减退和性交疼痛有关，应及时积极治疗，尤其中医治疗性功能障碍疗效卓著，且无副作用。

（十六）围绝经期的足疗养生保健

1. 肾阴虚证

治法：滋养肾阴，佐以潜阳。

方药：熟地黄30g，山药20g，山萸肉10g，菟丝子12g，鹿角霜30g，龟板10g，川牛膝10g，女贞子10g，旱莲草12g，鸡血藤30g，夜交藤30g。

用法：布包上药，水煎泡脚。

2. 肾阳虚证

治法：温肾扶阳。

方药：制附子15g，肉桂10g，熟地黄12g，山药10g，山萸肉10g，枸杞子10g，菟丝子10g，鹿角霜30g，当归15g，杜仲10g，艾叶30g，川椒15g。

用法：布包上药，水煎泡脚。

3. 肾阴阳俱虚证

治法：阴阳双补。

方药：仙茅10g，淫羊藿15g，巴戟天10g，当归10g，盐知母5g，盐黄柏5g，女贞子10g，旱莲草10g，夜交藤30g，鸡血藤30g。

用法：用法：布包上药，水煎泡脚。

（十七）围绝经期的脐疗养生保健

1. 肾阴虚证

治法：滋养肾阴，佐以潜阳。

方药：熟地黄30g，山药20g，山萸肉10g，菟丝子12g 淫羊藿10g，龟板10g，川牛膝10g，女贞子10g，桑寄生12g，鸡血藤30g，夜交藤30g。

用法：布包上药，蒸热暖脐。

2. 肾阳虚证

治法：温肾扶阳。

方药：制附子15g，肉桂10g，熟地黄12g，山药10g，山萸肉10g，枸杞子10g，菟丝子10g，仙茅10g，当归15g，杜仲10g，艾叶30g，川椒15g。

用法：布包上药，蒸热暖脐。

3. 肾阴阳俱虚证

治法：阴阳双补。

方药：仙茅10g，淫羊藿15g，巴戟天10g，当归10g，盐知母5g，盐黄柏5g，女贞子10g 伸筋草30g，夜交藤30g，鸡血藤30g。

用法：布包上药，蒸热暖脐。

（十八）围绝经期的药枕养生保健

1. 肾阴虚证

治法：滋养肾阴，佐以潜阳。

方药：熟地黄30g，山药20g，山萸肉10g，菟丝子12g，鹿角霜30g，龟板10g，钩藤10g，鸡血藤30g，夜交藤30g，薄荷10g，菊花10g。

用法：按以上比例，将上述药物研成粗末〔20目筛〕，装入纯棉白布袋内即成药枕，作日常睡枕使用。枕高以稍低于肩到同侧颈部距离为宜，枕的长度应够睡眠翻一个身后的位置，一般要长于头横断位的周长。枕头不宜过宽，以15～20厘米为好。

2. 肾阳虚证

治法：温肾扶阳。

方药：制附子 15g，肉桂 10g，熟地黄 12g，山药 10g，山萸肉 10g，枸杞子 10g，菟丝子 10g，当归 15g，杜仲 10g，艾叶 30g，川椒 15g，木香 15g，乌药 15g。

用法：按以上比例，将上述药物研成粗末〔20 目筛〕，装入纯棉白布袋内即成药枕，作日常睡枕使用。枕高以稍低于肩到同侧颈部距离为宜，枕的长度应够睡眠翻一个身后的位置，一般要长于头横断位的周长。枕头不宜过宽，以 15～20 厘米为好。

3. 肾阴阳俱虚证

治法：阴阳双补。

方药：仙茅 10g，淫羊藿 15g，巴戟天 10g，当归 10g，盐知母 5g，盐黄柏 5g，夜交藤 30g，鸡血藤 30g，木香 15g，川芎 10g。

用法：按以上比例，将上述药物研成粗末〔20 目筛〕，装入纯棉白布袋内即成药枕，作日常睡枕使用。枕高以稍低于肩到同侧颈部距离为宜，枕的长度应够睡眠翻一个身后的位置，一般要长于头横断位的周长。枕头不宜过宽，以 15～20 厘米为好。

（十九）围绝经期综合征的中医辨证论治

1. 肾阴虚证

主要表现：绝经前后，月经紊乱，月经提前量少或量多，或崩或漏，经色鲜红；头晕目眩，耳鸣，头部面颊阵发性烘热汗出，五心烦热，腰膝酸疼，足跟疼痛，或皮肤干燥、瘙痒，口干便结，尿少色黄；舌红少苔；脉细数。

治法：滋养肾阴，佐以潜阳。

方药：六味地黄丸

熟地　山药　山茱萸　泽泻　茯苓　丹皮

2. 肾阳虚证

主要表现：经断前后，经行量多，经色淡黯，或崩中漏下；精神萎靡，面色晦黯，腰背冷痛，小便清长，夜尿频数，或面浮肢肿；舌淡或胖边有齿印，苔薄白，脉沉细弱。

治法：温肾扶阳。

方药：金匮肾气丸

熟地　山药　山茱萸　泽泻　茯苓　丹皮　附子　桂枝

3. 肾阴阳俱虚证

主要表现：经断前后，月经紊乱，量少或多；乍寒乍热，烘热汗出，头晕耳鸣，健忘，腰背冷痛；舌淡，苔薄，脉沉弱。

治法：阴阳双补。

方药：二仙汤

仙茅　淫羊藿　巴戟天　黄柏　知母　当归

（二十）围绝经期综合征的中成药治疗

1. 肾阴虚证

主要表现：绝经前后，月经紊乱，月经提前量少或量多，或崩或漏，经色鲜红；头晕目眩，耳鸣，头部面颊阵发性烘热汗出，五心烦热，腰膝酸疼，足跟疼痛，或皮肤干燥、瘙痒，口干便结，尿少色黄；舌红少苔；脉细数。

治法：滋养肾阴，佐以潜阳。

中成药：杞菊地黄丸：口服。一次 1 丸，一日 2 次；或坤宝丸：口服。一次 50 粒，一日 2 次。或坤泰胶囊：口服。一次 4 粒，一日 3 次。

2. 肾阳虚证

主要表现：经断前后，经行量多，经色淡黯，或崩中漏下；精神萎靡，面色晦黯，腰背冷痛，小便清长，夜尿频数，或面浮肢肿；舌淡或胖边有齿印，苔薄白，脉沉细弱。

治法：温肾扶阳。

中成药：右归丸：口服，一次 1 丸，一日 3 次；或复方玄驹胶囊：口服，一次3粒，一日3次；或海龙胶口服液：口服。一次40毫升（2支），一日1~2次。或定坤丹：口服。一次半丸至1丸，一日2次（每丸重10.8克）。

3. 肾阴阳俱虚证

主要表现：经断前后，月经紊乱，量少或多；乍寒乍热，烘热汗出，头晕耳鸣，健忘，腰背冷痛；舌淡，苔薄，脉沉弱。

治法：阴阳双补。

中成药：龟芪参口服液：口服。一次10毫升，一日2次。或二仙口服液：口服。一次30毫升，一日2次。

（二十一）围绝经期综合征的预后与转归怎样

围绝经期综合征的持续时间长短不定，除少数严重者可达十余年外，一般约五六年左右，顺利步人老年期。若长期失治或误治，则可能导致以下病症的发生。

1. 高血压、冠心病　由于雌激素减退与垂体分泌促性腺激素增多，且若不注意饮食结构，到老年期后就可导致冠状动脉粥样硬化及心肌梗死、高血压的发病率增高。西方有文献报道：绝经后妇女冠心病和心肌梗死发病率明显增加，是老年妇女死亡的主要原因之一，占死因的55%。

2. 骨质疏松　骨质疏松症是指单位体积内骨量减少，致使皮质骨变薄，骨小梁变稀疏，空隙增大，造成严重的骨质疏松。表现为脊柱变形，腰背酸痛，骨脆性增加，骨折危险性增加，可持续到70岁，其以脊椎体、腕骨、股骨颈骨折等较常见。

3. 食物内缺乏铁质或造血因子者可引起贫血。

4. 肥胖症　围绝经期脂肪积聚重新分布，以臀部为常见。

5. 人体衰老后抵抗力变弱，易致感染，如肾盂肾炎、肺炎、老年性阴道炎、细菌性阴道炎等，且围绝经期后妇女患盆腔脓肿的亦较多。

（二十二）围绝经期综合征的疗效评定标准是什么

中华人民共和国卫生部颁布的中药新药临床研究指导原则（第三

辑）：

痊愈：临床症状消失，理化检查结果恢复相应水平。

显效：症状明显好转，理化检查结果基本恢复相应水平。

有效：症状有所好转，理化检查结果有所改善。

无效：症状、体征、理化指标均无好转或恶化。

十四、乳腺与健康

（一）乳房发育的正常　健康美丽的象征

健康的乳房是女性形体美的重要内容之一，乳房在古代有着“玉峰”的美誉。发育正常的女性乳房很性感，在性活动中起着极其重要的正能量作用。但许多刚刚进入青春期的女孩子并不理解这一点，因为，青春期最让她们感觉局促的，除了月经来潮，便是乳房的发育了。

本来，女性乳房在开始发育之后，胸部逐渐隆起，体形会显得更加矜持健美、青春焕发。但此时的女孩子往往不这样看，她们中的有些人不是担心自己乳房过大，就是为胸部平坦而焦急不安；乳房大了羞涩不已，乳房小又忧心忡忡，总是害怕自己得了什么疾病；有的女孩子常常感到乳房疼痛或因为能摸到包块而心怀疑虑，因此，健康从了解自己开始，对女性而言尤其了解一点乳房的生理知识是非常必要的。

男女之别，说来简单，细究起来却又不是可以一言以蔽之的。性别，关键在于性。性染色体男女有别，男性为XY，女性为XX；性腺，男性有睾丸，女性有卵巢；性器官，男女各有一套迥然不同的内外生殖器官。这是根本的、第一位的性征，是从一出生便已经具备了的。尽管如此，在青春期前，如果没有发式、衣着等外在的因素，在未进入青春期前单凭外表有时是不容易分辨男女的，因为他们还没有外部性征的标志，甚至连他们的性情都还很相近，没有羞涩、没有隔阂。

但是，等到进入青春期，男女体型特征就大不一样了。女孩子乳房开始发育，胸部、肩部、臀部脂肪出现沉着，体态愈发丰腴婀娜、月经来潮，阴毛、腋毛相继出现。随着身体、性情的这些“突变”，男孩儿女孩儿的性别特征似乎真的要“分道扬镳”了。体态、乳房、毛发等的变化是伴随着年龄的增长而出现的，被称为第二性征。第二性征使男女之间性别特征显露，并标志着女性的生命步入了“黄金季节”——青春期。

乳房是女性最明显的第二性征之一，它的发育直接受性腺等内分泌腺与全身情况、精神、心理因素的影响。乳房大体上可分为乳房体、乳晕与乳头三个部分。乳房体是基本组织，包含有乳腺与周围的间质。乳腺是一种腺体，包括腺泡与导管，腺泡分泌的乳汁通过导管开口从乳头溢出。间质由脂肪、纤维结缔组织等组成，相当于“充填物”，但有丰富的血管与淋巴，是营养的通路。

进入青春期后，女孩子由于垂体的内分泌作用，尤其是在卵巢分泌的雌激素的“刺激”下，乳房开始发育，乳腺的腺泡、导管与间质均开始增生，于是乳房开始隆起，外形逐渐呈现出半球状，轮廓丰满而清晰。这种变化是逐渐进行的，细心的女孩子可能对这点会非常敏感，她们会在穿衣、睡觉、沐浴、游泳时感觉到乳房的微妙变化，但不必疑虑重重。此时的女孩子应了解一些相关的医学知识，以健康的心态接受这种变化，坦然面对第二性征的出现。乳腺发育的正常，健康美丽的象征。

（二）了解美丽乳房的结构与大小

符合美学标准的乳房，是许多艺术家描摹的对象，拥有一对美丽健康的乳房，是许多女性的愿望。尽管因历史、文化、地域所造成的审美差异，使得不同时代、不同种族有着不同的审美取向，但丰满、健康的乳房却得到绝大多数人的认同与羡慕。

乳房的发育受多种因素的控制，情况比较复杂，因此，不能脱离所有的客观因素，一味地追求“丰满”。那么，应该怎样看待乳房的大与小呢?

乳房受卵巢分泌的雌激素的“刺激”会有两种情况；其一是作出相应的反应，其二是对雌激素的刺激表现得不敏感。如果卵巢的内分泌不足，或者乳腺对雌激素不予“理睬”，均会影响乳房的正常发育。因此，若女孩子乳房发育不良，要检查内分泌等情况。如果证明是卵巢功能低下，在医生指导下合理补充雌激素是必要的，或在医生的指导下，应用中医中药治疗。但在营养缺乏、精神抑郁、身体消瘦、多病体弱，也表现为乳房发育不良，胸部平平。这就要根据病因医治或解除这些毛病，乳房的发育才会逐渐正常。

有些人虽然身体瘦长、乳房平坦，但不一定有什么疾病。这种人卵巢的内分泌功能多数也可能是正常的，但乳腺对雌激素不敏感，她们即使口服雌激素或于局部涂擦含雌激素的药膏，也不容易奏效。这类女孩子如果能经常进行反复适当的自我按摩乳房，有时会有意想不到的收获。这种女孩子，随着年龄的增长，尤其是结婚或生育以后，乳房才会变得丰满起来，可谓不治自愈。

乳房的大小虽然显而易见，但增大到何等程度即超过了正常范围，并没有严格的界限。这还和每个人的体形、胖瘦有一定关系。因为乳房的间质主要是脂肪，它也受到全身脂肪代谢的影响，因此，那些比较肥胖的女性，乳房亦相对较为丰腴。真正的乳腺肥大症是一种病态。有报告说，这种患者的巨大乳房可下垂至脐部以下，而一般自认为乳房肥大者，并非患有什么疾病，可能只是比同龄女孩略微显著些罢了，无需多虑，也不用治疗，旁人的指指点点，冷嘲热讽，那是无知的表现，不必理睬。

一般情况下，只要身体健康，女孩子不必对乳房的大与小给予过多的关注。

（三）乳房发育的异常现象

乳房在发育过程中有可能会出现这样或那样的问题与缺陷。有些问题通过医学干预可以得到解决，但有些先天性的缺陷，则必须用科学的态度面对。乳房发育不良与缺陷包括乳房不对称、多乳头、副乳与无乳房等。

1. 乳房不对称

人们的身体有许多器官是成双成对的，但绝对相同对称的却没有。

如两个眼裂大小、两个耳朵形状等，仔细看甚至不用测量都会有某些差别。两个乳房也是如此，不会完全一样。但如果差别悬殊，不仅影响体形美，也可能是患了某种疾病。

如果两侧乳房不对称，要注意肥大侧有无硬结、包块以及有无乳汁分泌等。若是两侧差别不十分显著，对萎小侧的进行按摩是有益的。写字的不正确姿势、某些劳作、运动、习惯等，均会使两侧胸大肌及其结缔组织的发育不同，从而也影响左右乳房的对称，这些只要注意纠正姿势与生活习惯就可以了。

2. 多乳头与副乳

据临床统计，多乳头的发生率可达1%。多乳头一般多排列在自腋窝至大腿窝部的原始乳脊相应线上，也可偶尔在其他部位发现；充分发育起的副乳则少见，其中以腋窝的副乳最为明显。它们可在妊娠与哺乳时增大，一般情况下，对这些副乳不需要做特别处理。

3. 无乳房

完全无乳房是指乳房与乳头均没有，不完全无乳房，则是指乳腺没有而乳头尚在。不论上述哪种先天性缺如，均无乳腺的分泌功能。目前这种情况尚无治疗方法，但如果月经来潮等其他性征正常，此类患者也可以结婚，甚至能生育，只是不能哺乳罢了。

（四）女孩子易患的乳房疾病有哪些

在青春期，女孩子易患如下乳房疾病。

1. 乳腺病

乳腺病在女孩子中是比较常见的，也有人将其称为乳房囊性增生病。乳腺病的表现主要有两点：一是乳房胀痛；二是乳房内出现包块。患者常在月经来潮以前感到乳房饱满、肿胀与疼痛，月经过后不适表现消失，下次月经来潮前又周而复始，表现为周期性发作。乳房的包块多在一侧，也可发生在双侧，包块是多个的，质韧而不硬，界限不清楚。乳头与乳晕没有什么变化。专家认为，这种病与雌激素分泌过多有关，或者是由于乳腺组织对雌激素过于敏感。治疗的办法是自月经前一周起，吃含盐少的饮食，最好采用中医中药辨证论治，如肝气郁结证可用逍遥散治疗。

2. 纤维腺瘤

纤维腺瘤在青年女性中并不少见，临床统计，本病发病高峰年龄在20岁～29岁，尤其以25岁以前最为常见。这是一种良性的乳房肿瘤，其肿瘤的界限是清楚的，绝大多数是单侧、单个的，大小不等，光滑活动，却不甚疼痛，只是偶然被发现，其治疗方法是手术切除，术后并不会影响乳房的曲线美。

3. 恶性肿瘤

青春期乳房长恶性肿瘤的情况很少，若乳房里的包块生长迅速，乳头有粉色流液，且疼痛明显，乳房表面皮肤出现像橘子皮样的变化，极有可能是长了恶性肿瘤，应尽早到正规医院诊治，以争取最好的治疗效果。

4. 乳腺炎

乳腺炎多与乳房卫生情况及妊娠哺乳有关，如果没有某种特殊的原因，在青春期，尤其是在未婚未育女孩中，乳腺炎是很少见的。

5. 溢乳

临床上有时可以看到有泌乳现象的青年患者，她们不仅可以较长时间地溢乳，同时还有闭经的表现，这种情况即为闭经泌乳综合征。患有这种疾病的女孩子要进行系统的内分泌检查等，尤其要注意检查脑垂体的情况。如果经过详细检查没有发现器质性病变，月经正常，仅有泌乳现象，可以进行观察。

（五）戴乳罩与束胸不是一回事

合适的乳罩可以保护乳房、支托乳房，以免乳房过度下坠与引起局部瘀血及不适。在劳动、运动时，这种保护作用尤为突出。戴乳罩的时间一般以 18 岁左右开始较为合适，因为这时胸廓发育基本定型，乳腺的发育也近于成熟。一般来说，如果从乳房的上底部经过乳头到乳房的下底部超过 15 厘米时，就应该戴乳罩了。选择乳罩要根据自己的体形、肥瘦、乳房大小，应以简便与不影响健康为前提。市场上出售的棉布与针织品的乳罩较好，背带宽 2 厘米 ~3 厘米，应有调节长短的纽扣。安静时可把乳罩的背带放松，运动或劳动时，把背带适当勒紧，睡觉时摘下乳罩，以免影响呼吸与睡眠。

（六）哪些表现提示患有乳腺疾病

女性都渴望拥有健美的乳房，但随着年龄的增长，患各种乳腺疾病的机会却在增多。那么，出现什么样的表现与体征可能是患了乳腺疾病呢？

1. 乳内肿块

乳内肿块应当是乳房疾病最常见的表现。乳房的良性、恶性疾病，几乎均伴有乳内肿块，同时也往往是患者就诊的主要原因。肿块发生的时间，出现的部位，肿块的大小，生长的速度，边界是否清楚，表面是否光滑，其质地与活动度如何，与皮肤或胸壁有无粘连，有无触痛或疼痛，以及肿块的数目，肿块与月经、妊娠与哺乳有无关系等等，在不同的特征上反映了不同的疾病种类与性质。如乳腺增生病，肿块常随月经周期增大或缩小。乳腺纤维腺瘤，多见于年轻女性，其肿块常呈单发（也有多发），肿块光滑，活动度大，无疼痛等特征。乳腺炎性肿块，多伴有皮肤的红、肿、热、痛；乳腺癌，肿块质地常较硬，形状不规则，活动度较差，发展到一定阶段还伴有皮肤、乳头及腋下淋巴结的改变。一旦发现乳腺肿块，无论肿块大小，不可掉以轻心，应尽早到正规医院，科学诊治。

2. 乳房疼痛

乳房疼痛是乳腺增生病的常见表现，大多在月经前发生或加重，行经后缓解，呈周期性变化。另外，乳房的急性炎症有剧烈的疼痛与压痛。浆细胞性乳腺炎亦有轻微疼痛。而值得警惕的是乳房的良性肿瘤以及恶性肿瘤，均可以无疼痛感。

3. 乳头溢液

乳头溢液常是乳房疾病的一种重要临床表现。发生在非哺乳期的乳头溢液可以是浆液性、血性、脓性以及乳汁样等不同性状物质。乳头状瘤或乳头状癌的溢液多呈血性。而浆液性分泌物则可见于乳腺囊性增生病、乳腺导管扩张症等疾病。脓性分泌物又多见于导管扩张伴感染时。乳汁样分泌物量多或双乳均有，可能与血中泌乳素高有关，故又称“高泌乳血症”，它与腺垂体有关，需要排除垂体肿瘤。

4. 乳头、乳晕湿疹

乳房的湿疹多发生在哺乳期，常表现为乳头、乳晕部糜烂、渗出、结痂等损害，肥大、下垂的乳房，其皱褶部常可发生湿疹，经合理药物治疗后多易痊愈。若发生在非哺乳期，乳头和乳晕部有湿疹，且持续3个月以上，经多方治疗仍无好转，甚至出现乳头糜烂、平塌、凹陷等，应警惕是否患有湿疹样癌的可能。

5. 乳头凹陷与指向改变

正常的乳头应向外突出，略向外下方，若乳头出现退缩、凹陷或上抬，且不能用外力纠正时，多见于乳房恶性肿瘤、或浆细胞性乳腺炎的某个病程。

有的是先天性乳头凹陷，应尽早到正规医院，科学矫正。所谓先天性乳头凹陷，指乳头凹缩在乳晕里，不能突出于乳房平面，俗称“瞎奶头”。它是危害妇女健康的一种乳头畸形，不但影响分娩后的正常哺乳，且可由于乳汁淤积、不能排出易引起急性乳腺炎。在非哺乳期，由于乳头凹陷，污垢不能及时清洗，长期刺激乳管容易引起乳房慢性感染，如浆细胞性乳腺炎。因此，在青春发育期就应及时发现进行科学矫治。中医对乳头凹陷早有认识，清．《疡医大全》中就指出：“凡初生女孩，必须于月子内大人以手挤其两乳，使乳头长出。若不如此，长大其女必是一对瞎奶”。

乳头的先天性凹陷常与乳房发育有关。先天肝肾不足影响乳房、乳头的发育，而后天因素，如束胸、胸罩过小，均会使乳头受到压迫而凹陷。根据乳头凹陷的程度，可分为完全性与不完全性。完全性凹陷是指整个乳头完全凹入乳晕中心的皮肤内，或仅露出乳头顶部，用手指挤压牵拉能将乳头拉出，放手后又迅速凹入。不完全性乳头凹陷是指乳头仅一部分凹陷，如一侧凹陷、中心性凹陷及浅性凹陷等，这些凹陷经手指纠正后，又立即恢复原样。

大部分的乳头凹陷可以通过早期正规治疗而得到矫正。治疗方法包括：自我矫正法、真空吸引法与手术矫正法。

自我矫正法：每晚睡觉前，以食指、拇指，捏住乳头向外适当牵拉，一拉一松，数十次至百余次，拉出后，再用两手指搓、揉乳头，如此反复适当拉、搓结合，经几个月，可望逐渐得到矫正，矫正后仍需坚持数日，以巩固疗效。

真空吸引法：在自我矫正法无效时，可采用真空吸引矫正法。方法是乳头先用酒精消毒后，以一外接10毫升空针筒的空玻管套入凹陷的乳头位置后，抽出玻管内空气，使成为真空，拉出凹陷的乳头，持续牵拉半小时后去除玻管，以合适的有洞硅胶橡皮片适当套人乳头根部，适当卡住乳头，不必太紧，然后用胶布固定有洞硅胶橡皮片于乳晕上，约4小时后取下，每日1次，约5～6次后，可使一部分凹陷的乳头矫正。

若上述两种方法未能矫正时，可采取手术矫正。手术的关键是使乳头根部收紧，使乳头突出，手术矫正后可以使乳头永久性突出，不再回缩。

6. 乳房皮肤变化

乳房的大部分疾病不会引起皮肤变化。当乳房发生急性炎症时，可以表现为皮肤潮红、灼热；浆细胞性乳腺炎与乳腺结核等慢性感染性疾病时，其皮色暗红，皮肤水肿、粘连或凹陷，或出现溃疡与瘘管；乳房外伤后可出现皮下瘀斑；乳腺癌晚期可见皮肤水肿，呈橘皮样变，以及出现溃烂，或出现卫星样结节等。

（七）乳腺疾病发生的原因是什么

乳腺病的发病原因极其复杂，各种乳腺病又与有关的内分泌激素有关，其发病原因主要是饮食不当、情志不畅、激素水平变化等。

1. 饮食因素

随着人们生活水平的提高，饮食的结构已从温饱型转向追求合理营养、无污染、对人体无致病性的食品上来，饮食因素所导致的疾病及其致癌作用已越来越引起人们的重视。乳腺病（尤其是乳腺癌）的发生与发展，与饮食结构不合理有着密切的关系。

根据流行病学调查资料提示，以肉食为主的妇女乳腺癌发病率比基本以素食为主者要高出30%，而且所食肉类或奶油类食物越多，患乳腺癌的危险性也越大。美国人摄入脂肪量比日本人高4.1倍，美国妇女的乳腺癌发生率比日本高4.5倍，肥胖型妇女比一般妇女乳腺癌发病率要高。

那么，为什么高脂肪膳食会有致癌作用呢？长期高脂肪膳食时，血浆中催乳素含量明显增高，肠道内的细菌状态发生改变，它可将胆汁里类固醇类物质转化为雌激素。动物试验证实，血浆内催乳素/雌激素的比值高时，能促使乳腺肿瘤细胞增生，促使乳腺癌发生。许多研究资料也证明，食物中有肉类、煎蛋、黄油、奶酪、甜食、动物脂肪等，可增加发生乳腺癌危险性。因此，为了预防乳腺癌的发生，要适量控制脂肪的摄人，每天脂肪摄人应低于50克，同时增加蔬菜与维生素C的摄人，并适量运动。

2. 精神因素

祖国医学早就认识到不良的情志因素，与疾病发生的关系极为密切，强调七情（喜、怒、忧、思、悲、恐、惊）为诸病之源，故有怒伤肝，惊、喜伤心，悲、忧伤肺，思伤脾，恐伤肾的说法。人皆有七情之变，在正常的生理耐受限度内是不会致病的，但如果长期承受过大的精神压力，或突然受到剧烈的精神刺激，超过了个体生理所能调节的范畴，则就可成为致病因素。现代医学认为沮丧、紧张、恐惧、暴怒等强烈的精神刺激，可使机体出现一系列的神经、内分泌反应，可导致各种功能与代谢的改变，从而造成疾病的发生。”国内、外许多学者的研究证实，不良的情志、心理状态与乳腺疾病，特别是乳腺癌的发生有着密切的关系，因为长时间的高度精神紧张、焦虑不安，可使体内激素调节失控，使乳腺癌的发病率增高。明代著名医家陈实功《外科正宗》描述乳腺癌的发病过程为：“忧郁伤肝，思虑伤脾，积想在心，所愿不得志者，致经络痞涩，聚结成核。初如豆大，渐若棋子，半年、一年，二载、三载，不疼不痒，渐渐而大，始生疼痛，痛则无解。”元代著名医家朱丹溪指出乳癌病因为“忧怒郁闷，朝夕积累，脾气滞阻，肝气横逆所致”，可见均十分重视情志与乳腺癌发病的关系。患了癌症的病人，不同的精神状态也可造成不同结果。英国皇家马斯登医院精神科医生格里尔曾对一些癌症患者的精神状态做过调查，凡充满战胜癌症决心，乐观开朗者有75%可存活5年以上；而悲观失望，失去治疗信心者则仅有35%存活5年以上。

不良的情志因素还可导致其他乳腺疾病的发生。如郁怒伤肝，肝郁气滞，可引发乳房胀痛、乳中结节的乳痛症与乳腺增生症。乳痛症及乳腺增生病又可随情志的变化而加重或缓解；哺乳期由于乳母的恼怒、忧郁等情志因素，又可导致乳汁的分泌失常，造成乳汁过少。而急、慢性乳腺炎的发生，更可由乳母的恼怒、忧郁等不良情绪导致乳汁排出不畅，瘀滞成块，腐败化脓而成。因此，乳房疾病不论是急、慢性炎症，或增生结块，或良、恶性肿瘤，均与情志因素有极大的关系。因此，调节情志，保持乐观，在乳腺疾病的预防和治疗中占有十分重要的位置，“精神内守，病安从来”。

（八）乳腺疾病必要的检查方法有哪些

1. 自我检查法

妇女过了30岁以后患乳腺疾病的机会逐渐增多，可以通过自我检查的方法早期发现乳房的良、恶性肿瘤，应酌情每1~3个月对自己的乳房进行自我检查一次。检查时间可选择在月经刚过，即经后复原期，这时乳房最柔软，处于最薄状态，此时容易发现肿块。检查次数可随年龄的增长而适当增加，有乳腺癌家族史者，如母亲、母亲的姐妹或外婆患有乳腺癌者，宜半年到正规医院请专业医师定期复查1次。

自我检查分站立对镜与平卧检查两种方法。

（1）站立对镜检查：即站在镜子前面，仔细观察自己的乳房，观察是否两侧乳房对称、大小一致，乳头位置是否在同一水平，乳头有无内缩或偏向一方，有无糜烂和溢液，轻挤乳头，有无分泌物，观察乳房某一部分是否有特别隆起或局部凹陷，最后检查乳晕部分，有无肿块，以食指、中指、无名指3指指腹平摸乳晕部。

（2）平卧自我检查：即平卧床上，背部垫一小枕，使乳房平铺在胸壁上。检查时被检查的一侧，上臂应高举过头，用另一手的三指并拢，以平行方向进行扪摸，触摸顺序是，自锁骨下内侧开始，从乳房内侧部自上而下，再摸乳房外侧部，自下而上，最后检查腋窝部，检查腋窝部时，应将上抬手臂逐渐下放，使手臂与肩成一直线，一侧乳房检查完毕后换另一只手，用同样方法和步骤检查另一侧。乳腺的外上侧部组织最厚，检查最不容易，此处又是病变好发部位，应高度警惕。

2. 仪器检查

自我检查时发现乳房内有肿块、硬结或质地较前变硬，且与月经周期无关，或双侧乳房不对称，或乳房皮肤有如水肿、凹陷、不光整，或乳头有溢液、凹陷，或乳晕区有“湿疹样”改变等情况，应及时到正规医院咨询，作进一步检查。应该警惕的是虽然自己检查，没有发现异常现象，但乳房有不适表现，或有乳腺疾病家族史者，也应酌情到正规医院，请专科医生诊治，进行必要的仪器检查。因为，一些乳腺疾病，等到自己能摸到的情况下，已经不是疾病的早期了，某些乳腺疾病的早期，通过触摸是发现不了的，因此，酌情进行必要的仪器检查是必要的。

（1）X线钼靶检查：早在1913年，德国医生就已试用X线摄影技术检查乳房，直到20世纪60年代以后，这种方法才逐渐运用于临床。随着钼靶机的问世，现在乳腺X线钼钯摄片已广泛应用于乳腺疾病的检查。其检查方便简单，病人无痛苦，且影像清晰，不仅可以检查乳腺较大的病变，对乳腺较小的病变，甚至临床无肿块的隐匿性乳腺癌也可发现。据统计，X线钼钯检查对乳腺癌的诊断，准确率可达90%以上，尤其是对早期乳腺癌有较高的诊断价值。乳房X线钼钯摄片检查时，双侧乳房均要摄片，以相互对照鉴别，摄片包括侧位片与轴位片，可以全方位地了解乳腺的内部结构与病变的情况。

但要值得警惕的是乳房X线检查并不是对任何年龄的妇女均适用。由于放射线本身能损伤人体，因此对乳房X线摄片应持谨慎态度，对年轻的乳腺病患者，特别是青春期，乳腺X片表现为一片致密的腺体实质阴影，缺乏对比性，不能清晰地显示肿块阴影。并且年龄越小，X线损伤越大，对这类患者应慎用X线摄片。而对40岁以上的妇女，由于乳腺癌的发病率增加，受X线损伤相对减小。对以下人群，则应酌情定期作乳房摄片检查。

①35岁以上，发现乳房肿块。

②患乳腺增生疾病日久，肿块较硬。

③有一侧乳腺癌病史，对侧乳房应定期检查。

④40岁以上的下列人员：曾有乳腺良性肿瘤手术史者，有母系乳腺癌家族史者，晚婚、晚育、未婚、未育及未哺乳者，长期应用雌激素药物者，甲状腺功能不全者，绝经期较晚（50岁以后）的妇女，有较长期的乳头溢液或乳晕湿疹者。

（2）乳腺导管造影：乳腺导管造影是对伴有乳头溢液的乳腺导管疾病有效的一种检查方法。乳腺导管的许多疾病，如导管扩张症，导管内乳头状瘤等，在钼钯X线片上又很难显示，倘能加以乳导管造影后再行摄片，不仅可清晰地显示乳管的结构，而且可以了解病变的部位与范围，弥补了平片的不足。乳腺导管造影对伴有乳头溢液的良、恶性乳腺疾病均有较大的诊断价值，特别对体检无肿块，而有乳头溢液，X线摄片无钙化及其他体征的病例，乳腺导管造影是明确溢液病变部位、性质与程度的可靠检查方法。

（3）B超检测：目前B超已广泛应用于乳腺疾病的检查与诊断。它是利用超声波射束扫描人体组织或器官，并将收集到的回波以图像的方式显示在荧光屏上，根据其声像图的特点鉴别各种乳腺疾病。B超能显示乳房内肿块的细微结构，且能比较精确地测量肿块的大小，对检查致密的腺体以及鉴别肿块的实质性与囊性有独特的优势。B超是根据声像图上肿块的边缘、轮廓、有无包膜，以及肿块的内部回声、后壁及肿物后回声有无周围浸润情况等来鉴别良、恶性疾病。B超对乳腺癌的诊断率达到80%～85%。特别是近几年，彩色多普勒超声应用于乳腺疾病的诊断，其诊断乳腺恶性肿瘤的敏感性与特异性分别高达95%及97%。B超检查对病人无损伤，可反复多次应用，并且对不同的年龄层次均可应用。

（4）近红外线扫描检查：近红外线扫描是将近红外光作为透照光源透照乳房，通过特殊的摄像系统与录像系统，将乳腺组织清晰地显示在监视器荧光屏上。近红外线乳腺扫描成像是应用近红外光对人体有一定的穿透力，与对血红蛋白的特殊吸收作用，使近红外线穿透乳房时产生遮光阴影，这种阴影的范围及灰度可以直接反映局部含血红蛋白量的范围与多少。正常乳腺血流量分布较均匀，近红外线扫描时大部分光束可以通过，在监视屏上表现为均匀的透光区域和少量的血管；当乳房内有肿瘤时，由于肿瘤的供血较丰富，则肿瘤周围血红蛋白增加，近红外线扫描通过对血红蛋白的吸收而产生灰影与血管阴影，依据灰影的深浅和大小、均匀度（灰阶度）与血管影的关系，来评定病变的性质。

近红外线乳房扫描对人体无损伤、检查过程简捷、直观，可即时作出诊断，并有摄像、记录等功能，可随时反复检查。对于不宜用X线检查者，如年轻妇女、孕妇以及局部手术后疤痕较多者，不失为较好的手段之一。

（5）液晶热图检查：液晶热图检查是利用液晶灵敏的热效应来显示乳房表面的温度差别，然后根据其温度的变化而鉴别乳房疾病。由于癌肿组织血运丰富、代谢旺盛，散热比周围组织多，乳房表面就产生较大的温差变化。液晶可以测出乳房表面的温度差别，并显示出红、橙、黄、绿、紫不同的色带（红色代表低温，紫色代表高温），依据局限性热区的出现以及血管纹理的变化，从而判别乳腺疾病的良、恶性。正常乳房的热图像没有局限性热区。液晶热图检查要求室温在20℃左右，其检查效果容易受外界及内在因素的影响，如环境温度的变化、做过乳房的触诊及其他检查、乳房局部用药以及乳房的外伤等因素，均可影响其检查的准确性。液晶热图在判断乳腺癌预后方面亦有一定的作用，因癌细胞分化越低，恶性越高，细胞增殖越快，代谢越旺盛，产热也高，因此，可在热图上反映出来。液晶热图检查是乳房病的一种辅助方法，对人体无损伤、简便、经济、易行，与其他诊断方法联合应用，可进一步提高诊断准确率。

（6）冷光透照检查：冷光透照检查是用一个带有冷光源的探头照射乳房，观察乳房的透光情况，以诊断乳房疾病。它是根据生物组织密度的不同，对光的吸收能力也不同，乳房内的腺体组织、脂肪与纤维组织透光性较好，而肿瘤组织的透光性较差，血红蛋白对光有明显的吸收作用，用冷光透照乳腺组织时，就可显示出不同的透光度与乳房血管分布情况。当乳房发生病变时，乳房的透光度及血管纹理等可发生变化，依据其不同的变化以鉴别乳房疾病的良、恶性。该方法简单、经济，对人体无损害，可用于乳房疾病的普查，对判断疾病的良、恶性有一定的参考价值。乳房冷光透照检查需在暗室内进行，对下垂肥大的乳腺最为适宜，而对于萎缩型小乳腺，特别是贴近胸壁的病变，难以进行透照。

（7）针吸细胞学检查：乳房肿块是各种乳腺疾病最常见的体征，为辨别肿块的性质，确定是良性或恶性，可酌情做肿块穿刺与细胞学检查。但患者往往因担心肿块穿刺会导致肿瘤转移、扩散而顾虑重重。肿块穿刺检查有什么临床意义呢？真的会导致癌细胞扩散吗？

穿刺细胞学检查，又称针吸活检或针吸细胞学检查，其方法是用7～8号针头直接刺入肿块，并在其间反复穿插几次，吸出少量肿块内组织作成涂片，在显微镜下观察其细胞形态，得出病理诊断，确定肿块的性质，以协助临床医师制定诊疗方案。穿刺细胞学检查对于区分炎症性、囊肿或肿瘤性病变有独到之处，对于疑为癌的肿块尤为适用，对于良性肿块可提供参考诊断，便于确定诊疗手段，并且该检查方法简便易行，准确性较高，病人痛苦小，其诊断准确率在77% ~98%之间，是乳腺肿瘤的常规检查方法之一。

针吸细胞检查是否会促使癌细胞扩散？目前公认的观点是：针吸虽然造成一定的组织损伤，但与切除、切取活检相比，其损伤较小。癌细胞溢出、转移的机会理应更少，危险性也小得多。

（九）乳腺癌的防治

1. 乳腺癌的预防

乳腺癌是全球女性发病率最高的癌症，但乳腺癌不仅能借规范筛查早期发现而降低其死亡率，也可采取针对与其发病有关的危险因素，加以预防使其发病率下降。

乳腺癌是一富贵病，世界卫生组织以乳腺癌与宫颈癌的发病比衡量该地区或国家的经济发展水平。乳腺癌发病高，该地区经济发达。反之，宫颈癌发病率高，则意味经济落后，所以乳腺癌是一与生活方式、水平有关的疾病。目前已知乳腺癌发病不仅和雌激素息息相关，也与家族、饮食、月经、生育、激素、心理、烟酒等因素有关。现从易于实施预防的角度从不同的年龄段加以阐述。

（1）婴幼儿阶段

切忌过胖，肥胖百害。预防乳腺癌从幼做起。人体内的脂肪细胞数量一般是恒定的，只有在5、6岁前的婴幼儿时，才可以分裂增殖，那么，惹人喜爱的白胖婴儿，其脂肪细胞不但较饱满，而且数量也会有增加，势必为日后富态的身躯埋下祸根。为什么有的常过食膏粱厚味，并不见体胖，而有的尽力节食，仍体胖如故，其原因之一，就是两种人的脂肪细胞总数不等，脂肪细胞数量多者，虽细胞尚欠饱满，就显体胖。

反之，也然。而绝经期后的肥胖妇女患乳腺癌的危险却远较体瘦者为多。

（2）儿童期

营养不可过度。据上海市最近对数十万余例妇女的调查，发现月经初潮年龄与乳腺癌的发病密切相关（$p=0.0002$）。如月经初潮年龄≤13岁的妇女，发生乳腺癌的危险度为1，随着初潮年龄的后移，其患乳腺癌的危险性也以每岁约10%的幅度递减。初潮年龄14岁的为0.9，15～16岁的为0.8，≥17岁的则为0.6。高脂饮食不但致使月经初潮提前，行经期延长，而且会使日后形体趋胖，而这些均是易患乳腺癌的危险因素，且发胖年龄越早，患乳腺癌的危险性越大。所以在儿童期养成良好的饮食习惯颇为重要，汉堡包、肯德基、冰淇淋、巧克力等这种高脂肪、低纤维饮食者不但发生乳腺癌的风险要较低脂肪、高纤维者高两倍，且还易得高血压、心脑血管等疾病，所以，应合理膳食，养成少食脂肪尤其是饱和脂肪酸，适量多食大豆、蔬菜等的习惯，以减体脂，合理膳食对日后包括乳腺癌在内的各种慢性病的预防颇为重要。

（3）青少年时期

适量运动。现从美国、加拿大等的大数量人群研究资料发现，阳光对预防乳腺癌有益，因维生素D对乳腺癌有预防作用，在阳光下的户外活动不仅有利于身心健康，而且可由此获得大量的维生素D，而有助于乳腺癌的预防。而且增强体育锻炼又可调节月经周期，改变卵巢激素的产生，从而降低乳腺癌的发生，所以青少年时期的女生应适量运动，尤其重视阳光下的室外活动。

（4）青春期

大量研究资料显示，初产年龄晚、不哺乳等均是乳腺癌的危险因素。因此，不鼓励20岁即生育，但高年初产能显著提高得乳腺癌的风险，也应避免。产后宜自行哺乳，母乳喂养不但有益于婴儿的身心健康也有助于自身乳腺癌的预防。所以产后应实施母乳喂养，哺乳期至少应半年以上，这样也有利于减轻乳腺增生症的症状。

另外，从妇女的月经初潮至初产的间隔期越长，发生乳腺癌的风险就越大。所以，当女性进入婚嫁之年，应按自然规律在符合计划生育国策的原则下谈婚论嫁，生儿育女，产后采取哺乳喂养，有利于乳腺癌的预防。从预防乳腺癌的角度，丁克家族实不可取。

（5）中年时期

35 岁以上的我国妇女就已进入了乳腺癌发病期，45～54 岁则为高峰年龄段。应积极地参加规范的乳腺癌普查，避免肥胖，继续采用合理膳食，避免高脂肪低纤维素膳食，保持适量运动。须知发胖的年龄越早，患乳腺癌的风险越大。

慎用各种化妆品，如丰乳膏、去皱霜等，该类化妆品常含有各种激素，经常使用含有激素的化妆品不利于乳腺癌的预防，因此对含有激素的各种化妆品应慎重使用。另外，对各种保持体形的紧身衣也应加以警惕，国外有学者经调查发现，穿紧身衣易导致乳腺癌的发生，有资料显示 24 小时均穿紧身衣，尤其是穿紧身胸衣的女性，其患乳腺癌的危险性要较不穿紧身胸衣的高 12.9 倍，这是因为紧身衣包括过紧的胸罩会压迫乳房附近淋巴管，使受压后的淋巴管丧失排毒功能，毒素在体内会刺激乳腺上皮细胞发生癌变的危险，所以慎用紧身胸罩。

女性吸烟也是乳腺癌的危险因素，吸烟者其患乳腺癌的风险概率要较不吸烟者高 2/3，尤以年轻时即开始吸烟的为甚。这是因为吸烟会增加雌二醇在肝脏的代谢，此代谢产物可直接作用于乳腺上皮细胞，容易导致乳腺癌的发生。

（6）围绝经期

慎用雌激素替代疗法。妇女进入更年期，最为恼人的是围绝经期综合征以及随之而来的骨质疏松等。以往长期习于应用雌激素替代疗法，借助外来的雌激素治疗围绝经期综合征。现已证明，长期使用雌激素替代疗法可使老年乳腺癌的发病激增。美国乳腺癌发病甚高，尤以 65 岁以后的老年为甚，其因之一就源于此。所以我们应避免长期使用雌激素替代疗法。

围绝经期更要警惕出现过度肥胖，缘因停经后卵巢分泌雌激素的功能已逐渐消失，此时的雌激素可由脂肪组织中的激素——雄甾烯二酮合成，成为绝经后妇女的雌激素主要来源，因此脂肪组织越多，则合成的雌激素也就越多，为何绝经后的肥胖妇女是发生乳腺癌的危险因素，其因皆于此。

2. 参与规范乳腺癌筛查的好处

规范的乳腺癌筛查，从筛查工具的选择、专业人员的培训、操作流程以及技术标准都有严格的规定，也能保证筛查工作的质量，使筛查的效益得到充分的体现。参加专业正规的乳腺癌筛查的妇女，如能按规定时间，间隔一年或一年半做规范的乳腺癌筛查，就能免除乳腺癌的威胁，防患于未然。参加规范筛查的主要好处是：可以大幅度提高乳腺癌的治愈率；可免受放疗、化疗之苦；降低医疗费用；治疗效果好。

3. 中国对乳腺癌筛查的特点

关于年龄：目前认为筛查年龄可定为 35 ~ 70 岁。

关于筛查手段：X 线摄片对于脂肪组织较多的肥大乳腺或是乳腺组织已萎缩的老年人乳腺，由于对比度较高，因此检出小癌或微小癌的敏感性就较高；相反，对致密型乳腺或乳腺较小、脂肪组织较少的乳腺敏感性就减低。因此，为减少漏检的发生，宜加用超声检查以提高检出率，因为超声对致密型乳腺的筛查较 X 线更为敏感。但超声检查对无明确主诉、又无客观的临床异常，这种亚临床的早期病变即使在有经验的检查者手中，也并不易于被发现，尤其当检查者已因重复检查而产生疲劳时，更易漏检。目前为减少漏检，还应在 X 线的基础上，加用超声为宜。

4. 专业正规的乳腺癌筛查为什么要多次定期进行

乳腺癌筛查的目的是查出无临床症状的早期癌，唯有这样筛查出早期癌才能在乳腺癌尚未发生浸润或转移之前，将其病变切除，以求彻底治愈。由于癌症的发生与发展是动态的，一般从病变仅限于基底膜上的原位癌演变成有浸润与转移能力的进展期癌大约需 6 ~ 10 年的时间。越是早期的病变越难于检出。那么今年不能检出，也不等于明年、后年也不能被检出，随着癌肿的长大，被检出的几率也就增大。所以乳腺癌的筛查均应定期多次进行，才能收到降低死亡率的效果。根据国际上的经验，乳腺癌的筛查一般是在连续筛查4次后，才能使死亡率下降。

5. 乳腺自检与诊断性检查不同于规范乳腺筛查

乳腺自检并不能降低乳癌的死亡率。有人统计自检发现的乳癌平均直径为3厘米，此时的乳癌不但已有浸润，而且不少已有转移。况且，经自检方法检查出的可疑病变，经手术证实为癌症的只有1%。

经研究，外科医师的专业检查虽然较自检为佳，但检出的乳癌平均直径也已达2.5厘米。所以这种所谓的诊断性检查的手段，不论是否专业人员均不够灵敏，均不能发现早期癌，而规范筛查的主要目的是检出临床上既无症状又无体征的早期癌，只有检出早期癌，早期科学治疗，这样才能改变预后，降低死亡率。虽然，乳腺自检不能作为规范筛查手段，但若大家关心乳腺病变，进行自查，一旦发现异常即到正规医院诊治，仍不失为提前发现，以免延误病情的方法。

（十）怎样防治乳腺增生病

1. 乳腺增生病是怎么回事

乳腺增生病是指乳腺组织既非炎症也非肿瘤的良性增生性疾病。相当于中医的“乳癖”。乳腺增生病，是最常见的乳腺疾病，约占全部乳腺疾病的75%。

2. 乳腺增生病的表现

青中年女性，乳房有不同程度的胀痛、刺痛或隐痛，可放射至腋下、肩背部，可与月经、情绪变化有相关性；一侧或两侧乳房发生单个或多个大小不等、形态多样的肿块，肿块可分散于整个乳房，与四周组织界限不清，与皮肤或深部组织不粘连，推之可动，有触痛，可随情绪及月经周期的变化而消长，部分患者乳头可有溢液或瘙痒。

3. 乳腺增生病应做哪些辅助检查

一般认为可酌情做以下检查。

（1）影像学检查：乳腺钼靶 X 线检查：显示病变部位呈现棉花团或毛玻璃状、边缘模糊不清的密度增高影，或见条索状结缔组织穿越其间。

（2）超声检查：此检查具有无损伤性，可应用于超声引导下乳腺肿物穿刺活检术以协助诊断。其表现为双侧或单侧乳腺体积增大，但边界光滑完整；内部质地及结构紊乱，回声分布不均，呈粗大光点或光斑。

（3）病理学检查：标本切面呈黄白色，质韧，无包膜。本病的组织形态可分为小叶增生、纤维腺瘤、硬化性腺病。本病的病理分型有乳痛症型、小叶增生型、纤维腺病型、纤维化型和囊肿病型。

4. 乳腺增生病应与哪些疾病鉴别

（1）乳腺癌：相当于中医的乳岩，乳腺癌是指发生在乳腺上皮组织的恶性肿瘤。部位以外上象限者居多，质较硬，边界不清，表面不光滑，活动度差。发展后可有酒窝征、橘皮样改变、皮肤卫星结节、皮肤受侵溃烂、炎症样改变、乳头回缩、乳头溢液、乳头湿疹样变、区域淋巴结肿大、浸润胸肌乃至胸壁。

（2）乳腺纤维腺瘤：相当于中医的乳核。乳腺纤维腺瘤可发生于青春期后的任何年龄的女性，但以 18～25 岁的青年女性多见。临床上以无痛性乳房肿块为主要表现，很少伴有乳房疼痛及乳头溢液。

5. 乳腺增生病的原因是什么

乳腺增生病属于乳腺疾病的首位，30 岁以上妇女约 38.8%～49.3% 患本病，且有逐年增长的趋势。其主要原因如下。

（1）膳食不合理：随着生活水平的改善，人们的饮食结构发生了改变，饮食中脂肪的摄取量增多，可导致体内雌激素合成增多，造成雌激素与孕激素比例失调。

（2）不良性刺激：由于社会上“性”环境扩大及刺激机会增多，如影视剧中的色情场面等，可促使“动情素”分泌增加，导致雌激素增多，而孕激素相对减少造成本病。

（3）服用含激素的药物与使用化妆品：有的女性为了美容与形体美，长期使用含有雌激素的面霜、丰乳霜等，这些含雌激素的霜剂，经皮肤吸收后，也会使体内雌激素水平增高。一些绝经期的妇女，为延缓衰老，经常服用含雌激素的药物、食物，均可导致激素水平失调而导致本病。

（4）长期精神过度紧张：随着社会商品经济的发展，人们生活节奏加快，竞争激烈，精神压力大，也可导致内分泌失调，造成本病。过度的喜、怒、忧、思、恐、悲、惊等精神刺激，可导致内分泌紊乱而引发本病，并且可随情志的变化加重或减轻。据统计资料表明，许多患者在患病之前曾有精神刺激史或不良情绪改变。

（5）其他因素：婚龄、产龄的推迟，未婚、未育的增多，以及哺乳及生育胎次的减少，种种因素均可影响正常的生理功能，造成内分泌紊乱而发生本病。

6. 乳腺增生病一定要手术吗

乳腺增生病属于良性疾病，一般不需要手术。

但当乳腺增生病出现以下情况时可酌情考虑手术：①肿块较局限，经药物治疗无效，穿刺细胞学检查提示有重度增生活跃者。②伴有乳头溢液，经钼钯摄片或 B 超检查不能排除乳腺癌者。③在弥漫性结节状乳腺中，或乳腺腺体增厚区域出现与周围结节质地不一致的肿块者。④年龄在 40～60 岁的乳腺增生患者，具有乳腺癌高危因素者。⑤经长期药物治疗无效，思想负担过于沉重，有严重的精神压力（“恐癌症”），影响生活与工作者。

7. 乳腺增生病是否会癌变

许多妇女在患了乳腺增生病以后整日忧心忡忡，担心它会转变为乳腺癌。乳腺增生病真的会癌变吗？

其实本病与乳腺癌的关系在一百多年前就开始研究。尽管国内、外学者进行了大量的流行病学研究，目前还没有真正探明本病与乳腺癌的确切关系。但大多数学者同意本病是乳腺癌危险因素之一。单纯性乳腺上皮增生（乳痛症）与腺病早期（乳腺小叶增生）不会发生癌变。腺病的中、晚期（纤维腺病与纤维硬变病）有癌变的报道，而癌变最多发生于乳腺囊性增生病。多数学者认为有囊性增生病的妇女发生乳腺癌的危险性是一般妇女的2~4倍，乳腺囊性增生病经过10年的随访，乳腺癌的累积发生率为1.7%~4.9%。

既不能说乳腺增生病与乳腺癌之间毫无关系，也不能说它们都有癌变可能。对于已确诊为乳腺囊性增生病的患者，年龄在40岁以上，有肿瘤家族史者，应慎重对待，积极治疗，定期复诊，必要时可作病理活检，或手术切除肿块，以排除或早期发现癌前病变及早期癌。

8. 乳腺增生病的中医辨证论治

（1）肝郁痰凝证

主要表现：乳房胀痛，乳房肿块质韧稍硬，大小、形态不一，性情急躁或抑郁，胸胁胀闷不适，乳房肿块大小或可随喜怒而消长，或与月经相关，舌质淡，舌苔腻，脉弦。伴脾虚者，可兼见食少纳呆、食后腹胀、神疲懒言、失眠；若单见肝郁而痰凝不明显者，可见两胁胀痛、烦躁易怒、舌质暗淡、舌苔白、脉弦。

治法：疏肝解郁，行气止痛。

方药：逍遥散(《和剂局方》）加减。

柴胡　当归　白芍　白术　茯苓　生姜　薄荷　香附　炙甘草　瓜蒌　牡蛎　山慈菇

（2）冲任失调证

主要表现：乳房肿块连绵隐痛，经前加重，经后减轻，月经紊乱；或见形寒肢冷，腰膝酸冷或酸软而痛；或五心烦热，月经量少色淡，甚者闭经；舌质淡红或舌红少津，舌苔薄，脉细数或濡。

治法：补益肝肾，调摄冲任。

方药：二仙汤(《经验方》）加减。

柴胡　白术　仙茅　淫羊藿　肉苁蓉　巴戟天　青皮　熟地黄　当

归　香附　鹿角　知母　黄柏

9. 可用的中成药

（1）肝郁痰凝证：乳核内消液：口服。一次10毫升，一日2次，服时摇匀。或乳康片：口服。一次2～3片，一日2次，饭后服用。

（2）冲任失调证：乳增宁胶囊：口服。一次4粒，一日3次。或定坤丹：口服。一次半丸至1丸，一日2次（每丸重10.8克）。

10. 可用的外治法

阳和解凝膏掺黑退消或桂麝散敷贴，或用大黄粉醋调外敷。若对外用药过敏者，应忌用。散结乳癖膏外用，每次1贴，每日1次。

11. 可用的推拿疗法

常用穴位有内关、公孙、三阴交、阴陵泉、蠡沟、足三里、膻中、乳根、手三里、背俞穴、太溪、阿是穴等，用揉法、点法、按法、提拿法、按揉法、振腹法等治疗。

12. 可选的药膳食疗

（1）肝郁痰凝证：花陈茶（自拟）：配方：月季花9克（鲜品加倍），玫瑰花9克（鲜品加倍），陈皮9克，竹茹9克，绿茶3g。制法用法：上药制粗末，用沸水冲泡10分钟，不拘时温饮，每日1剂。连服数日。

（2）冲任失调证：何首乌粥：配方：制何首乌15g，粳米100g，大枣2～3枚，冰糖适量。制作：先将制何首乌入沙锅内煎，去渣取浓汁，与粳米、大枣、冰糖同煮为粥。用法：可供早晚餐食或作点心食用。

黄酒黑芝麻：配方：黑芝麻、黄酒、白糖各适量。制作：黑芝麻微炒，研成细末备用。每次用黑芝麻与黄酒各3汤匙，调匀，放入碗中隔水炖15分钟，加入白糖适量即可。

用法：清晨空腹或饭后2小时服，每日2次。轻者连服2～3天，重者连服3～4天。

复方阿胶羹：配方：阿胶 250g，黄酒 750g，冰糖 250g，龙眼肉 150g，红枣 500g（去核），黑芝麻 150g（炒熟），核桃肉 150g。制作：后五味分别切碎或研粉备用。将阿胶浸在黄酒中泡 10 天后，置陶瓷或搪瓷容器中，隔水蒸至阿胶完全溶化时，放入以上药末搅匀，蒸至冰糖溶化即可。用法：每晨 2 汤匙，开水冲化食用。

13. 乳腺增生病的预防

（1）调节情志，保持乐观。

（2）合理膳食，适当减少脂肪食物的摄入。

（3）适量运动。

（4）定期查体。

（十一）不同时期乳房的保健方法

1. 青春期乳房保健

女孩进入青春期以后乳房开始逐渐发育，乳房与乳晕、乳头都相继增大，且乳晕和乳头的色泽逐渐加深，腺体组织发育，皮下脂肪逐渐增多，一般至 15～16 岁时乳房发育成熟，呈丰满的圆锥型，饱满而挺立，呈现出少女时期的形体美特征。为使青春期乳房发育得更健美，主要保健措施如下。

（1）适当加强营养。宜适当增加蛋白质与脂肪的摄人，如鱼、瘦肉、鸡蛋、牛奶、豆制品（豆制品中以豆腐最好）等，以及各种富含维生素的新鲜水果、蔬菜。应特别注意克服为了单纯追求体型苗条而采取不合理的减肥饮食方式。

（2）适量运动。加强体育锻炼，适量多做扩胸运动或双手拉弹力器，锻炼胸部肌肉。

（3）酌情自我按摩乳房。对乳房发育不良的女性，要进行胸肌锻炼，并坚持早、晚间自我按摩乳房。

（4）不要束胸与穿紧身的内上衣，否则不但会导致乳房发育不良，还容易引起乳头凹陷等情况的发生。

（5）及时佩戴合适的乳罩，以托起与保护乳房，防止运动，尤其是剧烈运动时乳房摆动过大或牵拉受伤。乳罩的选择要大、小合适，松紧适度，过紧、过小均会影响乳房发育，过大、过松则起不到托起乳房的作用，日久可引起乳房松弛下垂，影响外观。

（6）尽量避免乳房外伤，若乳房受到外伤，出现疼痛、血肿等情况，应及时到正规医院治疗，酌情局部热敷或外用活血化瘀、消肿止痛的药物，或内服理气活血的中药等。

2. 怎样使过小乳房发育的丰满健美

少女在进入青春期后，乳房逐渐发育成熟，健美的乳房，其形状挺拔呈圆锥型或半球型，丰满、柔韧、富有弹性，耸立的乳峰形成女性形体的特色曲线美。但也有少数女孩乳房发育欠佳，小而扁平，更没有起伏的乳峰，胸部扁平，缺乏女性迷人的曲线美，因此暗自烦恼。

一般来说，乳房的大小应与人的身高、体型相称，由于身高、体型的不同，乳房大小的标准也因人而异。较胖的女孩，因乳房皮下脂肪较多，乳房则比较丰满，而较瘦的女孩，因乳房皮下脂肪甚少，乳房则较扁平。通常以通过乳头上下半球型隆起的长度不超过 10 厘米称之为小乳房。对于乳房发育偏小的女孩可以采取相应的科学措施，争取使乳房充分发育变得丰满起来。

（1）适当增加一些动物蛋白质、及脂肪，不偏食，养成合理膳食的习惯。

（2）平时适当多挺胸、扩胸，可以酌情适当做俯卧撑、哑铃操、拉簧等运动，锻炼胸肌使之发达、肥厚，从而促使乳房发育。

（3）坚持科学的乳房按摩，适当按摩可以促进乳房的发育。可以每天在洗澡或睡觉前作乳房按摩。以左手适当按摩右乳，右手按摩左乳，从乳房四周向乳头中心轻柔地推、揉、按、摸；再双手按同侧乳房，围绕乳头、乳晕作顺时针方向和逆时针方向旋转，推、揉、按、摸，每次约在 10 分钟左右，按摩后乳房局部会有不同程度的热胀感，科学按摩对乳房适度的刺激可促进乳房局部的血液循环及新陈代谢，从而促进乳腺的发育，使乳房组织充实丰满，体积增大。

（4）正确使用丰乳器。一般的丰乳器由不漏气的半球形乳罩、吸气管与橡皮球三个部分组成，它是利用负压使乳罩对乳房产生一种外吸力，而且可以利用空气负压作用对乳房进行按摩，增加乳房局部的血液循环、新陈代谢。丰乳器对乳头的负压吸引刺激，可以不同程度地刺激脑下垂体、卵巢等内分泌器官分泌雌激素，从而促进乳房腺体组织的发育，达到乳房增大、丰满之目的。

3. 妊娠期乳房保健

妊娠期乳房充分发育，为哺乳作准备，乳房增大明显，乳头增大，乳晕扩大，乳头、乳晕着色加深，表皮增厚，乳晕腺分泌旺盛。妊娠期乳房保健要旨：

（1）正确佩戴乳罩，妊娠期乳房较饱满，过紧、过小的乳罩会妨碍乳房的充分发育，不利于产后的哺乳，佩戴合适的乳罩，给增大的乳房以立托、保护的作用，防止日后乳房下垂。

（2）做好乳头护理，以利于产后的哺乳。保持乳头的清洁，酌情清洗乳房与乳头，用70%酒精、或温水擦洗乳头，洗后擦干，然后用手适当轻轻按摩，使乳头表皮变得比较坚韧，可以避免哺乳期由于婴儿的吸吮以及乳汁浸渍而引起破损。尤其应注意的是有乳头短小，特别是乳头凹陷者，更应坚持作适当的乳头按摩、牵拉与矫治乳头凹陷，以利于产后哺乳。

4. 哺乳期乳房保健

哺乳期乳房开始源源不断地如泉水般的分泌乳汁，提供给婴儿最佳的营养食品。哺乳期是妇女乳房一生中最特殊而重要的时期，做好哺乳期乳房保健对乳母与婴儿均有极大的好处。哺乳期乳房保健既要乳房组织健康，又要乳房泌乳通畅。具体保健措施：

（1）加强乳头护理。哺乳期间由于婴儿的吸吮，乳头被乳汁浸渍及内衣的摩擦等，极易导致乳头皲裂、破损、湿疹等。因此，要加强好乳头护理，每次授乳前与授乳后均应用温开水轻轻洗净乳头及乳晕，保持局部清洁、干燥。若有乳头破损者，不要忍痛喂奶，可用吸奶器吸出乳汁后，放入奶瓶中喂，或用钟形吸奶器置乳晕上，让婴儿间接吸吮，使破裂的乳头易于愈合。

（2）养成科学的哺乳习惯。喂奶的次数与时间安排要有规律，应定时哺乳，两侧乳房轮流哺乳防止吃偏，导致双侧乳房不对称，每次喂奶10～15分钟，吮不完的乳汁要吸净以防乳汁潴留，造成乳房结块，从而预防乳腺炎的发生，另外乳房排空还可以促进乳汁的分泌。

（3）佩戴合适的乳罩。哺乳期乳房丰厚饱满，乳房自身的重量骤增，佩戴合适的乳罩可托起乳房，减少乳房韧带的过度拉伸，防止乳房下垂，哺乳期乳头常有乳汁溢出，应选用宽松、质地柔软、吸水性能好的乳罩，避免乳头与硬物摩擦造成损伤。应注意乳罩不宜与其他衣服一起清洗，以免沾上纤维、尘粒，使用前要掸去乳罩内的毛羽物与灰尘。据调查发现，许多哺乳期妇女的乳腺管中能挤出含有棉纺织纤维、化纤尘粒等，这些细小的纤维尘粒可引起乳管阻塞，造成乳汁分泌和排泄的困难，既可引起乳母乳头部瘙痒、湿疹等过敏性症状，也可使婴儿吸入后产生过敏性疾患，因此哺乳期乳罩内要垫几层纱布以吸去尘粒。

（4）科学预防乳腺炎。哺乳期，若乳房护理不当，极易导致乳汁淤积，诱发急性乳腺炎。若出现乳汁排出不畅，要及时科学处理，可用按摩乳房法排出淤积的乳汁。先给乳房热敷5分钟左右，然后用手指轻搓乳头，并轻轻向外牵引，反复操作2～3分钟，待乳头稍软后，一手托起乳房，另一手用手掌从乳房四周向乳头按摩，手法宜轻，按摩过程中排出的乳汁可作为润滑剂，以免损伤皮肤。

5. 中年女性乳房保健

女性进入中年以后，身体各器官功能开始走下坡路，同时乳房也进入了“多事之秋”。据统计，70%左右的乳腺疾病发生在中年时期，乳腺增生病、乳腺癌均是中年女性最常见的乳腺疾病。乳腺增生发病高峰在35～45岁之间；乳腺癌发病高峰在40～55岁之间。乳腺癌，特别是中年妇女恶性肿瘤中发病率最高的，因此中年妇女，更应注意乳房的保健。坚持乳腺的自我检查，酌情每半年或一年定期到正规医院作专科检查。积极治疗乳腺增生病，对有乳腺癌高危因素的人更应提高警惕，酌情定期科学检查。

中年女性在家庭、工作中均担负着重任，精神压力较大，常常感到身心疲惫，精神紧张，劳累不堪，这些因素可导致人体内分泌紊乱，促进乳腺疾病的发生，因此，中年女性应注意劳逸结合，调养情志，保持精神轻松愉快，尤其应注意对乳房的保健。

另外，中年女性不要妄自进补，应合理膳食，适当增加运动，控制体重，防止肥胖，可以减少乳腺疾病的发生。

6. 围绝经期乳房保健

女性进入围绝经期（更年期）后卵巢功能逐渐减退，直至完全消失，雌激素与孕激素分泌减少，乳房腺体组织逐渐萎缩。围绝经期乳腺组织增生、复旧的周期性变化发生紊乱，部分妇女会出现乳房疼痛，乳房不适以及乳房肿块等表现。围绝经期也是乳腺癌的高发时期。因此，围绝经期妇女乳房保健主要是预防乳腺癌，应坚持每月或酌情做乳房自我检查，至少每年体检 次。若出现乳房疼痛、乳头溢液、乳腺肿块等不适表现，应及时到正规医院就诊。

老年期妇女卵巢萎缩、乳房腺体退化、萎缩，以脂肪组织为主，或仅为干瘪的乳头，但老年期仍然会发生乳腺癌。因此，老年期女性的乳房保健，同样是防治乳腺癌、做好乳房的自我检查及体检。根据报道，我国乳腺癌大多发生在40~60岁的妇女，约占全部患者的75%。

一般来说，围绝经期与老年期乳房内出现单发的肿块、乳头溢液，属良性疾病的很少，因此，女性应特别警惕乳房的细小变化。

另外，绝经期以后，女性要注意科学养生保健，改变不健康的生活方式，尽力不要让自己过度发胖，因为体内脂肪组织增多，为雌激素的产生提供了充足原料，成为诱发乳腺癌的重要原因。

十五、和谐美满的性生活　让你更加健康漂亮

（一）性健康促进身心健康与漂亮

关于适当性生活影响健康的说法是错误的。相反，适当的性生活有利于健康长寿。性生活是人类的正常需求和活动，如果刻意进行压抑就会对人的身心造成比较大的负面影响。那么，性生活为什么能促进人身体健康与延年益寿呢？

《素女经》谓：“天地有开合，阴阳有施化，人法阴阳，随四时。今欲不交接，神气不宣布，阴阳闭膈，何以自补？”又指出：“阴阳不交，则生痈瘀之疾，故幽、闲、怨、旷多病而不寿。”《千金要方》亦说：“男不可无女，女不可无男，无女则意动，意动则神劳，神劳则损寿，若念真正无可思者，则大佳长生也，然而万无一有，强抑闲之，难持易失，使人漏精尿浊以致鬼交之病，损一而当百也”性欲是人类一种本能的原始驱动力，性行为是人的生理和心理需要，有繁衍后代与享乐为目的。

现代医学认为性生活利于身心健康，有如下益处：

使身心充实：有些缺乏适当性生活的人，心灵空虚。和谐的性生活可以使人获得舒适，身心得到满足，人生变得积极而有活力。可解除失眠之痛：当性欲无法适当排解，或遇不如意时，人容易失眠，如果夫妻间有甜蜜的性生活和或枕边细语，双方可带着好梦入睡。

可缓解病痛：当有某种疼痛时，和谐性生活的兴奋会刺激大脑，能分泌出一种叫胺多酚的化学物质，对神经痛相当有效，可说是最有效的疗法。

有利于美容：粉刺和青春痘非常烦恼人，除了饮食必须节制糖、脂肪、高蛋白的摄取外，和谐的性生活产生的性兴奋可加快血液循环，均衡新陈代谢，改善皮肤状况而美容。

性爱能松弛紧张，增强活力：当情绪不能自制时，和谐的性生活可以缓解；当心理压力使人紧张时，性爱有意想不到的松弛效果。此外性爱可以促进代谢与活力，使精神抖擞，神采奕奕。故夫妻和谐的性生活是值得重视的。正常有规律的性生活，对身心健康极有帮助。

纽约大学医药中心的专家莫斯可维茨肯定了性生活的疗效。他说不管你有何症状，完美的性生活对你会产生一种有益健康的效果。

情志与身体健康有密切关系。如愤怒、忧虑、负罪感、悲伤感等消极情绪会引发人体的紧张反应，对生理产生不良作用，损害免疫系统的功能。

美满的性生活能产生兴趣、兴奋等积极情绪，可消除紧张。据莫氏研究，过性生活时，神经系统释放内啡呔，这是一种天然的疼痛缓解剂，它使人体组织松弛。

心脏：专家认为，性不能满足是心脏病的诱发因素之一，在一次对100 名接受治疗的心脏病妇女研究中，65 名在住院前对性不满足；在另一次对 133 名男子心脏病患者研究中，其中 2/3 在发病前存在着严重的性生活问题。

免疫系统：在一份对乳腺癌患者的研究中专家发现，满足于性爱的妇女，其血液中有更多的 T 细胞——即免疫功能中起主要作用的白细胞，而且她们活得更长久。

疼痛：性高潮是一种天然止痛剂，兴奋高潮可明显提高疼痛的阈值。其他专家发现，性高潮时，所谓活的内啡呔到达全身感受器官，产生类似吗啡的作用，故它能缓解多种伤痛。性爱也是一种镇静剂，它能抚慰躯体，消除失眠。性生活愈美满，就愈易入睡。

精神健康：美满的性生活能产生良好的精神状态。旧金山一研究所曾对 37500 名成年人的性生活作了分析研究，发现性生活美满的人较少有忧虑、暴力观念和敌对情绪。这样美满的感情会互相扩展到配偶之间，并融入夫妇的关系中。温柔的生活可帮助人显示出最佳的心境和性情。

许多研究资料提示适当的性生活利于健康长寿。英国科学家达尔文在《人类的由来))一书中举出的许多调查材料证实，正常的性生活能促进健康，延长寿命。《人类的由来》载：在1000个20～30岁的德国男子中，未婚者的年死亡人数平均11.3人，而已婚者每年死亡人数平均为6.5人。苏格兰1863～1864年的调查，1000个20～30岁的男子，未婚死亡人数平均为14.9人，已婚者为7.94人。这些数据在今天看来，似乎死亡率太高了些，但确实是那个时代平均寿命低下的实际情况。研究表明，再婚后性生活和谐的人，男性可延长寿命12年，女性寿命可延长5年以上。可见，正常性生活是夫妻白头偕老的源泉。另一方面，许多年轻时恩爱的夫妻进入老年后矛盾重重，一个重要的原因是由于缺乏性生活，和对性生活的认识不同造成性生活的缺失或不完美，故性生活也是家庭团结、和睦与社会稳定的基础。

在专家们归纳的“影响人类长寿”的因素中，缺乏和谐的婚姻生活(40岁以上仍然独居或离婚后未再婚，以及40岁以下丧偶）位于排序之首。

离婚会使人减寿。韩国一专家经过多年调查发现，韩国离婚男女的平均寿命比有配偶者短8～10年。

如果刻意抑制性生活，对心理与身体都有不良的影响，造成生殖器官与内分泌腺功能失调，促进衰老，造成形体憔悴、缺乏活力。故人们，尤其是老年人不应刻意停止性生活。

可见，不和谐的性生活会影响健康，男方虽然已经达到性高潮，但女方尚无任何性快感的感受，或者射精时间早于女方达到性高潮之前，称为“性不和谐”。

性生活是所有动物延续后代的本能，也是人类生存的重要条件，生命过程与性生活有着密切关系和直接影响，没有性生活不仅容易得病，且影响健康和寿命，因男女性成熟后，性腺的排泄欲和两性接触欲始终存在着，性生活不仅密切夫妻关系，给家庭带来和睦幸福，还能预防疾病，促进身心健康。

许多疾病的产生与不良心理因素的影响有直接关系。而在心理因素中，夫妻关系引起的情绪变化占重要地位。科学家在已婚的神经官能症患者的调查中发现，夫妻婚姻不满，感情（含性生活）不和者占60%；在对癌症患者的调查中发现，有一半以上患者的婚姻生活不美满。大量资料表明夫妻关系不好而引起的不良心理因素可导致胃肠癌、哮喘、高血压、冠心病和神经官能症等各种身心疾病。可见家庭生活的健康愉快是身心健康的基础。

在某种程度上，男性能保持相对良好的性功能，需要有女性的帮助与配合，或者说，女性的性功能具有更为重要的意义，故女性应该更重视自身的性功能，女性有理解与更好地配合男方的责任。可能由于一些女性，尤其是老年女性内分泌功能失调的原因（如阴道分泌物减少），一部分女性在性交时会有不适感，这可通过增加相互理解，采取有效的措施（才用中药食疗等，如局部用一些润滑剂等）来解决。当然，并非一定要每次性交都射精才算是性生活，双方都感到和谐、幸福的拥抱、爱抚等也是有益的补充。

总之，性利于健康长寿，性功能是衡量你身体健康与否的一杆秤，身体不健康往往首先从性功能上表现出来。性生活不和谐影响健康和寿命。

（二）女性性欲低下的防治

1. 女性性欲低下的概念

女性性欲低下是指持续或反复存在的性兴趣降低甚至丧失。性欲减退并不排斥性的唤起或快感，只是使性活动不易启动。

性欲减退在中国精神疾病分类方案与诊断标准第三版分类中属于心理因素相关生理障碍中的功能性性功能障碍；在国际疾病分类中属于伴有生理紊乱及躯体因素的行为综合征中的功能性或疾病引起的性功能障

碍；在美国精神障碍诊断和统计手册分类中属于性功能障碍中的性欲障碍。

本病属中医学中“阴冷”、“阴寒”或“女子阴痿”范畴。阴冷是指自觉前阴寒冷为主症的疾病，除前阴寒冷外常伴有少腹内冷、性欲淡漠。“阴冷”见于《诸病源候论》、《备急于金要方》、《妇人良方大全》、《医学纲目》、《张氏医通》等，“阴寒”见于《金匮要略》、《脉经》与《诸病源候犀烛》等。《金匮要略》与《脉经》中仅提出阴寒病名和蛇床子散。《诸病源流犀烛》丰富了治法，如加减内同丸（巴戟、肉苁蓉、山药、山茱萸、菟丝子、破故纸、石斛、胡芦巴、小茴香、附子）和十补丸（附子、胡芦巴、木香、巴戟天、肉桂、川楝子、延胡索、毕澄茄、茴香、补骨脂）。《诸病源候论》认为阴冷病因是虚劳、阴阳俱虚与外感风寒，《备急千金要方》增加了生椒用布帛裹丸囊的外治法。《医学纲目》进一步丰富了治疗内容，采用固真汤、补肝汤、清震汤等治之。《张氏医通》提出阴冷有因肝经湿热而致者，方用龙胆泻肝汤、柴胡胜湿汤治疗。张介宾对阴冷的论述则更加全面，在《景岳全书》曰：“妇人阴冷有寒证有热证，寒由阳虚真寒证也，热由湿热假寒证也，假寒证者必有热证，如小便黄涩、大便燥结、烦渴之类是也。真寒者小便清利，阳虚畏寒者是也。真寒者宜补阳十补丸加减，假寒者当清其火宜龙胆泻肝汤加味逍遥散。肝肾虚寒者宜暖肝煎，脾胃虚寒者宜理中汤之类主之。”

性欲减退已成为所有性功能障碍中较常见--种，是严重影响夫妻感情的一种疾病。目前具体的发病率尚缺乏大范围的调查，据估计至少约占一般人群的20%以上，女性多于男性。

2. 女性性欲低下的主要原因

情志内伤，外界刺激，心有所恶，以致情志不遂；先天禀赋不足，或后天失养，或久病体弱；思虑过度等导致肝气郁结、肾精不足、命门火衰、心脾两虚造成女性性欲低下。

3. 女性性欲低下的中医辨证论治

（1）肝气郁结证

主要表现：性欲低下，快感不足，精神抑郁，烦躁易怒，胸闷，善叹息，乳房、胁肋胀痛，经行胀痛加重，月经或前或后，舌质淡，苔薄白，脉弦。

治法：疏肝解郁。

方药：鸳鸯得春丹（庞保珍编著《不孕不育中医治疗学》）

当归　白芍　柴胡　香附　茯苓　白术　甘草　丹皮　菟丝子　肉苁蓉

（2）肾精不足证

主要表现：性欲低下，性交时无快感，阴道枯涩，性交干涩疼痛、阴中灼热，心悸失眠，盗汗潮热，月经量少色红，先期而至，舌质红，少苔，脉细数无力。

治法：补益肾精。

方药：济精丹（庞保珍编著《不孕不育中医治疗学》）

鹿茸　鱼鳔胶　紫河车　熟地　山萸肉　枸杞子　淫羊藿　菟丝子　川断　车前子

（3）命门火衰证

主要表现：性欲低下或无性欲，腰膝冷痛，形寒肢冷，大便稀溏，小便清长，夜尿增多，白带清稀而冷；月经后期，量少色淡，舌质淡，苔薄白，脉沉细而迟。

治法：温肾壮阳。

方药：四季双美丹（庞保珍编著《不孕不育中医治疗学》）

附子　肉桂　熟地　山萸肉　山药　枸杞子　菟丝子　鹿茸　淫羊藿　丹参　柴胡

（4）心脾两虚证

主要表现：性欲低下，无性快感，心慌气短，夜寐不宁，面色苍白无华，食欲不振，月经量多色淡，大便溏薄，舌质淡，苔薄白，脉缓无力。

治法：补益心脾。

方药：春欣丹（庞保珍编著《不孕不育中医治疗学》）

黄芪　人参　当归　龙眼肉　白术　茯苓　酸枣仁　柴胡　白芍　山药

4. 可用的中成药

（1）肝气郁结证：逍遥丸：口服。一次6～9克，一日2次。

（2）肾精不足证：蚕蛹补肾胶囊：饭后口服。一次2粒，一日2次。

（3）命门火衰证：右归丸：口服，一次1丸，一日3次；或复方玄驹胶囊：口服，一次3粒，一日3次；或海龙胶口服液：口服。一次40毫升（2支），一日1～2次。或定坤丹：口服。一次半丸至1丸，一日2次（每丸重10.8克）。

（4）心脾两虚证：人参归脾丸：口服。一次1丸，一日2次。

5. 药膳疗法

（1）肝气郁结证：香苏炒双菇(《中医药膳与食疗》)：香附6g，紫苏10g，枳壳6g，香菇50g，鲜蘑菇100g。制法与用法：香附、紫苏、枳壳，三味另煎取汁，备用；香菇，水发透，去蒂；鲜蘑菇，洗净。起油锅加植物油，待七成热时，倒入双菇，煸炒透，加入药汁、盐、味精，煮沸10分钟，加糖少许，湿淀粉勾薄芡，起锅装盆，即可食用。

玫瑰花茶(《慢性疾病营养美味配餐图谱·性功能障碍》)：玫瑰1朵，蜂蜜15克。

制法与用法：在玫瑰花盛开的季节，采其含苞待放者（干品亦可），放入茶杯，开水浸泡，加盖5分钟；饮时调入蜂蜜，拌匀即成。代茶饮，最后连花吃下。

（2）肾精不足证：黄精天冬龟肉汤(《疾病饮食疗法》)：乌龟1只(约240g)，黄精30g，天门冬24g，五味子10g，红枣少许。制法与用法：将乌龟放在盆中，倒入热水令其排尿并烫死，洗净，剖开，去肠杂、头、爪；黄精、天冬、五味子、红枣（去核）洗净。把全部用料一齐放入锅内，加清水适量，武火煮沸后，文火煮2小时，调味即可。随量食用。使用注意：脾肾阳虚而致纳呆便溏，舌苔白腻者忌饮用本汤。

杞叶烩羊腰(《慢性疾病营养美味配餐图谱·性功能障碍》)：羊肾（外肾或内肾）1对、枸杞叶20克，料酒、食盐、橄榄油适量。制法与用法：将羊外肾（睾丸）去筋膜洗净在沸水中煮2分钟，捞出冷后切花刀。羊内肾去筋膜，剖开，反复漂洗净后切片，码上料酒、盐，鲜枸杞叶淘洗净；锅中橄榄油烧热，下羊内肾片炒散，再下羊外肾片和杞叶炒匀，加汤煮片刻即成。

黄精烧鳝鱼(《慢性疾病营养美味配餐图谱·性功能障碍》)：黄精30克，鳝鱼200克，大蒜、酱油、料酒、姜粒适量。制法与用法：将黄精洗净切片，鳝鱼去骨、头、尾，取净肉；锅中加橄榄油30克烧热，下鳝鱼肉炒变色，下黄精片炒匀，下大蒜、酱油、料酒、姜粒，加水适量，烧至蒜熟即成。

枸杞武昌鱼(《慢性疾病营养美味配餐图谱·性功能障碍》)：枸杞子15克，武昌鱼1尾，葱茎、姜粒、豆豉、料酒适量。制法与用法：枸杞子淘洗净，武昌鱼剖去鳃和内脏；将剖后武昌鱼入盘，加料酒、豆豉、姜粒，放上葱茎、枸杞子，上笼蒸熟即成。

核桃仁炒韭菜(《慢性疾病营养美味配餐图谱·性功能障碍》)：核桃仁80克，韭菜200克，蒜片、姜片、葱花、食油、食盐、味精各适量。制法与用法：韭莱洗净，切成段，核桃仁分成瓣，洗净，放入油锅中炸透，捞出，沥去油；油锅烧热后，投入姜片、蒜片，下入韭菜，炒至半熟时，放入核桃仁、食盐，炒至韭菜熟时，加味精即成。佐餐当莱食用。

（3）命门火衰证：韭黄猪腰(《慢性疾病营养美味配餐图谱·性功能障碍》)：韭黄150克，猪腰1对，橄榄油20克，食盐、生姜、食醋适量。制法与用法：将韭黄摘洗干净后切成寸长，猪腰去脂膜剖开洗净切成片，生姜洗净切成粒；锅中橄榄油烧热下姜粒炒香，下腰片炒半熟，再下韭黄、食盐、醋炒匀炒熟即成。

龙马童子鸡(《慢性疾病营养美味配餐图谱·性功能障碍》)：海马10克，虾仁15克，仔公鸡1只，葱段10克，生姜5克，食盐适量。制法与用法：将仔公鸡宰杀后去毛和内脏，置盆中；将海马、虾仁温水洗净，泡10分钟，放在鸡身上，加葱段、姜、骨头汤、食盐，上笼蒸至烂熟即成。

壮阳饼(《常见慢性病营养配餐与食疗·性功能障碍》)：熟附子15g，肉桂10g，五味子10g，肉苁蓉15g，菟丝子15g，蜂蜜60g，黄牛乳250g。制法与用法：①将方中附子、肉桂、五味子、肉苁蓉、菟丝子再加干姜10克（均可在中药店购齐），一齐烘干，共研成极细末（过筛用细粉末)。②将药粉，加面粉500克、羊脊髓60克、酥油50克、牛奶、蜜蜂一起调和，加入胡椒粉3克、大枣泥30克、神曲20克，揉匀，放入盆中盖严，半日后取出做成饼放炉烤熟或上笼蒸熟即成。吃法：早餐吃50克当糕点食用，每日1次，不可过量。

巴戟鸡肠汤(《常见慢性病营养配餐与食疗·性功能障碍》)：杭巴戟15g，鲜鸡肠2副，食盐5g。制法与用法：①去中药店选购杭巴戟，洗净后切片；将新鲜鸡肠（2只公鸡的）剪开洗净，切成小段。②将巴戟、鸡肠入锅中，加水一大碗，煮取一碗，煮熟后去巴戟，加食盐即成。吃法：吃肉喝汤，每日或间1次，可佐餐食用。

锁阳粥(《常见慢性病营养配餐与食疗·性功能障碍》)：锁阳30g，粳米100g，蜂蜜15g。制法与用法：①选购西北产的锁阳，洗净后切片，水煎2次，取煎液300毫升。②将锁阳煎液与粳米煮粥，粥熟后调蜂蜜即成。吃法：代早、晚餐吃用。

（4）心脾两虚证：桂圆枣粥(《中医药膳与食疗》)：桂圆肉15g，红枣3~5枚，粳米100g。制法与用法：将原料置砂锅中加入清水，如常法煮粥，喜甜食者可加红糖少许调味。每日食1次，连食15天，也可间断食用。

6. 外治疗法

（1）肝气郁结证：可用推拿方法，如按揉章门、期门及肝俞、太冲，每穴 1 ~2 分钟。

擦两胁肋，以微微透热为度。

可用药枕疗法：对于肝郁肾虚所致的性欲低下可采用下面的药枕。

庞保珍发明专利药枕，专利号：ZL 2009 1 0080100.9，有较好的缓解压力，放松心情的保健作用。适用于肝郁肾虚所致的不孕症等各种病证。

本发明公开了属于中医药学领域的中药治疗及保健制品，涉及用于妇科和男科的常见难治疾病治疗的一种治疗不孕症的中药药枕。在药枕芯中，将各味中药按重量配比而成，包括中药柴胡、香附、川楝子、薄荷、郁金、牡丹皮、当归、白芍、熟地、山药等十多味中药配置而成为治疗不孕症的中药药枕。本发明是以滋阴养血，解郁毓麟，对肝郁肾（阴）虚所致的不孕症，有较好的缓解压力，放松心情的保健作用；本发明既可节省药材，又可避免难以服药之苦。药枕给患者创造了优越的治疗环境，既经济又无痛苦，只要卧床休息就可进行治疗。安全稳妥，无副作用等优点，前景广阔，值得进一步开发运用。

（2）命门火衰证：可用贴敷方法，如鹿茸双美丹（庞保珍编著《不孕不育中医外治法》）。附子、肉桂、熟地黄、山茱萸、山药、枸杞子、鹿茸、淫羊藿、吴茱萸、川椒。制法：上药共研细末，瓶装封闭备用。用法：临用时取药末 10 克以蜂蜜调成糊状，涂以两手心、脐部，胶布固定，1 ~3 天换药一次。

（3）心脾两虚证：可用推拿方法，如按、揉心俞、肝俞、胃俞、小肠俞、足三里。每穴约 1 分钟。横擦左侧背部及直擦背部督脉，以透热为度。

7. 女性性欲低下的预防

（1）学习性知识，正确认识性生活，消除性的心理因素。

（2）尽力减轻或消除降低性生活情趣的客观因素。如住房拥挤，几代人同居一室，使性交处境欠佳；奔波劳碌，降低了性生活兴趣等。

（3）积极治疗慢性病，避免使用降低性欲的药物。

（4）戒烟限酒。

（三）女性性高潮障碍

1. 女性性高潮障碍的概念

性高潮障碍系指女性虽有性要求，性欲正常或较强，在性活动时虽然受到足够强度与时间的有效刺激，并出现正常的兴奋期反应之后，性高潮仍反复地或持续地延迟或缺乏，她们仅能获得低水平的性快感，因此很少或很难达到性满足，在很多情况下，她们也存在着性兴奋的抑制。临床又称为“性高潮缺失”、“性欲高潮功能障碍”、“性感缺乏”等。

金西的调查表明：“在美国有36%至44%的女子中，并不能在每次性生活中都能达到性高潮，约有三分之一的人只在少于一半的次数中达到，另有三分之一在大约一半的次数达到；还有三分之一在一半以上次数中达到，但从未100%达到过。”苏州妇幼保健医院刘健对2196例已婚妇女性生活的调查，过夫妻性生活时每次出现性高潮的占调查总数的7.24%，经常出现的占25.5%，共占32.8%；有时产生的占49.95%，从未出现的占7.24%。

2. 女性性高潮障碍的主要原因

禀赋不足，素体阳虚，或久病，大病，伤及命门之火；或纵欲伤阳；或卒恐伤肾；或病损肾精；或房劳过度，起居熬夜失常；素多抑郁；或所欲不遂；久病伤脾；或思虑损脾；或久病失养；或脾胃虚弱；饮食不节，恣食豪饮等导致命门火衰、肾精不足、肝气郁结、心脾两虚、奇经虚损、痰湿过盛造成性高潮障碍。

3. 女性性高潮障碍的中医辨证论治

性高潮障碍的主要原因，多认为与肾、肝、心与奇经有关，并有“实者在肝，虚者在肾、奇经”之说。心主君火，主神，均与性高潮有密切关系。在临床中，当察形神、辨寒热、察虚实，“谨守病机”，恰当选方用药。

(1) 命门火衰证

主要表现：情动而无高潮，交而少快感，素少腹虚冷或胞寒不孕，神疲乏力，尿清便溏，月事稀少，舌质淡，苔薄白，脉沉迟无力。

治法：温补命火，培元固本。

方药：右归媛欣丹（庞保珍编著《不孕不育中医治疗学》）

附子 肉桂 熟地 山萸肉 山药 枸杞子 菟丝子 鹿茸 淫羊藿 巴戟天 水蛭

(2) 肾精不足证

主要表现：性欲迫切，但阴道干涩，少快感，高潮难至，五心烦热，腰膝酸软，头晕耳鸣，口干不多饮，舌质红，少苔，脉细数。

治法：滋肾填精，养阴降火。

方药：济精丹（庞保珍编著《不孕不育中医治疗学》）

鹿茸 鱼鳔胶 紫河车 熟地 山萸肉 枸杞子 淫羊藿 菟丝子 川断 车前子

(3) 肝气郁结证

主要表现：性交感受不到性高潮并有情怀郁闷、精神不悦、胸闷胁胀，善叹息，舌暗红，苔薄白，脉弦细。

治法：疏肝解郁，以畅快意。

方药：逍遥阳春丹（庞保珍编著《不孕不育中医治疗学》）

当归 白芍 柴胡 茯苓 白术 甘草 蜈蚣 水蛭

(4) 奇经虚损证

主要表现：性高潮难至，月经后期，月经过少，甚至闭经，不孕，舌质淡，苔薄白，脉细弱。

治法：温补奇经，养精益血。

方药：补奇经膏(《朱小南妇科经验选》)。

阿胶 龟板 鳖甲 熟地 制首乌 桑椹子膏 金樱子 萸肉 菟丝子 覆盆子 川断 狗脊 杜仲 党参 黄芪 山药 白术 陈皮

（5）心脾两虚证

主要表现：性交无性欲高潮，并见神疲乏力，食少便溏，多梦健忘，心悸少寐，舌质淡，苔少，脉细弱。

治法：补益心脾。

方药：君土启春丹（庞保珍编著《不孕不育中医治疗学》）

黄芪　人参　当归　龙眼肉　白术　茯苓　夜交藤　酸枣仁　炙甘草　柴胡　白芍

（6）痰湿过盛证

主要表现：无性高潮，痰多呕恶，头晕目眩，肢体重浊，胸闷，或见形体肥胖，或畏寒肢冷，口中黏腻，脉沉滑或弦滑。

治法：化痰除湿，舒筋通络。

方药：涤痰祈嗣丹（庞保珍编著《不孕不育中医治疗学》）。

半夏　茯苓　陈皮　甘草　苍术　胆南星　枳壳　生姜　柴胡　人参　黄芪　淫羊藿　巴戟天

4. 中成药疗法

（1）命门火衰证：右归丸：口服，一次1丸，一日3次；或复方玄驹胶囊：口服，一次3粒，一日3次；或海龙胶口服液：口服。一次40毫升（2支），一日1~2次。或定坤丹：口服。一次半丸至1丸，一日2次（每丸重10.8克）。

（2）肾精不足证：蚕蛹补肾胶囊，饭后口服。一次2粒，一日2次。

（3）肝气郁结证：逍遥丸：口服。一次6~9克，一日2次。

（4）奇经虚损证：蚕蛹补肾胶囊：饭后口服。一次2粒，一日2次。或海龙胶口服液：口服。一次40毫升（2支），一日1~2次。或至宝三鞭丸：口服。小蜜丸一次1盒；一日1次。早饭前或临睡前用温开水送服。

（5）心脾两虚证：人参归脾丸：口服。一次1丸，一日2次。

（6）痰湿过盛证：二陈合剂：口服。一次10~15毫升，一日3次，用时摇匀。或三仁合剂：口服。一次20~30毫升，一日3次。

5. 药膳疗法

（1）命门火衰证：苁蓉羊骨汤(《慢性疾病营养美味配餐图谱·性功能障碍》)：羊脊骨1具，肉苁蓉50克，调料适量。制法与用法：将羊骨剁块，洗净，连同肉苁蓉一起入锅，加水适量，共炖成汤；加入姜、葱、食盐、味精调味即成。

仙灵脾饮(《慢性疾病营养美味配餐图谱·性功能障碍》)：仙灵脾80克，白糖少许。制法与用法：将仙灵脾拣去杂质，洗净、烘干，切碎；沙锅加清水，放入仙灵脾煮沸后，小火爆煮约30分钟，加白糖调味即成。代饮料饮用。

鹿茸蛋(《常见慢性病营养配餐与食疗·性功能障碍》)：鹿茸粉2g，鸡蛋1个。制法与用法：①将鸡蛋轻敲1小孔，放入鹿茸粉，封住蛋孔；②放饭锅上蒸熟，吃鹿茸蛋。

（2）肾精不足证：菟丝子茶(《慢性疾病营养美味配餐图谱·性功能障碍》)：菟丝子15克，蜂蜜10克。制法与用法：将菟丝子炒香后，用白开水冲泡；加盖闷泡20分钟后，调入蜂蜜即成。代茶饮用。

清蒸河蟹(《常见慢性病营养配餐与食疗·性功能障碍》)：河蟹数只(大者3只、小者5只)，葱段15克，姜丝15克。制法与用法：①将河蟹入开水锅中烫死；②放入盆中，加葱、姜，上笼蒸熟即成。

黄精鳝鱼(《常见慢性病营养配餐与食疗·性功能障碍》)：黄精30g，肉苁蓉30g，鳝鱼250g，料酒5g，食盐3g。制法与用法：①将黄精、肉苁蓉洗净后切片。②鳝鱼剖去肠肚，去骨头、尾，身切成段。③将黄精、肉苁蓉水煎两次，去渣，合并两次滤液约500毫升。药液、加鳝段、料酒、食盐在锅中同煮，鳝熟即成。吃鳝肉、喝汤，佐餐食用。

油炸蚕蛹(《常见慢性病营养配餐与食疗·性功能障碍》)：蚕蛹250g，菜油500g，食盐5g，味精2g。制法与用法：①取蚕蛹，除去杂质，冲洗干净，晾干。②将锅中菜油烧热，下蚕蛹炸熟后捞起，沥尽油。③将炸好的蚕蛹拌上食盐、味精即成。佐餐食用，每次吃50克，每日1次。

五子酒(《常见慢性病营养配餐与食疗·性功能障碍》)：枸杞子60g，

覆盆子60g，楮实子60g，金樱子60g，菟丝子60g，桑螵蛸60g，白酒2500g。制法与用法：①选购上述优质道地药材，打成粗末，用双层干净纱布袋盛装，扎紧袋口。②用大玻璃瓶或酒坛盛低度白酒，将药袋放入，严封其口，每日摇动数次，以利药物溶解。半月后取药酒饮用。每晚饮1次，每次30毫升。

五子猪肾汤(《常见慢性病营养配餐与食疗·性功能障碍》)：枸杞子15g，菟丝子15g，覆盆子10g，五味子15g，车前子10g，猪肾1对。制法与用法：①将五子除枸杞子外，用双层干净纱布包好；猪肾包括猪内肾即肾脏和猪外肾（猪睾丸），去脂膜，洗净，切片。②将枸杞子、纱布包、猪肾片同放入沙锅，加水1000克、料酒10克，先大火煮沸后打去浮沫，加食盐2克，改小火煨1小时以上，起锅后撒上葱花即成。间日1剂，吃枸杞子和肉喝汤。连吃3个月以上。

（3）肝气郁结证：香苏炒双菇(《中医药膳与食疗》)：香附6g，紫苏10g，枳壳6g，香菇50g，鲜蘑菇100g。制法与用法：香附、紫苏、枳壳，三味另煎取汁，备用；香菇，水发透，去蒂；鲜蘑菇，洗净。起油锅加植物油，待七成热时，倒入双菇，煸炒透，加入药汁、盐、味精，煮沸10分钟，加糖少许，湿淀粉勾薄芡，起锅装盆，即可食用。

（4）奇经虚损证：乌鸡白凤汤（《中国药膳大全》)：鹿角胶25g，鳖甲12g，牡蛎12g，桑螵蛸10g，人参25g，黄芪10g，当归30g，白芍25g，香附25g，天门冬12g，甘草6g，生地黄50g，熟地黄50g，川芎12g，银柴胡5g，丹参25g，山药25g，芡实12g，鹿角霜10g，生姜30g，墨鱼1000g，乌鸡肉8000g，调料适量。制法与用法：将人参润软，切片，烘脆，碾成细末备用。用温水洗净墨鱼，去骨。将乌鸡宰后去内脏，洗净，剁下鸡爪、鸡翅膀。中药除人参外，各药用纱布袋装好，扎紧袋口，与墨鱼、鸡爪、鸡翅一同下锅，注入清水，烧沸后再熬1小时，备用。鸡肉洗净后，以沸水焯去血水，洗净，切成条方块，摆在100个碗内，加上葱段、姜块、食盐、绍酒的一半，加上备用药汁适量，上笼蒸烂。鸡蒸烂后出笼，择去姜、葱，原汤倒入勺内，再和上原药汁调余下的绍酒、食盐、味精，烧开，去上沫，收浓汁，浇于鸡肉上即成。使用注意：外感未愈，湿热、痰湿较重者，不宜服用。

（5）心脾两虚证：参归猪肝汤（《四川中药志》）：猪肝250g，党参15g，当归身15g，枣仁10g，生姜、葱白、料酒、食盐、味精适量。制法与用法：将党参、当归身洗净，切薄片，枣仁洗净打碎，加清水适量煮后取汤：将猪肝切片，与料酒、食盐、味精、水发豆粉拌匀，放入汤内煮至肝片散开，加入拍破的生姜、切段的葱白，盛入盆内蒸15~20分钟。食肝片与汤。

（6）痰湿过盛证：陈苍荷叶茶（《常见慢性病营养配餐与食疗·性功能障碍》）：陈皮15g，苍术20g，荷叶30g，绿茶叶10g。制法与用法：①将陈皮、苍术炒香后切细，荷叶切成小块；②与茶叶混合均匀，铁盒密藏。每用10克泡白开水，当茶饮。

冬瓜粥（《粥谱》）：冬瓜100g，粳米100g，味精、盐、香油、嫩姜丝、葱适量。制法与用法：冬瓜洗净毛灰后，削下冬瓜皮（勿丢），把剩下的切成块。粳米洗净放入锅内，加入水适量煮粥。米粥半熟时，将冬瓜、冬瓜皮放入锅，再加适量水，继续煮至瓜熟米烂汤稠为度，捞出冬瓜皮不食，调好味精、盐、香油、姜、葱，随意食服。使用注意：冬瓜以老熟（挂霜）者为佳。在煮粥时不宜放盐，不然会影响其利水消肿效果。食用时可调盐适量。水肿病人宜较长时间服食。

藿蔻鱼（《常见慢性病营养配餐与食疗·性功能障碍》）：鲜藿香叶30g，白蔻仁10g，草鱼1条（约500g以上），生姜10g，泡辣椒10g。制法与用法：①将鲜藿香叶洗净切细；将草鱼剖去肚肠，去鳃、去鳞，切成块；②白蔻仁研成细末，生姜、泡辣椒切成丝。③将鱼块放入锅中，加清水1000毫升，煮沸后下生姜、泡辣椒，再煮沸后下藿香叶、砂仁，煮3分钟即起锅。吃鱼喝汤。

6. 外治疗法

（1）肝气郁结证：可用推拿方法，如按揉章门、期门及肝俞、太冲，每穴1~2分钟。

擦两胁肋，以微微透热为度。

（2）心脾两虚证：可用推拿方法，如按、揉心俞、肝俞、胃俞、小肠俞、足三里。每穴约 1 分钟。横擦左侧背部及直擦背部督脉，以透热为度。

可用贴敷方法，如桂圆春娱丹（庞保珍编著《不孕不育中医外治法》）。黄芪、人参、当归、桂圆肉、白术、茯苓、酸枣仁、山药、木香、威灵仙。制法：将上述药物共同研成细末，瓶装备用。用法：治疗时，取药末 10g，以温开水调成糊状，纱布包裹，敷于脐部，胶布固定，3 天换药 1 次。

（3）痰湿过盛证：可用推拿方法，如按、揉八髎穴，以痠胀为度。横擦左侧背部及腰骶部，以透热为度。

7. 性技巧疗法

性技巧指性生活中所采用的性爱艺术。有了它可帮助夫妻性生活和谐，有了它可使夫妻享受到性爱的温馨、浪漫和甜蜜。过去有人一听到性技巧就认为是淫诲之术而加以否定，这是不对的，已婚夫妇要获得房事之乐，性技巧是不可缺少的做爱手段，是夫妻应具备的房事基本知识。

据文献记载，有关性技巧的研究，中国古代开展较早。在多部古书中，素女作为中国古代的性爱女神，常与黄帝探讨性爱秘诀，切磋性技。1972 年中国马王堆出土的汉代文物中，有世界罕见的大批量古代珍贵性学文献，其中不少是有关性技巧的记载。在公元前 31 ~ 公元 17 年间，希腊诗人奥维德的《爱的艺术》中详尽描述和赞美了各种性技巧：公元 17 年，古罗马诗人留克利希阿斯在其著作中亦描绘与赞扬了性技巧。约公元 4 世纪，印度《卡玛箴言》问世，它向人们传授了大量的性知识，是一部早期的性学著作。656 年《隋书·经籍志》中记载房中术专著 8 种，但与《汉书》房中八家无一相同，说明从东汉到唐初这几百年间，房中术已有相当大的变化。约 15 ~ 16 世纪，由罗马诺绘图、阿勒蒂诺配诗的《性交大全》出版，引起轰动，曾多次复制发行。中国明代著名医家张景岳在《妇人规》中对性学有深刻的论述，提出男女性和谐的“十机”，至今仍有学术价值。

懂得性技巧有如下好处：①有利于夫妻性生活和谐；②有利于优生；③有利于计划生育的落实；④对不育夫妇来说，有利于提高生育力；⑤对性功能障碍者来说，有利于性功能的康复；⑥有利于性保健。

性技巧主要包括前嬉的技巧、性交的技巧与后嬉的技巧三部分。

前嬉技巧：现代医学提出在性事前爱抚要讲究诀窍，注意提高触觉、听觉、视觉、味觉和嗅觉等5种感觉。触觉可刺激对方的性敏感区，如口唇、乳房、臀部、大腿内侧及外生殖器等，开始时不要集中刺激生殖器，而应遵循由远而近，由外而内的原则，爱抚动作宜轻柔，最好用指尖做坚定而温柔的触摸，有节奏地轻摸，也可在对方的皮肤上面上下移动或打小圆圈，每一动作都应慢慢进行，而且不要转变得太急促：触摸的方法并不限于手指，也可以用口或舌头，也可利用你的眼睫毛、面颊、鼻子，或者用长长的秀发，轻轻地扫，使对方产生温馨及惊喜。有人认为也可用织物（如丝巾、羽毛、棉球）爱抚伴侣，与伴侣一起进浴时，用海绵互相拭擦，通过这些触觉也可增强性感。接吻是一种无言的沟通，又是性感的重要体验，接吻在性刺激和爱的表达中占有极其重要位置，具体做法可灵活掌握，接吻可以吻伴侣的面颊、嘴唇、鼻子、颈项或耳朵，接吻时首先是短暂的，然后逐渐变成长而热情的深吻。接吻可以睁开眼睛，也可闭上眼睛，前者可使爱侣得到更大的性感，后者可使你陶醉在绵绵的情意之中。接吻可以闭着嘴，也可张开嘴。前者留有神秘感，后者性感更强。双方舌头互相接触更会增加性感，但此种方法只适于双方健康者，否则会传染疾病。如有条件吻前使用一些喷口香剂，则效果更妙。口臭是接吻的大敌，做爱的当天最好不要吃大蒜、洋葱等会产生口臭的食物。拥抱能刺激触觉，拥抱可以是全身的，也可以是部分的，如胳膊、脖子、躯干与大腿等都可成为拥抱的对象。夫妻做爱的艺术，最容易忽视的是语言，做爱时需要听增进情趣的声音，在爱抚阶段，夫妻所说的话应是情话。情话有催情功能，能起到激发与维持性兴奋的作用。音乐是最好的听觉刺激物，每次做爱听不同的优美音乐，可使性的意识增强。做爱最忌噪音干扰。如室外有噪音，可将门窗关闭。嗅觉在做爱中的作用不容轻视：卧室内插些新鲜的香花，会增加性的情趣；床上残留汗珠与体臭味，会影响做爱的情趣，换一张清洁的床单也是一个好的措施；在室内喷些清香剂，会营造爱的美好心情；一起做香味浴（泡浴或淋浴），香味有催情作用，会使你进入更加温馨的境界。要注意建立良好的视觉刺激，爱侣间要注意衣着，做爱时可穿色彩柔和、薄而透明、若隐若现较为性感的内衣裤，以此来提高自己的性魅力。做爱时室内光线要柔和朦胧，室温要适中。做爱时可以裸体，也可穿些薄内衣。裸体可在情侣面前呈现自身的曲线美，增加性感与互相的吸引力。

性交接技巧：主要包括性交合技巧、促进性高潮的技巧与古代房中术有关的性技巧等。

性交和技巧有三种基本技巧：①活塞式运动：即阴茎在阴道的前后来回抽动，一般女性对低频率抽动很感兴趣，它能激发兴奋，而高速抽动易驱使夫妻双方进入性高潮。中国隋唐时代的《玉房秘诀》提纲挈领地陈述了性的技巧，高度概括为四句话共 16 个字，即“九浅一深，左三右三，水蛭登陆，鳝鱼搁浅”。实际上讲的是活塞式运动，表现得淋漓尽至。意思是前后抽动，先在浅处抽九下，再向前深插一下，然后在左右阴道侧壁各抽动摩擦三下，然后上下有节奏地抽动如蚂蟥呈波浪式向前蠕动，再向左右有节奏地摆动，如黄鳝在浅水中呈螺旋式向前蠕动。这种动作可使夫妻在性生活中获得极大快感。②旋转式运动：即当阴茎插入阴道后，用腰部画圆的技巧，做旋转运动。本法适于女上位，可由夫妇双方轮流操作。本法的优点是两人紧贴在一起，有助于阴茎根部强烈刺激阴蒂，使夫妻双方同时获得强烈的性快感。③迎送运动：当男方将阴茎插入女方阴道后，居下仰卧一方用力将骨盆及生殖器向上顶。居上俯卧一方用力将骨盆及生殖器向下压，形成上送下迎、上压下顶的局面，使双方交接处甚为紧贴。本法适于男上位或女上位。优点是有利于刺激阴蒂及阴道口，并有利于女性靠阴道口的三分之一长度范围的阴道对阴茎的紧握，从而增加性刺激的强度。

促进性高潮的技巧：性高潮是夫妻性兴奋的顶点，是夫妻双方性交流的高峰体验，是一种超越自我境界的意识，所以夫妻在性生活中均渴望达到性高潮。如何才能享受性高潮的“性”福呢？其方法是：①实行爱肌训练。即锻炼女性耻骨尾骨肌（又称PC肌）的收缩力，方法是将阴道括约肌及肛门括约肌收缩一下然后松一下，算一次，早晚各做60次，锻炼一个月，然后将这种动作用于性生活中去，可加强阴道对阴茎的紧握作用，有利于提高快感。②适当变换性交体位，如女方经过性学医生检测发现阴道前壁有G点，则建议采用女上位性交，有利于阴茎更有效地刺激G点，促进女性性高潮的早降临，另外对夫妻双力也可协调性快感。③学会将性幻想和身体的性刺激结合起来。④重视性事前的前奏活动。⑤加强夫妻问的性感交流。⑥要充分利用性敏感区，强调夫妻双方积极主动参与性活动。

古代房中术有关的性技巧：我国古代房中术，对性交艺术与方法进行了高度的概括：内容有“十动”、“十节”、“十修”、“八动”、“十已”。所谓“十动”，指的是交合时阴茎抽送的次数，每一动都有它的养生效果。所谓“十节”，即模仿十种动物的姿式进行性交，是仿生学在房事生活的具体运用。所谓“十修”指的是性交中阴茎抽送的方向、速度、频率、深浅。所谓“八动”，指的是性交中的姿式变化及其表现的心理。所谓“十已”，描写的是交合中每一个回合的特征，此外，还沦及女子在性交中的快感反应及男女互补的观点。

后嬉技巧：性高潮后转入消退期，应有放松活动，当丈夫性满足后妻子于消退期仍是情意绵绵，此时丈夫应继续给妻子以温存与爱，可为下次性生活的驱动埋下可爱的“种子”，一般应持续十余分钟。

胡廷溢对中国古代性技巧的评价：中国古代房中术历史悠久、内容丰富、论述精辟，在中国历史上对繁衍后代与提高夫妻生活质量上起过重大的促进作用。其特点：①对历史上性技巧做过系统全面总结。如《洞玄子》的主干部分，集中探讨和描述了性交全过程中的各种技术细节、详细分述了性交前的爱抚、性交中的姿势、体位和具体动作等，提出了性交的“三十法”和“九法”、“六势”，强调了房室艺术的丰富多彩特性。洞玄子还从前人处吸收并继承不少东西，如《合阴阳》中的“十节”和“十修”、“八动”，《天下至道谈》中的“十势”和“八道”，《素女经》中的“九法”等，其中不少是简册或古籍作者观察、体验和积累的经验。②许多论述与当今科学道理吻合：如《合阴阳》中将性交过程划分为前嬉阶段、交合阶段与终结阶段，与现代性学的性交分期相吻合。洞玄子谈的控制射精的方法，强调要等到女子出现性高潮时才射精，这些均符合男女性高潮同步的理论，与现代性医学观点相符。③突出养生保健：例如《十问》中论述性交与气功结合，强调吸天之精气，咽口之津液，导气运行于五脏，精气深藏于体内，做到神气内守，脏气充实，身体健美，延年益寿，提出性生活除繁衍与性乐外，还要注意养生保健。

然而古代由于历史条件的限制，仍存在有一定的糟粕，有待整理、研究与提高，表现在：①有些地方言过其实，缺乏科学性。如在“七损八益”中淡及男女交合云：“一益叫固精，男女均侧卧，行二九之数，男女可固精，又治女子经漏，每天交接两次，十五日愈。”《玉房秘诀》论闭经止精，提出即将射精时，用手指按压阴囊与肛门间，使精液从阴茎返回，流人脑子，可以“还精补脑”。这些观点既有解剖认识上的错误，又有理论上的错误。②某些地方带有封建迷信色彩。例如《妇人良方》提到要转女为男，性生活时可于床下放斧子与雄鸡毛即可如愿以偿，这已堕入封建迷信与巫术邪说之中。、③个别地方宣传性放纵。

胡廷溢对国外性爱艺术的评价：在国外有关性技巧的有代表性的著作，可推印度性典《爱经》和罗马的《爱的艺术》两书。《爱经》很像中国道家的《玉房秘决》，全部是以临床的冷静观点，来区分各种性技巧(但不像中国那样富有诗意)；亦像罗马帝国奥维德所著《爱的艺术》一书，以嘲讽的态度来渲染调情的艺术。有人认为，地处中国与罗马之间的印度，在性爱方面多少综合了来自两方面的影响。如果说中国道家的《玉房秘诀》主要关心的是“在床上发生的事情”，那么，罗马的《爱的艺术》则在教导你“如何到床上去”，而印度的“爱经”的眼界似乎更宽广。《爱经》中有不少叙述的重点是强调心理层面重于肉体层面，故《爱经》包含的内容有“性”也有“爱”，中国房中术列举了 30 种性交姿势，而《爱经》中列举的花样更多，其中有很多已接近“特技表演”。《爱经》的缺陷是把“爱”与“性”分裂开来：认为真爱应该“以本能为师”而无需任何指导；它不厌其烦地花费很多篇幅来指导无爱的性技巧。从总的来说，尽管有些缺点，然而这两本书仍具有一定的性学价值。

8. 女性性高潮障碍的预防

（1）学习性科学知识，改变对性生活的消极态度，学会悦纳自己，消除对积极的性想象的罪恶感，解除对性高潮的抑制，以全身心投入性生活中。

（2）夫妻双方均要为性满足负责。女方要熟悉并喜欢爱抚，亲密伴侣之间，只要是科学的，没有什么不可以的性爱方式，性欲高潮是一种自然的精神生理反应，两情相悦，则易共度佳境。

（3）男方有性功能障碍者应积极有效地治疗。

（4）夫妻要相互体谅，配合治疗。

（5）积极治疗可能引起性高潮障碍的原发病。

（6）避免性生活的机械化、程序化，抱一种可遇不可求、顺其自然的豁达心情看待性高潮。

（四）女性性厌恶

1. 女性性厌恶的概念

性厌恶是对性接触或性活动都具有极度反感、不适而极力回避。本病临床多发生于40岁以下的男女，以女性为多见。

古代医家中对本病已早有所认识，明代龚廷贤告诫：“忿怒中尽力行房事，精虚气竭，发为痈疾，恐惧中入房，阴阳偏虚，自汗盗汗，积而成劳。”孙思邈指出：“妇人月事未绝而与交合，令人成病”。

2. 女性性厌恶的主要原因

思虑太过，情志不畅，郁而化火；惊骇恐吓；平素体弱，心胆气虚，心神失养，胆气不宁等导致思虑伤心、惊恐伤肾、心虚胆怯造成女性性厌恶。

3. 女性性厌恶的中医辨证论治

（1）思虑伤心证

主要表现：心悸，虚烦不眠，精神困倦，厌恶房事；舌质红，少苔，脉细数。

治法：养心安神。

方药：天王补心丹加减。

生地　玄参　天冬　麦冬　人参　茯神　酸枣仁　五味子　柏子仁　远志　朱砂

（2）惊恐伤肾证

主要表现：精神忧郁，易惊，情绪易于波动，睡眠不安，厌恶房事，腰背酸痛，耳鸣，舌红苔少，脉细数。

治法：滋肾安神。

方药：大补阴丸加减。

熟地　龟板　黄柏　柏子仁　磁石　朱砂　夜交藤

（3）心虚胆怯证

主要表现：平素体弱，性欲淡漠，畏惧、厌恶房事，心悸易惊，失眠多梦，气短神疲；舌质淡，苔薄白，脉弦细。

治法：益气安神。

方药：安神定志丸加减。

党参　茯神　酸枣仁　柏子仁　远志　生龙骨　生牡蛎　夜交藤

4. 药膳疗法

（1）思虑伤心证：猪心枣仁汤（《四川中药志》）：猪心1具，茯神15g，酸枣仁15g，远志6g。制法与用法：将猪心剖开，洗净，置砂锅内，再将洗净打破的枣仁及洗净的茯神、远志一起放入锅内，加清水适量，先用武火烧沸，打去浮沫后，改用文火，炖至猪心熟透即成。只食猪心及汤。服食时可加精盐少许调味。使用注意：高血压、冠心病、高脂血症等患者应慎用。

莲白烧肉(《慢性疾病营养美味配餐图谱·性功能障碍》)：莲白 60 克，百合 15 克，猪瘦肉 250 克，橄榄油 15 克，酱油、生姜适量。制法与用法：将瘦猪肉洗净切小块，莲白、百合淘洗后沥干；将锅中橄榄油烧热，下姜粒炒香，推入猪肉块炒变色，下莲白、百合、酱油炒匀，烧至肉熟软即成。配餐禁忌：莲白、百合忌配辣椒、胡椒等辛热调料，因会使人烦躁。

百合莲子糯米粥(《慢性疾病营养美味配餐图谱·性功能障碍》)：百合 50 克，莲子 30 克，糯米 80 克，白糖适量。制法与用法：百合用清水浸泡，莲子浸开去芯，糯米洗净；糯米、莲子入锅，加水煮粥，至半熟时放入百合，粥成放入白糖。作早、晚餐主食吃。

二仁饮(《慢性疾病营养美味配餐图谱·性功能障碍》)：柏子仁 15 克，酸枣仁 20 克。制法与用法：将柏子仁、酸枣仁分别炒香；同入沙锅，加水 1 大碗，煮沸后小火煎 30 分钟，去渣，取汁液。睡前饮用。

（2）惊恐伤肾证：雀儿药粥（《太平圣惠方》)：雀儿 10 枚（剥去皮毛，剁碎)，菟丝子 30g（酒浸 3 日，晒干，捣为末)，覆盆子 30g，五味子 30g，枸杞子 30g，粳米 60g，酒 60g。制法与用法：上为末。将雀肉先以酒炒，入水 3 大盏，次入米煮粥，欲熟，下药末 10g，搅转，入五味调令匀，更煮熟，空心食之。使用注意：本方功能壮阳，凡阴虚火旺、性机能亢进者不宜服用。

（3）心虚胆怯证：甘麦大枣汤(《金匮要略》)：甘草 20g，小麦 100g，大枣 10 枚。制法与用法：将甘草放入砂锅内，加入清水 500g，大火烧开，小火煎至剩 200g，去渣，取汁，备用；将大枣洗净，去杂质，同小麦一起放入锅内，加水适量，用慢火煮至麦熟时，加入甘草汁，再煮沸后即可食用。空腹温热服。使用注意：本品略有助湿生热之弊，故伴有湿盛脘腹胀满，以及痰热咳嗽者忌服。

玉竹卤猪心(《中国中医药学报》)：玉竹 50g，猪心 1 个，葱、姜、盐、花椒、白糖、味精、麻油、卤汁各适量。制法与用法：先煎玉竹2次，合并滤液，猪心剖开洗净血水后，与葱、姜、花椒等共入药汁中，置砂锅内，武火煮开后，文火煮至猪心六成熟，捞出晾干。再将猪心置卤汁锅中，文火煮熟，捞出切片，稍加调料即成。佐餐食用。

龙眼纸包鸡(《中国药膳》)：龙眼肉20g，胡桃肉100g，嫩鸡肉400g，鸡蛋2个，胡荽100g，火腿20g，食盐6g，砂糖6g，味精2g，淀粉25g，麻油5g，花生油1500g（实耗100g），生姜5g，葱20g，胡椒粉3g。制法与用法：胡桃肉去皮后入油锅炸熟，切成细粒；龙眼肉切成粒，待用。鸡肉切成片，用盐、味精、胡椒粉调拌腌渍，再用淀粉加清水调湿后与蛋清调成糊。取玻璃纸摊平，鸡肉片上浆后摆在纸上，加上少许胡荽、姜、葱片、火腿、胡桃仁、龙眼肉，然后折成长方形纸包；炒锅置火上，入花生油，加热至六成熟时，把包好的鸡肉下锅炸熟，捞出装盘即成。作菜肴食用。使用注意：本品肥甘，故素体肥满，有湿热内蕴者慎用。

5. 女性性厌恶的预防

（1）对于体质上具有焦虑、恐惧神经症的人，应帮助他们正确认识这一事实，不要使这些情绪影响孩子，要从小培养儿童解决问题的能力、独立性与自信力。

（2）避免夫妻间性敲诈。

（3）严格遵循恋爱、性生活的步骤，消除伴侣对性交有“被用过”，“被侮辱”的感觉。

（4）避免性生活方式的单调、机械。

（5）学习性常识，正确认识和对待性生活。

（6）积极治疗慢性病与其他性功能障碍，如性欲抑制、性交疼痛等。

（7）发现性问题及时向性专科医师咨询。

（8）禁止强迫性交。

主要参考文献

［1］周文全，沙凤桐，高普等主编．中国药膳辨证治疗学［M］．北京：人民卫生出版社，2002

［2］庞保珍编著．健康长寿学［M］．聊城：聊城市新闻出版局，2005

［3］李翠娟，巩振东主编．阿胶［M］．北京：北京科学技术出版社，2006

［4］陆文彬．妇女病中医保健［M］．2 版．北京：人民卫生出版社，2006

［5］王士贞主编．中医耳鼻咽喉科学［M］．新世纪第二版．北京：中国中医药出版社，2007

［6］庞保珍编著．不孕不育中医治疗学［M］．北京：人民军医出版社，2008

［7］庞保珍，庞清洋，赵焕云编著．不孕不育中医外治法［M］．北京：人民军医出版社，2009

［8］马继兴．中医药膳学［M］．北京：人民卫生出版社，2009

［9］沈庆发，汪文娟．治未病膏方进补［M］．北京：人民卫生出版社，2009

［10］郭姣主编．中医营养治疗学［M］．北京：人民卫生出版社，2009

［11］谭兴贵主编．中医药膳与食疗［M］．北京：中国中医药出版社，2009

［12］主编：法尔科恩，赫德．主译：乔杰．临床生殖医学与手术［M］．北京：北京大学医学出版社，2010

［13］杨志波，范瑞强，邓丙戌主编．中医皮肤性病学［M］．北京：中国中医药出版社，2010

［14］刘宁主编．美容中医学［M］．2 版．北京：人民卫生出版社，2010

［15］宋民宪，杨明主编．新编国家中成药［M］．2 版．北京：人民卫生出版社，2011

［16］庞保珍编著．不孕不育名方精选［M］．北京：人民军医出版社，2011

［17］吴翠珍，张先庚主编．营养与食疗学［M］．新世纪第二版．北京：中国中医药出版社，2012

［18］赵霖，鲍善芬．中国人该怎么吃：民以食为天，食以安为先［M］．北京：人民卫生出版社，2012

［19］刘晓红，张运平．不孕不育患者必读［M］．北京：人民卫生出版社，2012

［20］刘占文主编．中医养生学［M］．北京：中国中医药出版社，2012

［21］王琦．九种体质使用手册［M］．北京：中国中医药出版社，2012

［22］路志正．无病到天年：调理脾胃治百病真法［M］．昆明：云南科技出版社，2012

［23］邓铁涛．无病到天年［M］．北京：中国中医药出版社，2012

［24］宋柏林，于天源主编．推拿治疗学［M］．2 版．北京：人民卫生出版社，2012

［25］马烈光主编．中医养生学［M］．2 版．北京：中国中医药出版社，2012

［26］庞保珍编著．性功能障碍防治精华［M］．北京：人民军医出版社，2012.

［27］庞保珍主编．饮食养生之道［M］．北京：中医古籍出版社，

2012

［28］庞保珍主编．男性健康之道［M］．北京：中医古籍出版社，2012

［29］庞保珍主编．放松心情之道［M］．北京：中医古籍出版社，2012

［30］郎景和．郎景和谈女性健康［M］．北京：中国妇女出版社，2012

［31］连方，齐聪主编．中西医结合妇产科学［M］．北京：人民卫生出版社，2012

［32］田秦杰．协和名医谈女性生殖健康［M］．北京：中国妇女出版社，2012

［33］廖爱华．女性不育症［M］．北京：人民卫生出版社，2012

［34］李力，乔杰．实用生殖医学［M］．北京：人民卫生出版社，2012

［35］马彩虹，乔杰．生殖医学微创手术学［M］．北京：北京大学医学出版社，2012

［36］谢梦洲主编．中医药膳学［M］．2版．北京：中国中医药出版社，2013

［37］乔杰．生殖医学临床诊疗常规［M］．北京：人民军医出版社，2013

［38］李蓉，乔杰．生殖内分泌疾病诊断与治疗［M］．北京：北京大学医学出版社，2013

［39］曹开镛，庞保珍主编．中医男科病证诊断与疗效评价标准［M］．北京：人民卫生出版社，2013